Das Buch

Das Ende der Medizin? Vernachlässigt die moderne Medizin mit ihrem primären Interesse an Krankheitstheorien und seltenen Krankheiten nicht ihre eigentliche Hauptaufgabe, den Dienst an der menschlichen Gesundheit? Mit dieser Frage führt Paul Lüth seinen Leser zunächst durch die soziale und historische Entwicklung der Medizin, angefangen von der Medizin der Steinzeit bis hin zur Gegenwartschirurgie. Nach der Historie informiert der Autor in einer unglaublichen Fülle über verschiedene Behandlungsmöglichkeiten und Heilmethoden, die von der traditionellen Schulmedizin bis hin zur Naturheilkunde vorgestellt werden. Die unterschiedlichen Vorgehensweisen der Medizin werden am Beispiel weit verbreiteter Krankheiten wie Asthma, Herzkrankheiten, Bandscheibenerkrankungen, Infektionen und seelische Leiden verständlich und anschaulich erläutert. Im letzten Kapitel ist das Urteil des Lesers persönlich gefordert, wenn eine neuartige Kombination von Heilmethoden präsentiert wird, wie zum Beispiel die Verbindung westeuropäischer Medizinpraxis mit ostasiatischem Denken. »Kein Lehrbuch, nein, ein Lesebuch zum Lernen«, so beschreibt die Zeitschrift ›Bild der Wissenschaft‹ Paul Lüths Buch. »Die Mischung macht die Lektüre so provokant-anregend, für Patienten, Nichtmediziner und Ärzte.«

Der Autor

Paul Lüth, geboren 1921 in Perleberg in der Mark Brandenburg, war Landarzt im hessischen Rengshausen und lehrte Medizinische Soziologie an der Universität Mainz sowie an der Gesamthochschule Kassel. Ein großer Erfolg wurde sein ›Tagebuch eines Landarztes‹ (1984), für das er den Literaturpreis der Bundesärztekammer erhielt. 1985 zeichnete man ihn mit dem Preis der Medizinpublizisten aus. 1986 starb er im Alter von 65 Jahren.

Paul Lüth:

Das Ende der Medizin?

Entdeckung der neuen Gesundheit

Deutscher
Taschenbuch
Verlag

dtv

Für Winfriede, Stefan und Arved

Ungekürzte Ausgabe
1. Auflage Februar 1989
Deutscher Taschenbuch Verlag GmbH & Co. KG,
München

ISBN 3-421-02739-0
Umschlaggestaltung: Celestino Piatti
Umschlagabbildung: Brigitte Schneider, Lüftelberg
Gesamtherstellung: C. H. Beck'sche Buchdruckerei,
Nördlingen
Printed in Germany · ISBN 3-423-11043-0
1 2 3 4 5 6 · 94 93 92 91 90 89

Inhalt

VIERTER TEIL
Die Seele wird wiederentdeckt und verfremdet

FÜNFTER TEIL
Volkskrankheiten werden inspiziert – Versuch einer Prüfung der angewandten Medizin

SECHSTER TEIL

Krankheiten zum Tode oder: Wenn es ganz ernst wird

SIEBTER TEIL
Die neue Gesundheit

ANHANG

»Es ist mir doch ein Trost, daß ich mit meinem Arzt gesprochen habe. Ich war oft bange vor mir selbst, daß ich vielleicht zu stolz sein könnte, um mit jemand zu reden. Aber wie ich es früher schon getan habe, so habe ich jetzt wieder es getan. Und was weiß eigentlich der Arzt zu sagen? Nichts. Aber für mich ist es von Wichtigkeit, daß ich die menschliche Instanz respektiert habe.«

Sören Kierkegaard: Tagebücher (1848)

»Der Mensch ist nicht zufrieden mit einer Gesundheit, die eigentlich nur ein Nichtkranksein bedeutet ... Es muß ihm wieder die Kraft verliehen werden, zu leben, ohne daß er sich Gedanken über seine Gesundheit macht ... Künstliche Gesundheit genügt nicht zum Glück des Menschen.«

Alexis Carrel: Der Mensch – das unbekannte Wesen (1935)

Wichtiger Hinweis: Soweit in diesem Werk eine Dosierung oder eine Applikationsart bei Medikamenten erwähnt wird, darf der Leser darauf vertrauen, daß der Verfasser größte Mühe darauf verwendet hat, diese Angabe genau dem Wissensstand bei Fertigstellung des Werkes anzugleichen. Dennoch wird jeder Benutzer aufgefordert, die Beipackzettel der verwendeten Präparate zu prüfen, ob ihr Inhalt mit der in diesem Buch genannten Angabe übereinstimmt oder davon abweicht. Das gilt nicht nur bei selten verwendeten oder neu auf den Markt gekommenen Präparaten, sondern auch bei denjenigen, die vom Bundesgesundheitsamt (BGA) in ihrer Anwendbarkeit eingeschränkt worden sind.

Geschützte Warennamen (Warenzeichen) werden durch ein ® kenntlich gemacht. Aus dem Fehlen eines solchen ® kann aber nicht geschlossen werden, daß es sich um einen freien Warennamen handelt.

Vorwort

Alle sprechen von der Medizin, aber die Medizin ist krank. So viele Errungenschaften und Erfindungen, aber niemand ist zufrieden. Noch nie hat die Medizin so viel Geld gekostet wie heute, aber unsere Gesundheit ist nicht besser, als sie es vor Jahrzehnten war. Die alten Krankheiten sind zum großen Teil – keineswegs sämtlich – erforscht, und ein Teil von ihnen wird beherrscht, aber längst sind neue erschienen, denen wir hilflos gegenüberstehen. Die großen Epidemien sind verschwunden, so scheint es, aber sie sind nicht besiegt, und kaum jemand sieht, daß neue Seuchen sich entwickelt haben – Seuchen, die anders aussehen als die klassischen, wie die Herzrhythmusstörungen, die es in diesem Maß früher niemals gegeben hat, oder das neurotische Leiden und die Depressionen.

Irgend etwas also stimmt nicht mit der Medizin. Ist sie einfach »krank«, oder liegt der Fehler darin, daß sie zu hochentwickelt, zu hochtechnisiert ist? Man erinnert sich, daß kein geringerer als Platon – in der ›Politeia‹ – die hochentwickelte Medizin für ein Zeichen des Niedergangs gehalten hat. Den Grund sah er darin, daß eine solche Medizin die Krankheiten »pflege«, und zwar auch solche, deren Behandlung die alten Asklepiaden früher abgelehnt hätten.

Als ich 1971 die ›Ansichten einer künftigen Medizin‹ und 1972 die ›Kritische Medizin‹ veröffentlichte, brachte es mir viel Ärger ein. Inzwischen ist die Kritik allgemeiner geworden, und längst ist aus der Kritik am Organisatorischen und Strukturalen, die notwendigerweise mehr im Äußeren blieb, eine innere Kritik am Inhaltlichen geworden. Berufe, die auszusterben schienen, wie die Heilpraktiker, haben aus dem Unbehagen an der tradierten Medizin ein neues Prestige gewonnen.

Der Zeitpunkt scheint gekommen, da man die grundsätzliche Frage stellen muß: War alles eine großartige, aber frustrane Fehlentwicklung? Denn die moderne Medizin interessiert sich, so wenigstens scheint es, primär für ihre Theorien und vor allem für seltene Krankheiten – nicht aber für die Gesundheit. Das Stichwort »Gesundheit« suchen wir in den meisten medizinischen Lehrbüchern vergebens. Es verhält sich gerade so wie mit dem Glück, es kommt in der Literatur nicht mehr vor, und man könnte denken: auch im Leben nicht mehr. Übrigens haben nach meiner Anschauung beide viel miteinander zu tun, Gesundheit und Glück.

Auf den folgenden Seiten möchte ich zunächst und ohne Voreingenommenheit entwickeln, wie es zur heutigen Medizin kam, d.h. zu jener Einäugigkeit, die nur noch vom Abweichenden gereizt wird, und dann gegenüberstellen, was bei bestimmten Krankheiten die Medizin leistet und was womöglich außerschulische Methoden, vor allem die Pflanzenheilkunde, zuwege bringen. Anschließend werden wir uns fragen, was denn eine neue Gesundheit sein könnte.

Natürlich konnte ich nicht jede den Leser interessierende Krankheit behandeln, und meine Auswahl mußte subjektiv bleiben – wenn auch nach der Maßgabe dessen, was mir in der Praxis als besonders häufig und damit wichtig erschien. Mancher Leser wird die Dinge ganz anders beurteilen als ich. Wer etwas von der Realität der Medizin als Praxis erfahren hat, weiß, daß es in der Therapie nichts Absolutes gibt. Vielleicht ist aber auch für den, der eine andere Auffassung hat, die hier gegebene Darstellung nicht ohne Nutzen. Für viele Dinge haben wir uns den Blick verstellt, aber an den Hindernissen hängt unser Herz.

Rengshausen, im Januar 1986 *Paul Lüth*

ERSTER TEIL
Wie alles begann – ägäische Introduktion

Was wir unter Medizin verstehen, ist eine Erfindung der Griechen. Machen wir uns nichts vor: Rund um die Ägäis fing alles an.

Die alten Griechen waren die heutigen Griechen, wendig, überall zu Hause, weitgereist, offen. Natürlich haben sie nicht aus dem Nichts heraus erfunden. Geschichte setzt Geschichte voraus. Sie haben übernommen und dann fortgebildet, doch so, daß etwas Eigenes daraus wurde.

Worauf sie sich stützen konnten, wissen wir. Es sind uralte Quellen, zerfallende Papyri, die Weisheit der pharaonischen Ärztepriester. Die Medizin, die die Griechen daraus machten, ist etwas anderes. Sie ist der Anfang der unseren. Der pharaonischen Medizin stehen wir hilflos gegenüber.

Bleiben wir also bei der Ägäis. Wir sind alle Gräzisten. Keinesfalls sind wir Ägyptizisten, obgleich wir nach wie vor vieles mitschleppen, was durch die Griechen aus Ägypten zu uns kam. Das sind, nebenbei bemerkt, keine unwichtigen Dinge: das leidige 3 × 1 zum Beispiel, aber auch die Schlange, eigentlich ein Wurm, wenigstens bei den Ägyptern. Die Griechen machten die Schlange daraus, und unsere Ärzte führen sie als Aufkleber am Auto – ein fünftausend Jahre altes Wappen!

Die Wissenschaftlichkeit in unserem Sinne entstand an den »Küsten des Lichts«, in Milet zum Beispiel, wo Thales lebte, Anaximander, Anaximenes, weitgereiste Kaufleute mit klugen Gedanken. Sie kamen nach Ägypten, wie die Ägypter nach Milet und Kos und Kreta kamen. Seit je zog es sie,

> ... auf dem dunkelwogenden Meere
> Nach dem Ägyptos zu schiffen, die weite gefährliche Reise.

Und wie es im gleichen Gesang der Odyssee weiter heißt:

> ... Dort bringt die fruchtbare Erde
> Mancherlei Säfte hervor, zu guter und schädlicher Mischung;
> Dort ist jeder ein Arzt und übertrifft an Erfahrung
> Alle Menschen ...[1]

»Dort ist jeder ein Arzt« – welch ein Wort, und: welch eine Vorstellung von den Verhältnissen in Ägypten bei dem Dichter dieser Verse! Jeder ein Arzt, und es gab schon Fachärzte – und alles zu einer Zeit, als bei den Griechen noch die ambulanten Heilkünstler und Magier die gesundheitliche Versorgung wahrnahmen. Die altägyptische Medizin war also arbeitsteilig aufgefächert, und eine Expertokratie wirkte nach akribisch fixierten Erfahrungen.

Aber natürlich war *nicht* jeder ein Arzt, nur kam es den großen griechischen Reisenden so vor. Allzu vieles war ihnen ja fremd im hochentwickelten Lande der Pharaonen. Beispielsweise gab es den Stand der Händler nicht, der das altgriechische Leben bestimmte, denn es wurde nicht gehandelt. Das pharaonische Ägypten hatte eine ausgeprägte Staatswirtschaft. Der einzelne war an einen »Verteiler« angeschlossen; was er benötigte, wurde ihm »zugewiesen«.

Aber wir gehen weiter zurück: Die Medizin der Steinzeit

Gräbt man an den Stätten altägyptischer Kultur, stellt man fest, daß schon vorher etwas da war, Siedlungen, also haben auch Menschen dort gelebt, also gab es Verletzungen, Krankheiten, und wie wurden sie behandelt? Zunächst denken wir, daß absolute Primitivität geherrscht haben dürfte, aber bei genauerer Untersuchung stellen wir fest: Auch in der grauen Vorzeit verfügte man bereits über eine Medizin.[2]

War das jene Zeit, da »jeder ein Arzt« war?

Irgendwann muß es ja gewesen sein, daß niemand spezialisiert war und alle alles machen mußten. Auch Tiere helfen sich gegenseitig: Es gab und gibt die *cooperation among animals*, und Fürst Pjotr Kropotkin hat 1902 gegen Darwins Kampfprinzip das Prinzip der gegenseitigen Hilfe in der Entwicklung nachgewiesen und als dasjenige verfochten, das wirklich die Entwicklung weiterträgt. Ohne gegenseitige Hilfe wäre die Urgruppe untergegangen, sie hätte nicht überlebt. Es muß bei den vielfältigen Verletzungsmöglichkeiten immer Helfer gegeben haben, die eingriffen – Urhelfer. Ohne sie wäre es zu keiner Entwicklung jener verstreut lebenden und kleinen frühen Menschengruppen gekommen. Skelettreste solcher frühen Menschen lassen immer wieder ordentlich verheilte Brüche erkennen, nicht nur Arm- und Beinbrüche, auch Brustkorb- und Schädelbrüche.

Auch in solchen Fällen wollten die Urmenschen Hilfe, und sie ist ihnen sicherlich zuteil geworden. Aus dem tierischen *Verhalten* entwickelte sich das bewußte, überlegende, abschätzende, menschliche Handeln, hier als *helfendes Handeln* der Ursprung der Medizin.

Wer da helfend handelnd eingriff, übte noch keinen Beruf aus, aber offensichtlich machte er etwas *stellvertretend für andere:* Eben das an sich jedem aufgetragene Helfen übernahm nun er. Dadurch wurde er öfter gefragt, öfter herangezogen, kam selber öfter, um zu helfen. Dabei lernte er, erwarb er Erfahrungen, »erfand« er neue Fertigkeiten: Lagerung der gebrochenen Knochen, Bevorzugung bestimmter Blätter, die auf offene Wunden gelegt wurden. Nichts wurde ausgedacht, es wurde durch Handeln Wissen erworben.

Wer war der erste Arzt?

Der erste Arzt war eine Frau. Ich meine, daß daran kein Zweifel sein kann. Wir kennen ihren Namen nicht, wir wissen nicht, ob sie schon die »weise alte Frau« war, aber soviel ist sicher: Die Medizin beginnt mit der Frau. Zwei Ur-Berufe gab es ja in jener verwehten Frühzeit: *man the hunter,* der Mann als Jäger, nach außen gewandt, abwehrend, spähend, jagend – *woman the gatherer,* die Frau als Sammlerin, im inneren Kreise wirkend, das Feuer hütend, Pflanzen und Kräuter sammelnd, ständig schwanger, von Kindern aller Altersstufen umgeben.[3]

Machen wir uns klar, was das bedeutet: Wenn die Frau sammelt, so muß sie auch die ersten Erfahrungen gesammelt haben in bezug auf das, was nützlich war und was schädlich. Sie erkannte als erste, was heilt und was tötet. Genauso müssen wir es ausdrücken: *Die Frau war die erste Ärztin und die erste Giftmischerin.* Der von ihr vollzogene Schritt ist so unermeßlich groß, daß wir ihn heute nicht mehr nachvollziehen können. Sie war es, die unter den Pflanzen auszuwählen lernte. Die Kenntnis der klassischen, hochwirksamen Heilkräuter ist offensichtlich sehr alt; wenn wir ihnen oft auch erst spät auf die Spuren gekommen sind, so müssen wir doch annehmen, daß man schon damals mit ganz bestimmten Pflanzen etwas anzufangen verstand.

Sie wuchsen wild, hatten merkwürdige Formen und Farben, sprachen also emotional an, vor manchen mußte man sich fürchten, über andere freute man sich. So wurden sie angewandt: Unzählige Menschen sind daran gestorben, teils weil die Pflanze giftig war, teils weil sie zu hoch »dosiert« wurde, denn von der Differenzierung nach der Stärke wußte man ja nichts. Manche haben Linderung erlebt, die Pflanze tat ihnen wohl, man wollte sie wieder anwenden in anderen, ähnlich gelagerten Fällen. Aber man verwechselte die Pflanze, oder aber man hielt etwas für ähnlich, das in Wahrheit gar nicht ähnlich war. Dieses Ausprobieren hat viele Jahrhunderttausende gedauert. Ganz langsam erst ging die Kenntnis der brauchbaren Pflanzen in einen Erfahrungsschatz ein, der sich hielt, der also weitergegeben werden konnte.

Übrigens sammelte man nicht nur Kräuter; man fing auch an, mit Mineralien zu behandeln, mit auffälligen Steinen, die man zerschlug oder zermahlte, und man sammelte Tiere, Käfer, Würmer, die man ebenfalls als Medikamente einsetzte. Ameisen wurden bei Arthritis und Gicht angewandt; den Ameisengeist sowie den in Ampullen gezogenen Ameisengiftstoff kennt man auch heute noch als Rheumamittel. Bei Magenkrämpfen legte man einen Regenwurm in eine gespaltene Pflaume und schluckte sie – so noch vor Jahren in Pommern. Schnecken ließ man über Wucherungen kriechen, und noch heute erwartet man in Nordhessen vom Schneckenschleim die Heilung von Warzen. Tintenfisch (Sepia) wird noch heute in den Apotheken vorrätig gehalten, und Schlangen dienen zu vielen Indikationen, am meisten übrigens auch beim Rheuma, nach dem alten Spruch der Edda: »beiti vid bitsöttum«, »den Beißer gegen die Beißsucht«, wie man übersetzen könnte.

Wann kam der erste männliche Heiler?

Natürlich haben Frauen nicht »alles« behandelt, es gab sicherlich schon von Beginn an auch männliche Heiler. Was zum Beispiel während der Jagd passierte – gefährliche Unfälle und Verletzungen – wurde sicherlich zunächst von Jagdteilnehmern behandelt. Aber dies war jedenfalls doch mehr die Ausnahme.

Irgendwann jedoch ergab es sich, daß Männer in die Behandlung eingeschaltet wurden. Es waren allerdings keine gewöhnlichen Männer, sondern solche, die man beim Geschäft der Jagd und des Kampfes nicht recht brauchen konnte. Sie fielen durch ihr Verhalten auf, vielleicht auch durch ihre Figur; es gab ja damals schon Behinderte, Hinkende, Kleinwüchsige. Und es gab Männer, die »anders« waren, wiewohl sie gleich aussahen. Sie waren das, was man heute psychopathisch oder sogar psychotisch nennt, »verrückt«. Wenn ein solcher Mann auftrat, bizarr gekleidet, mit Tierfellen, Tierköpfen oder -masken behangen, wenn er Anfälle hatte, die man für Beschwörungsrituale und Zauberpraktiken gehalten haben mochte, ging etwas von ihm aus, das von den anderen Angehörigen der Horde oder des Stammes nicht ausging – das Numinose, ein Grauen, es lief den anderen kalt den Rücken herunter. Jeder wußte plötzlich, daß da einer wirkte, der Zugang zu den Kräften in oder hinter den sichtbaren Dingen hatte. Man glaubte ja wohl allgemein, daß alles belebt war: Der Stein ebenso wie die Wolken, die Bäume und Tiere ebenso beschaffen wie der Mensch.

Der erste männliche Arzt war ein Kranker. Er war Zauberer, Medizinmann, Schamane, er konnte sich unsichtbar machen, er konnte fliegen, in die Dinge hineingehen, im Wirbeln eines

Blattes verschwinden. Er selbst glaubte es inbrünstig, er war fest davon überzeugt, es gehörte zu seiner Identität. Zu sich selbst hatte er keinerlei Distanz. Das gibt eine große Kraft; denn die anderen glaubten es ebenso, auch wenn noch niemand ihn hatte fliegen sehen.

Die Medizin war Zaubermedizin, aber das heißt: archaische Psychotherapie, als solche wirksamer als jede andere nach ihr! Rationales war genügend dabei, man hatte ja jahrhunderttausendelang beobachtet, probiert, doch immer ging es mit Magie zusammen. Ohne Beschwörung konnte nichts helfen, nicht einmal der einfache Griff. Es mußte etwas dazu gesagt werden, vielleicht unartikuliert, herausgeschrien, dann zerhackt, rhythmisch – wie die Schizophrenen skandieren! Das ist der Ursprung der alten Beschwörungsgesänge. Medizinmänner und Schamanen waren wohl häufig Schizophrene.

Wie man annehmen sollte, lebten die Menschen der Urzeit »natürlich«. Die »zweite Natur«, die uns soviel zu schaffen macht, die Zivilisation mit all ihren gefährlichen Erleichterungen, war noch nicht entwickelt. Konnten Menschen damals überhaupt krank sein? Sie lebten ja in der Natur und – so wird man voraussetzen – »in Einklang mit der Natur«.

Wir wollen keine Spekulationen anstellen über die Art und Weise, wie man damals lebte. Die Anschauungen gehen da nämlich etwas auseinander. Manche Forscher meinen, der Urmensch habe gar nicht so schlecht gelebt, habe meist gefaulenzt und nur dann gejagt, wenn es notwendig wurde. Andere sind sicher, daß er ständig der Gejagte war, also gefährlich lebte, was auch heißt: ruhelos, keineswegs in der Lage zu faulenzen. Aufschluß über die uns interessierende Seite des damaligen Lebens können uns die Krankheiten verschaffen. Es wurden genügend Überreste von Leichen, fossilierte Knochen gefunden und in den anthropologischen oder paläontologischen Instituten und Museen aufbewahrt. Wir können sie zugrunde legen, wenn wir zu einer Antwort kommen wollen auf die Frage, an welchen Krankheiten die frühen Menschen litten.

Die Frage unterstellt bereits, daß sie sich durchaus nicht einer grandiosen Gesundheit erfreuten, wie es der Gedanke an ihre zwangsläufig natürliche Lebensweise nahelegen könnte. Offenbar waren die frühen Menschen häufig krank, wobei wir selbstverständlich nur diejenigen Krankheiten nachträglich diagnostizieren können, die Spuren an den zufällig erhaltenen Knochen und Geweben hinterlassen haben. Wir blicken also nur auf einen kleinen Ausschnitt möglicher Gesundheitsstörungen.

Aber diese bringen bereits eine Überraschung! Wenn wir uns nicht grundsätzlich täuschen, haben die Urmenschen an den gleichen Krankheiten gelitten wie der moderne Mensch. Das ist eine Feststellung, die sehr verwirrt, zumal wir die Frage anschließen müssen: Können wir sie heute besser behandeln, als es in der Urzeit möglich war? Wir werden darüber noch sprechen.

Zunächst die Krankheiten, die wir nachträglich – über 5000 Jahre und mehr hinweg – diagnostizieren können. Erwähnt wurde bereits, daß man an den Knochen Verletzungen feststellen kann, leichtere und schwere. Wir verfügen über Extremitätenknochen, die erkennen lassen, daß Schien- und Wadenbein gebrochen waren, der Muskel zerrissen wurde, sich deshalb nach oben zog und die Knochenfragmente mitnahm, so daß das kranke Bein zwei und mehr Zentimeter kürzer war als das gesunde. Es stellte sich dabei eine Knochenhautentzündung ein; fest steht aber, daß der Kranke dies alles überstand: einen schweren Bruch mit einer schmerzhaften Entzündung, daß er danach wieder laufen konnte, humpelnd, aber doch in begrenzter Weise wiederhergestellt war. Hier kann es sich um einen schweren Unfall gehandelt haben. Wir kennen Wirbelkörper, die miteinander verschmolzen sind, so wie es nach Stürzen vorkommt. Aber wir sind auch im Besitz zahlreicher Zeugnisse für Mord und Totschlag: Wirbelsäulen und Schädel mit Verletzungen durch scharfe oder stumpfe Waffen. Wir verfügen über einen Schädel, der mit dem Oberschenkelknochen einer Antilope, den man als Keule benutzt hatte, eingeschlagen wurde. Der Schädel ist etwa 500000 Jahre alt und gehörte einem der Australopithecinen, der sogenannten Südaffen. Sie lebten in Afrika, und man will in ihnen Lebewesen sehen, die irgendwie in das Vorfeld der Entwicklung zum Menschen gehören. Von den sogenannten Pithecanthropus-Arten gibt es sehr zahlreiche Funde, bei denen es nicht zweifelhaft ist, daß diese Individuen samt und sonders erschlagen wurden. Unter den Schädeln befindet sich einer, der bereits einmal einen Keulenschlag erhalten haben muß, den sein Besitzer aber wohl überlebt hatte.

Zwei Rückschlüsse sind erlaubt:
- die Urmenschen waren nicht friedlich;
- sie besaßen aber eine bedeutende Widerstandskraft, denn viele schwere Verletzungen durch Unfälle sind offenbar überlebt worden.

Doch nicht dies ist das Unerwartete, unerwartet ist etwas ganz anderes: *daß es nämlich auch chronische Krankheiten gab, und zwar genau die gleichen wie heute!* Einige Krankheiten seien hier genannt: an erster Stelle die Gelenkentzündung, die Arthritis, das *Rheuma.* Viele Knochen zeigen, daß es nicht ungewöhnlich war, wenn Urmenschen hinkten oder sich vor Schmerzen nicht bewegen konnten. Untersuchungen der Adern von Mumien in Ägypten haben ergeben, daß die Einbalsamierten in ihrem Leben an *Arteriosklerose* gelitten hatten, und einige Befunde erlauben die weitere Diagnose eines *Hochdrucks.* Es gibt Abbildungen, die Lähmungen des Gesichts zeigen, so auf einem Tonkrug aus Peru und auf einer Tanzmaske aus Nigeria – die Diagnose eines *Schlaganfalls* ist demnach sicher. Schlaganfälle waren also bekannt, und man wird sie im Zusammenhang mit dem Bluthochdruck sehen müssen. Wenn die Dinge so liegen, wird man zudem an *Coronarsklerose* denken können, die ja ebenfalls in der Folge der Arteriosklerose und des Bluthochdrucks erwartet werden muß. Aus dem Jahre 2500 v. Chr. wird in Cambridge ein Schädel aufbewahrt, der an seiner Unterseite verheerendes Krebswachstum zeigt: einen Krebs des Nasenrachenraums, welcher die rückwärtigen Teile der linken Gaumenhälfte durchwachsen hat, einen Teil des Oberkiefers und noch die Rückwand der Mundhöhle. Rund um die Wucherungen kann man auf den Knochen Spuren einer Knochenhautentzündung sehen, was bedeutet, daß auch die umgebenden Gewebe, einschließlich des Knochens, hochentzündet waren. Dieser Mensch hat ein schreckliches, schmerzenreiches Schicksal durchleiden müssen. Wülste und Furchen an erhaltenen Zähnen erlauben die Diagnose einer Schmelzhypoplasie, was auf *Ernährungsstörungen, Ernährungsmangel* in der Entwicklungszeit verweist. Die weißen Querlinien an den Knochenenden, die man *Harrissche Linien* nennt, sind so häufig gefunden worden, daß sich daraus ergeben kann, *die relative Kleinwüchsigkeit der Menschen jener Zeit sei auf Unterernährung, jedenfalls auf deutliche Wachstumshemmungen zurückzuführen.*[4]

Zaubersprüche und heilkräftige Salben – Die Medizin bei den Pharaonen

Die Vorgeschichte ging zuerst in Nordafrika, in Ägypten, über die spätvorgeschichtliche Zeit in die frühgeschichtliche der 1. Dynastie über. Wir befinden uns in dem Zeitraum zwischen 3200 und 2780 v. Chr. Der erste Pharao hieß Meni, wir kennen ihn in der Form, in der die Griechen von ihm sprachen, als Menes. Er vereinigte Unter- und Oberägypten. Es folgte die 2. und darauf die 3. Dynastie.

Aus allen haben wir die Namen der Pharaonen, und aus der 3. Dynastie kennen wir auch den ersten berühmten Arzt. Sein Name war Imhotep. Um 2800 v. Chr. war er der Berater und Arzt des Pharao Djoser. Er war außerdem ein genialer Architekt, denn er brachte den Übergang von der Ziegel- zur Steinbauweise. Die Stufenpyramide von Sakkara soll er entworfen und ihren Bau geleitet haben. Die Griechen nannten ihn Imuthes und setzten ihn dem Asklepios gleich. Manche Ägyptologen bezweifeln, daß er überhaupt ein Arzt war. Aber vielleicht war er dennoch einer, so wie man in jenen frühen Zeiten Arzt war: als es den ärztlichen Beruf in unserem Sinne noch nicht gab.

Nicht nur sein Name, auch sein Bild ist merkwürdigerweise überliefert. Eine kleine Statuette zeigt ihn mit einer Papyrusrolle auf den Knien, lesend, sehr steif und förmlich, einer der höchsten Beamten des Pharao. Er wurde später zum Gott erhoben, und als Imhotep verdrängte er sogar den eigentlichen ägyptischen Heilgott Thot.

Als es später Ärzte in Ägypten gab, nahmen sie sämtlich einen hohen Rang ein. Einige hundert altägyptische Ärzte kennen wir namentlich. Sie waren sehr spezialisiert, wobei auffällt, daß ihre uns zunächst befremdlich anmutende Spezialisierung gelegentlich recht sinnvoll ist. Ein Arzt war Spezialist für Mund und After, und tatsächlich entstammen ja beide Organe dem gleichen Keimblatt der embryonalen Entwicklung, gehören also zusammen. Es gab sogar Sozialärzte. Ihnen oblag die Betreuung der Arbeiter, etwa in den Steinbrüchen, bei den großen Bauten, in den Bergwerken. Die Aufgaben, die wir heute den Praktikern zusprechen, wurden von Tempelärzten wahrgenommen. Sie betreuten die gesamte Bevölkerung und waren keine Fachärzte im sonstigen ägyptischen Sinne.

Diese Medizin baute auf den uralten Erfahrungen jener Vorzeit auf, die es ja auch für Ägypten gegeben hatte. Schon die pharaonische Medizin war also kein neuer Anfang, sondern Erbe. Hat es für die Medizin je einen wirklichen, einen allerersten Anfang gegeben?

Die pharaonischen Ärzte waren teilweise schon Vertreter einer Berufsmedizin, denn die Heilkundigen professionalisierten sich bereits im alten Ägypten. Sie gliederten sich als Stand, und sie schrieben sich eine strenge Ausbildung vor. Im übrigen fand eine ständige Kontrolle statt: So hoch der Arzt auch stand, man konnte ihn gerichtlich verklagen, wenn er in seiner Behandlung von den vorgeschriebenen Lehren abgewichen war.

Für die ersten Dynastien fehlen uns die Lehrbücher. Die uns bekannten sieben großen Papyri sind erst später niedergeschrieben worden: ganz sicherlich als Fortsetzung älterer Werke, von denen sie ausgehen.

Die Ärzte sprachen, während sie eine Arznei gaben. Die Behandlung ging auf feierliche Weise vor sich. So wurden bei einer Herzkrankheit folgende Worte gesprochen:

»Es kommt das Heilmittel, es kommt das, was beseitigt die Dinge in diesem meinem Herzen, in diesen meinen Körperteilen. Stark ist der Zauber in Verbindung mit dem Heilmittel und umgekehrt.«[5]

Oder beim Abnehmen eines infolge Blutung oder Eiterbildung festgeklebten Verbandes:

»Gelöst wird einer, der gelöst wird durch Isis; gelöst wird Horus durch Isis von dem Schlechten, das gegen ihn gemacht ist durch seinen Bruder Seth, als er seinen Vater Osiris tötete.«

Viele Krankheiten können wir erkennen. So wird im Papyrus Ebers, also im 16. Jahrhundert v. Chr., das Roemheld-Syndrom exakt beschrieben: Herzschmerzen bei Aufblähung des Leibes, die bis zu Anfällen von Angina pectoris führen können:

»Wenn du untersuchst einen Mann mit einer Verstopfung: Sein Herz, es gerät in Angst, sein Gesicht ist blaß, sein Herz, es klopft, wenn du ihn untersuchst, und du findest sein Herz heiß, seinen Bauch aufgetrieben. Dann sollst du sagen, das ist eine tiefsitzende Anschwellung, er hat scharf gebratenes Fleisch gegessen.«[6]

Es soll dann ein Trank hergestellt werden aus süßem Bier mit trockenen, eingeritzten Sykomorenfrüchten – bestimmt von prompter Wirkung, abführend nämlich, und sicherlich nichts für Arbeiter und die »Hefe« des Volkes, vielmehr für die höhergestellten, dem Hof nahen Patienten.

Die Ägypter orientieren sich nicht an einer »allgemeinen« Krankheit, sondern an festumrissenen, einzelnen Krankheiten. Wenn jemand krank ist, dann hat er eine ganz bestimmte Krankheit. Er hat sie übrigens »von außen«, denn die meisten Krankheiten werden auf feindliche Mächte oder auf Diätfehler zurückgeführt.[7]

Zurück in die Ägäis: Konnten die Griechen Neues bieten?

Die Ägypter verfügten über eine ausgebreitete Pflanzenheilkunde, dazu über ein großes rituelles Angebot, das sich als praktische Psychotherapie verstehen läßt. Was hätten die Griechen noch hinzufügen können?

Die Stärke der Griechen war die Reflexion: Was sie da aus dem geheimnisvollen Land merkwürdiger Bauwerke und rätselhafter Kulte übernahmen, durchdachten sie und entwickelten es weiter. Da die Sprüche sie dabei störten, traten diese in den Hintergrund, wenngleich es in Griechenland auch für die Medizin wichtige Sekten gab, die in ähnlicher Weise vorgegangen sein dürften, etwa die Pythagoreer.

Die Ägypter dachten mythisch, die Götter wirkten bei der Behandlung mit. Auch der sogenannte *Eid des Hippokrates,* der mit Hippokrates selber nichts zu tun hat, beginnt mit einer Anrufung der Götter:

»Ich schwöre bei Apollon, dem Arzt, und Asklepios und Hygieia und Panakeia und allen Göttern und Göttinnen, indem ich sie zu Zeugen rufe, daß ich nach meinem Vermögen und Urteil diesen Eid und diese Vereinbarung erfüllen werde ...«[8]

Die hippokratische Medizin jedenfalls distanzierte sich von den Göttern! Das heißt, der Anfang unserer europäischen Medizin ist *Absage an das mythische Weltalter.* Wo in den Mythen vom Okeanos die Rede ist, dieser Gottheit, welche die Erde umspannt, spricht Thales vom Wasser – einem empirisch faßbaren Stoff.[9]

Von den Schriften in der Sammlung, die die alexandrinischen Bibliothekare unter dem Namen des Hippokrates zusammenstellten, halten wir einige für *echt.* Sie sind rational, setzen auf die Vernunft, aber auch wenn sie damit Wunder ablehnen, Zauber nicht anerkennen, handelt es sich doch um eine Vernunft, die »einsieht« und die ärztliche Kunst primär als etwas auffaßt, das vorsichtig ausforscht, dann Hilfe leistet, und zwar mit denjenigen Kräften, die eigentlich heilen: den Naturen (*physai*).

Eine Frage, die mich immer beschäftigt hat: Weshalb wurde gerade hier, an den »Küsten des Lichts«, die Wandlung »vom Mythos zum Logos«, vom Mythischen zum Rationalen vollzogen? Zu diesem Phänomen gibt es enthusiastische Kommentare. Es ist ein merkwürdiger Prozeß, durch den aus Göttern Bilder, aus den Bildern schließlich Begriffe werden. Die Orte der »Geburt des Geistes« können wir noch heute besuchen, mit dem Flugzeug, mit dem Schiff.

Ist es ein Rand-, ein Oberflächenphänomen? Die Orte befinden sich auf einem schmalen Festlandssaum längs des Meeres oder inmitten des Meeres auf Inseln. Milet liegt heute nicht mehr am Meer, der Fluß hat mit seinem Geröll und Sandgeschiebe das Meer zurückgedrängt. Es liegt in einem mückenverseuchten Sumpfgebiet. Einmal war es eine stolze Handelsmetropole, 80 Kolonien blickten auf Milet als die Mutter zurück. Hier entstand unsere Idee von Wissenschaftlichkeit. Oder die kleine Insel Kos, gegenüber dem Festland, dort auf dem Festlandssaum Knidos, beide besaßen Ärzteschulen von hohem Rang und Anspruch.

Man kann diese Stätten besuchen. »Reisen ist«, sagt Lamartine, »ein langes Leben in wenigen Jahren zusammenfassen.« Wenn es sich um Reisen zu solchen Orten handelt, werden Jahrtausende zusammengefaßt!

Wie einfach ist solche Pilgerfahrt heute! Als Alexander von Prokosch 1826 mit dem Schiff von Smyrna nach Alexandrien segelte, begegnete ihm kein einziges Schiff auf dieser weiten Strecke: »So sehr war der Handel durch Seeräuber eingeschränkt.« Als Ludwig Roß zwanzig Jahre später durch das Mittelmeer segelte, ankerte er auch im Hafen von Kos, durfte aber nicht in die Stadt: Die Türken hatten eine Quarantäne verhängt. Man fürchtete die Pest. Der wachhabende Soldat, er hieß natürlich Ali, empfand Mitleid mit Roß und ließ ihn an seinem Pfeifchen ziehen. Als Roß ihn darauf hinwies, damit sei die Quarantäne schon durchbrochen, winkte er lachend ab: Davon stehe nichts in der Vorschrift, daß gemeinsames Rauchen einer Pfeife die Pest verbreiten könne.

Hier auf Kos soll Hippokrates geboren worden sein. Die gleichsam offizielle Angabe, die von Soran stammt, nennt als

Geburtsjahr 460 v. Chr. Das Sterbejahr wird um oder nach 377 v. Chr. angesetzt. Es gibt Bedenken gegen diese Annahme. Angeblich hat Hippokrates seine beiden Söhne nach Athen geschickt, als dort die Pest ausgebrochen war. Da dies aber im Frühsommer 431 geschah, konnte er noch keine erwachsenen Söhne haben, die als Ärzte hätten auftreten können. Viele antike Autoren gehen jedenfalls weiter zurück als bis 460, das sei wenigstens angemerkt.

Dann Kos als Geburtsort: In dem gesamten Schriftenwerk, das den Namen des Hippokrates trägt, kommt die Insel Kos nicht ein einziges Mal vor. Hippokrates wird als Asklepiade bezeichnet, auch von Platon. Die Asklepiaden waren in der Tat auf Kos heimisch. Das Asklepieion auf Kos war in der damaligen Welt berühmt, eine Art Sanatorium von außerordentlichem Ruf und imponierender Größe.

Mit dem Flugzeug waren wir nach Rhodos gekommen. Kurz vor der Landung hatte der Kapitän durchgesagt: »Die Insel zur Linken heißt Kos, und in 15 Minuten landen wir auf Rhodos.« Mit einem Motorboot fuhren wir von Rhodos nach Kos, nicht in 15 Minuten, sondern bei Windstärke 5 in knapp sechs Stunden. Die Einfahrt in den kleinen Hafen erweckte die angenehme Stimmung tiefsten Friedens. Das alte venezianische Kastell über dem Hafen schien zu schlafen, schon sehr lange, dahinter oder darin ein Minarett und ein weites grünes Blätterdach: die Platane des Hippokrates. Nichts regte sich, tiefste Provinz.

Aber auch über Kos ist der Sturm der Geschichte hinweggegangen und hat es mächtig gezaust. Friedlich wie jetzt war es hier nur ganz selten. Einige Stichworte: Die Überreste alter dorischer Häuser stehen auf mykenischen Gräbern. Wie friedlich die Ablösung vor sich ging, weiß niemand. Die Perser besetzten die Insel, der Peloponnesische Krieg kam, und die Mazedonier besetzten die Insel. Häufig landeten hier ägyptische Schiffe. Die Römer kamen. Schließlich wurde Kos Bischofssitz, die Johanniter kamen aus Rhodos und bauten um 457 n. Chr. das Kastell, zum Schutz gegen die Türken. 1480 konnten sie die Angriffe des Sultans Mehmet II. abwehren. Aber 1523 geriet Kos doch in türkische Hände. Die Türken liebten die Insel sehr, sie nannten sie wegen ihrer vielen Pomeranzen-Haine »Nerania«. 1912 besetzten die Italiener die Insel zum ersten Mal. 1933 zerstörte ein Erdbeben viele Häuser, dadurch kamen uralte Häuserreste aus der Frühzeit zum Vorschein.

Vielfältig war das Schicksal während des Zweiten Weltkriegs.

Auf die Italiener folgten die Engländer, dann besetzten deutsche Fallschirmjäger die Insel; zuständig wurde die Dienststelle »Admiral Ägäis« in Athen. Den deutschen Soldaten wurde eine Gebrauchsanweisung »Merkblätter für den deutschen Soldaten an den geschichtlichen Stätten Griechenlands« ausgehändigt und auf Wunsch ein Buch ›Der Peloponnes‹. Dann kamen wieder die Italiener. Erst 1947 wurde Kos griechisch, buchstäblich *erst* 1947!

Hat sich wirklich etwas geändert?, so fragen wir uns, während wir an Land gehen. Ein kleiner, schwacher Bus, verrostet, mit Resten blauer Farbe, wartet am Hafen. Seine erste Station ist an der, besser müßte man sagen: unter, noch besser: *in der Platane.* 14 Meter umfaßt ihr Stamm, die Zweige bilden einen eigenen Wald, der fast den ganzen Platz ausfüllt. In ihrem Schutz könnte ein kompletter Kongreß tagen. Die beiden kleinen Badehäuser, welche die Türken hier bauten, sind längst von der Platane integriert, mächtige Zweige stützen sich auf ihren spitzen Dächern ab. Kaum sieht man die schmale Brücke zum Kastell. Es gibt viele alte Platanen auf den Inseln der Ägäis. Dies ist die mächtigste.

Die Fahrt soll zum Asklepieion gehen. Ein Führer erscheint in dunklem Anzug mit weißem Kragen und korrektem Schlips. Er gibt eine Erklärung, wonach Hippokrates unter dieser Platane des Abends gesessen und über das Wesen der Krankheit nachgedacht habe. Die Fahrt geht über eine reparaturbedürftige Straße zum Asklepieion oder, wie man neugriechisch sagt, zum Asklipion.

Wer die breiten Stufen über alle Terrassen emporsteigt, ohne sich umzusehen, und erst auf der obersten Terrasse sich umwendet, ist überwältigt. Unter ihm, breit hingestreckt, die Getreidefelder, die Olivenhaine, die Küstenebene, dann schimmernd, verschwimmend das tiefblaue Meer. Zur Linken, mit Händen zu greifen, Kalymnos und die kleine Insel Pserimos, zur Rechten die anatolische Küste mit dem weiß leuchtenden Kastell von Bodrum, dem früheren Halikarnassos, fern undeutlich der Schimmer von Samos – ein gewaltiges Panorama, doch nicht niederdrückend oder bedrängend. Die Weite strömt Geborgenheit aus, niemand kann fallen, er wird gehalten. Perfektionierte Psychosomatik! Wer dies sah, wurde gesund, wurde, wenn auch nur vorübergehend, *ge-heilt.* Jeder, der sich ein Bild davon machen will, was *heile* Welt bedeutet, sollte auf dieser Terrasse stehen.

Aber nun die Frage, die uns hierherführte: Was hat das Asklepieion, dieser grandiose, von den Italienern restaurierte, mit viel artifiziell Antikem versehene Bau mit der Antike, mit Hippokrates zu tun?

Der Führer tritt zu uns. Dies, so sagt er, sei die Klinik, in der Hippokrates seine wunderbaren Heilerfolge hatte. Hippokrates habe schon mit Penicillin gearbeitet, denn hier gab es Schimmel an den Mauern, und der große Fleming habe ihm vor Jahren seine Auffassung bestätigt. Er breitet die Arme aus, der Gestus des Schmierenkomödianten und wie bei diesem durch und durch echt. Das Provinzielle, will es bedeutend sein, verwechselt Pathos mit Schwulst.

Wer dies alles entdeckt habe, frage ich. Die Antwort kommt sofort: Jakob Zarraphtis. Ich frage ihn, ob er einmal von Rudolf Herzog gehört habe. Er verneint: Völlig unbekannt! Aber Jakob Zarraphtis war der Vorarbeiter der Ausgräber, die Rudolf Herzog 1902, damals Professor im hessischen Gießen, angeworben hatte.

Indes – auf dem Asklepieion werden wir Hippokrates nicht finden. Es wurde lange nach seinem Tode gebaut, er hat es nie gesehen. Wenn man allerdings auf der obersten Terrasse steht, hat man das Gefühl, auf Urboden zu stehen: Jederzeit könnte das Einhorn aus den Büschen treten, und es würde einen nicht wundern, wenn man plötzlich auf der Terrasse darunter einen Kentauren sähe, einen Vertreter jener Mann-Tier-Art, deren einer der Lehrer des Asklepios gewesen sein soll. Der Name des Kentauren ist überliefert und auch der Ort, wo die Unterrichtung stattfand: Cheiron führte Asklepios auf dem Pelion, einem Berg auf der Halbinsel Magnesia, in die Kräuterheilkunde ein.

Das erste koische Asklepieion war ein heiliger Hain, und sicherlich hat Hippokrates darin Kranke behandelt. Der Hain, vielleicht mit einem einfachen hölzernen Altar, befand sich wahrscheinlich in der Nähe der alten Hauptstadt der Insel, Kephalos. Auch Kephalos ist eindrucksvoll, es liegt gegenüber dem Berg Zini, umgeben von tiefblauem Meer. Ein Hafen war dort, den später Alkibiades befestigte. Man hat Trümmer dieser ersten Hauptstadt und der Mauer gefunden. Systematisch bearbeitet wurde noch nichts.

Hippokrates kannte keine Krankheiten

Weshalb wir Mühe haben, uns in den Schriften des *Corpus Hippocraticum,* die man die koischen nennt, zurechtzufinden, ist der Umstand, daß wir darin nicht unsere definierten Krankheiten vorfinden. Hippokrates, auf den sich die koischen Schriften beziehen, ging von einer »allgemeinen« Krankheit aus. Krankheit kennt er nicht lokalisiert, so daß man sie zeigen könnte (wie Dürer auf die Milzgegend: »Da ist mir weh«). Statt dessen nimmt er die »allgemeine Krankheit«. Wer krank ist, ist als ganzer Mensch krank, es ist unnütz, besondere Einzelkrankheiten abzugrenzen.

Machen wir uns das ganz klar! Nach unserer modernen naturwissenschaftlich-klinischen Auffassung ist Krebs ein exakt abgegrenztes Geschehen, und der Mensch ist nur der Tumor*träger.* Nach Hippokrates müßten wir statt dessen von der Krebskrankheit sprechen, denn jeder Krebs ergreift den ganzen Menschen, nicht nur einen Teil, und der krebskranke Mensch ist alles andere als nur ein Tumor*träger.*

Aber es gab damals schon eine gegenläufige Richtung, die knidische. Auch von ihr finden sich Schriften im *Corpus Hippocraticum.* Ihnen entnehmen wir, daß die knidischen Ärzte die Krankheit abgrenzten. Für sie waren alle Krankheiten immer wieder die gleichen, so daß sich ein Schema der Krankheiten – und ihrer Behandlung – aufstellen ließ.[10]

Dagegen Hippokrates: *Jeder Mensch hat seine eigene Krankheit,* keineswegs eine Krankheit, die ein anderer ganz genau so haben würde. Vielleicht müssen wir einräumen, daß die knidische Anschauung, die der unseren so sehr entgegenkommt, die ursprünglichere war. Krankheit lokalisieren, wie es die Knidier taten (und vor ihnen die Ägypter, die Babylonier), bedeutet, den Verdacht äußern, daß es auf den Menschen eigentlich nicht ankommt. Die Krankheiten sind Dämonen, die den Menschen befallen, und sie sind identisch, sie ergreifen mal diesen, mal jenen, dafür mag es die verschiedensten Gründe geben, aber wenn sie sich fixiert haben, sind sie immer dieselben.

Das war, zugegeben, logisch, und es war einigermaßen leichter erlernbar. Viel schwieriger wird es, wenn man mit Hippokrates sagt, daß es keine Krankheiten gibt, sondern nur kranke Menschen. Danach nämlich kann Gesundheit bei dem einen etwas anderes bedeuten als bei dem anderen, und ebenso verhält es sich mit der Krankheit.

Statt Diagnose Vorausschau

Die moderne Medizin ist diagnostisch. Wer behandelt, hat vorher eine Diagnose erhoben, sonst darf er nicht behandeln. Natürlich haben auch die hippokratischen Ärzte diagnostiziert, aber sie waren Wanderärzte. Sie zogen von Ort zu Ort, überall brachte man die Kranken zu ihnen, da mußten sie eine andere Kunst vor allem beherrschen: die Prognostik, die Vorausschau. Sie mußten erkennen, was sie behandeln konnten, und das abweisen, was sie nicht behandeln konnten. Denn ihr Ruf stand auf dem Spiel. Zu Recht zählt man deshalb im *Corpus Hippocraticum* das ›Buch der Prognosen‹ zu den echten hippokratischen Schriften. In der – ebenfalls als echt angesehenen – Schrift ›Über die [ärztliche] Kunst‹ heißt es:

»[Die Medizin] ist die Kunst, die Kranken von ihren Leiden gänzlich zu befreien, die schweren Anfälle der Krankheiten zu lindern und sich von der Behandlung derjenigen Personen fernzuhalten, welche von der Krankheit schon überwunden sind, da man wohl weiß, daß hier die ärztliche Kunst nichts mehr vermag.«[11]

So im 3. Kapitel und gleich darauf noch einmal begründend im 8. Kapitel:

»Können wir doch nur diejenigen Tätigkeiten ausüben, zu denen wir die Werkzeuge, seien es die der Natur, seien es die der Kunst, in die Hände bekommen können, andere hingegen nicht. Wenn also jemand an einer Krankheit leidet, welche stärker ist als in der ärztlichen Kunst die Werkzeuge, so darf man wohl auch nicht erwarten, daß sie von der ärztlichen Kunst überwunden wird.«

Damit ist eine der Grundvoraussetzungen genannt, zugleich wird dem Arzt eine Argumentation an die Hand gegeben, deren er sich bedienen kann, wenn man ihm deswegen Vorwürfe machen sollte. Von Menschlichkeit, humanitärem Auftrag ist dabei nirgends die Rede.

Diese negative Ausgrenzung allein konnte natürlich nicht genügen, es waren auch positive Anweisungen erforderlich. Sie werden in den Hippokratischen Schriften an vielen Stellen gegeben. Ein Lehrbuch eigener Art, sich als Fremder sofort in eine neue gesundheitliche Situation hinein- und darin zurechtzufinden, stellt die Schrift ›Über Luft, Wasser und Örtlichkeit‹ dar. Sie umfaßt eine komplette Klimamedizin (Metereomedizin), eine Ethnologie, also eine völkerkundliche Medizin, und eine Humanökologie, Anwendung ökologischer Gesichtspunkte auf den Menschen – dies alles unter dem Vorzeichen einer praktischen Hilfe für den Wanderarzt! Zwei Sätze aus dem 1. und dem 2. Kapitel:

»Daher kommt es, daß man, wenn man in eine Stadt kommt, die man nicht kennt, auf ihre örtliche Lage zu achten hat, wie sie den Winden und dem Aufgang der Sonne gegenüber gelegen ist. (...)

Denn zugleich mit den Jahreszeiten ändern sich bei den Menschen auch die Verdauung und die Krankheiten.«[12]

Beispiele seiner Kunst

Wie sah koische Medizin in der Wirklichkeit aus? In den ›Epidemien‹ (III) finden wir eine recht ominöse Krankengeschichte, die hierhergestellt sei:

»Auf Thasos litt Philistes lange Zeit an Kopfschmerzen. Zuweilen, wenn er sich benommen fühlte, legte er sich zu Bett. Als aber infolge von Trinken anhaltende Fieber entstanden waren, verschlimmerte sich der Schmerz. Das Fieber war zuerst in der Nacht aufgetreten. Am ersten Tag erbrach er zuerst Galliges, Weniges, Gelbes, später auch Grünspanartiges reichlicher. Aus dem Leib ging fester Stuhl ab. Schlechte Nacht. Am zweiten Tag Taubheit, hohes Fieber, Spannung im rechten Oberbauch, sie drängte nach innen, Urin dünn, durchsichtig, er hatte wenig samenartige Wolken. Raserei um die Mittagszeit. Am dritten Tag ging es ihm schlecht. Am vierten Konvulsionen, allgemeine Verschlechterung. Am fünften Tag starb er.«[13]

Wir können uns die Frage nicht versagen: Woran litt dieser Kranke, und woran starb er schließlich? Für den Hippokratiker stehen offenbar im Vordergrund das Fieber und die kritischen Tage: An den ungeraden Tagen wird der Mensch entweder gesund oder er stirbt. Dieser starb am fünften Tag. Für den nichthippokratischen, den heutigen naturwissenschaftlich-klinischen Arzt stehen im Vordergrund die Beschwerden im rechten

Oberbauch. Sie lassen, zusammen mit dem Fieber, an ein Gallenblasenempyem, eine Eiterung denken, die schließlich die Gallenblase aufplatzen ließ und dadurch eine allgemeine Sepsis hervorrief, an welcher der Kranke starb. Für den hippokratischen Arzt war die Entwicklung zunächst offen, jedoch dubios; eine Möglichkeit des Eingreifens gab es danach für ihn nicht. Das Empyem, einmal ausgebildet und von hochentzündlichem Charakter, außerdem von diesem foudroyanten Verlauf, gab allerdings keine Chance für eine Hilfe. Hier wird heute chirurgisch vorgegangen, die Behandlung erfolgt also operativ. Allerdings ist der Ausgang auch bei uns durchaus ungewiß. Es handelt sich um eine schwere Erkrankung, und die gesamte Entwicklung der inzwischen vergangenen 2000 Jahre hat daran nichts geändert.

Der hippokratische Arzt war sich darüber aber von vornherein klar: Alle Zeichen, die angegeben werden, abgesehen von dem einmal notierten festen Stuhl, sind prognostisch infaust. In den ›Epidemien‹ wird die Therapie nicht genannt. Aber wir wissen aus den anderen Schriften, wie der hippokratische Arzt hier vorzugehen pflegte. In diesem Fall wird er jede Nahrungsaufnahme untersagt haben, um den schwersterkrankten Organismus nicht mit der Verdauungsarbeit zu belasten. Er hätte versuchen können, durch einen *linksseitigen* Aderlaß die »krankmachende Materie« (*materia peccans*) von der ungünstigen rechten Seite fortzuziehen.

Die Mitteilung, der Patient habe *vom Trinken Fieber* bekommen, findet sich mehrfach. Gelegentlich wird man an Typhus denken müssen. Anlaß, einen Arzt zu rufen, war häufig ein Fieber, wobei auch die Malaria immer wieder als Ursache in Betracht kommt. Vor den akut verlaufenden Krankheiten hatten die hippokratischen Ärzte den größten Respekt, hier fürchteten sie den tödlichen Verlauf, wie im oben mitgeteilten Fall. Oft sprechen sie von »Phrenitis«, womit das Zwerchfell gemeint ist, wenn die Schmerzen im rechten Oberbauch auftreten, die Haut der Kranken die Farbe der Galle annimmt, die Kranken also eine Gelbsucht entwickeln und ihr Bewußtsein getrübt wird:

»... es ist nützlich, dann bei diesem Kranken den Kopf mit reichlichem warmen Wasser abzuwaschen, denn indem der Körper erweicht wird, tritt mehr Schweiß auf, Stuhl und Urin gehen ab, so daß der Patient wieder mehr die Herrschaft über sich selbst erhält. Die Krankheit rührt aber von der Galle her, wenn diese in Bewegung gerät und sich in den Eingeweiden und am Zwerchfell festsetzt. Sie erreicht bei kürzester Dauer die Krise am siebenten, bei längerer Dauer am elften Tage. Auch hier kommen nur wenige Personen mit dem Leben davon; auch sie schlägt gern in Lungenentzündung um, und danach kommen noch weniger davon.«[14]

Alexandria – Hauptstadt der Erinnerung

Hundert Jahre später scheint Hippokrates vergessen. Die großen Tempelanlagen beherrschen das Bild, und die Medizin ist dabei, sich vollkommen zu verwissenschaftlichen.[15] Die einzelnen Disziplinen der Medizin entstehen. Die Magie ist geblieben, die mythische Medizin in den Asklepieien, verbessert mit empirischen Maßnahmen verschiedenster Art: Zum Tempelschlaf und den Manipulationen traten die Bäder, das Fasten und die Diätetik. Gleichzeitig aber die Entstehung der wissenschaftlichen Anatomie, der wissenschaftlichen Physiologie – Bau und Funktionen des menschlichen Körpers als Gegenstand von Forschung und universitärer Lehre!

Noch immer konnte jedermann Arzt werden, denn die Medizin ist nach wie vor ein Handwerk, wenn auch ein »gehobenes«, weil methodisches, also ein Gewerbe, aber nun beginnt man zu differenzieren. Zwar kann jedermann Arzt werden, doch ein *wirklicher* Arzt hat eine Ausbildung hinter sich, hat medizinische Vorlesungen an den großen Lehrstätten gehört und sich einem Meister angeschlossen. Daneben blühen Heilpraktikerschulen auf, in denen Medizin in kurzen Kursen gelehrt wird. Die Heilpraktiker nennen sich Empiriker oder Methodiker, die Schulmediziner Dogmatiker.

In den Mittelpunkt rückt jetzt ein ganz anderer Ort als das kleine Kos, eine Weltstadt, von einem Weltbeherrscher persönlich gegründet, dessen Namen sie noch immer trägt: Alexandria. Die alexandrinische akademische Schule hat tausend Jahre überdauert, eine Zeitspanne, die keine Universität nach ihr erreicht hat! Die alexandrinischen Mediziner lasen zwar noch immer die hippokratischen Schriften, aber sie hielten nicht mehr viel von ihnen. Für sie war Hippokrates ein Klassiker, nicht mehr. Sie selber waren im Besitz der wahren Medizin, sie brauchten keinen Vorläufer. Eine typische Mediziner-Einstellung: Das Jahr 1 der Medizin beginnt mit uns selber.

Auch Alexandria können wir heute besuchen, ganz ohne Schwierigkeiten. Wählen wir wieder den Wasserweg. Wind der Frühe begleitet uns, Schwärme von Delphinen. Langsam, zögernd hebt sich die weiße Küste Afrikas am fernen Horizont.

»Auf ganz niedriger Küste lag, lang und schmal wie ein versteinertes Meerungeheuer, Alexandria«, so Bogumil Goltz in seiner ›Ägyptenreise eines Kleinstädters‹ (1853). Es ist heute nicht anders. Langsam wird der helle Streifen deutlicher. Ein Hafen zeichnet sich ab, Masten, technisches Spinngeweb, Arme großer Kräne, darunter schwarze, hellfarbene und weiße Schiffsrümpfe, nichts Großartiges, nebenbei bemerkt. Die Jacht, auf der Ägyptens König, Faruk I., sein Land verließ, liegt hier irgendwo, übrigens auch nicht imposant. Weiße Villen, daneben graue Kästen, ockerfarbene Häuser, schlanke Minaretts, wenig Grün. Der Himmel darüber grau, die Luft durchweht vom Staub der Wüste. Vorgeschoben eine kleine Landzunge, darauf ein kleines Kastell mit einem kleinen Turm. Das war einst Pharos, eines der Sieben Weltwunder, der erste Leuchtturm und mehr – der erste Kirchturm der Welt, das erste Minarett!

Die geeignete Stelle für einen Hafen? Sicherlich nicht. Als Alexander hier – 331 v. Chr. – den Befehl zum Bau der Stadt erteilte, noch dazu im Winter, bei Regen und Sturm, war es nicht anders.

Ein junger Mann aus der Provinz im Jahre 152

Er kam aus einer prächtigen Stadt, aus Pergamon, aber gegen Alexandria war Pergamon Provinz. Er hatte sich philosophisch ausgebildet, wir könnten ruhig sagen: als Fachphilosoph, nicht einfach wie Mediziner, die sich in ihren Anfängen auch einmal Gedanken über das Wesen der Dinge machen. Er war ein Kleinasiate; wie wir es heute nennen würden: ein Gastarbeiter. Selbstverständlich wollte er nach Rom, aber hier in Alexandria konnte man den letzten medizinischen Schliff erhalten, was die Medizin als Wissenschaft betraf.

Asklepios persönlich war ihm, wie er später berichtete, im Traum erschienen und hatte ihm anbefohlen, die Philosophie zurückzustellen und sich der Medizin zuzuwenden. Der junge Mann hieß Galen; sicherlich hatte er noch andere Namen, aber nur dieser ist überliefert.[16]

Das damalige Alexandria war sicherlich prächtiger als das heutige. Der Pharos stand noch, war allerdings, seit Cäsar sich dort mit so unentschiedenem Ruhm geschlagen hatte, bereits unbewohnt. Das Grabmal Alexanders war noch bekannt, es befand sich in der königlichen Burg, und Octavian, der sich später Augustus nannte, hatte den Sarkophag öffnen lassen. An der Mumie fehlte bereits die Nase. Die goldene Statue der Kleopatra stand noch, und auch ihre Mumie im Isis-Tempel war noch erhalten. Galen wird sie später erwähnen und dabei medizinische Betrachtungen über den Selbstmord mit Hilfe von Schlangenbissen anstellen.

Auch der Sarapis-Tempel war noch da, und mit ihm die Bibliothek: 500000 Papyrusrollen waren hier geordnet und katalogisiert. Galen ging dort ein und aus und ärgerte sich über eine kleine religiöse Sekte, die beides verteufelte, den Tempel und die Bibliothek: die erste Christengemeinde dort.

Stadtrecht besaß Alexandria übrigens nicht. Die Stadt war Privateigentum der Stadt Rom.

Auf dem römischen Thron saß Marc Aurel: ein Philosoph, unglücklich verheiratet, voll philanthropischer Gedanken, jedoch gezwungen, Kriege zu führen, ein grüblerischer Pazifist, der Feldzüge ausarbeitete – und der junge Mann Galen sollte einmal sein Leibarzt werden.

Galen berief sich gern auf Asklepios. Später pflegte er, wenn ihm eine Behandlung besonders gut gelungen war, zu sagen: »Diesen heilte Asklepios.« Die Professoren, deren Vorlesungen er besuchte, sprachen von Hippokrates als von einem Großvater der Medizin. Einer von ihnen, Julianus, verfaßte ein Werk in 48 Büchern gegen die hippokratischen Aphorismen. Galen schrieb später, es sei lauter Unsinn gewesen.

Irgendwie kam er dazu, sich in den vielen Diskussionen, aus denen damals das akademische Leben bestand, auf Hippokrates zu berufen. Schließlich verstand er sich selber als Hippokratiker, und dabei ist er sein ganzes Leben geblieben. Er hat zu wichtigen Schriften des *Corpus Hippocraticum* Kommentare geschrieben und immer wieder betont, daß es in der Medizin darauf ankomme, von Hippokrates auszugehen. Dieser nämlich sei »der Vater der Gründlichkeit« gewesen. Wenn man sich daran halte, könne man sogar über ihn hinausgelangen.

Da er im Gegensatz zu den meisten anderen Ärzten zuerst fachlich Philosophie studiert hatte, was soviel bedeutet wie: die wissenschaftliche Methode sich erarbeitet hatte, hielt er sich für den Vater der wissenschaftlichen Gründlichkeit *in seiner Zeit*, für den Hippokrates seiner Zeit, und deshalb beschwor er das Andenken des großen Koers mit einer nimmermüden Eindringlichkeit, daß man darüber vergaß zu bemerken, wie wenig er eigentlich mit ihm gemein hatte. Aber, daran kann kein Zweifel sein, durch *dieses gigantische Mißverständnis* ist Hippokrates lebendig geblieben – bis in unsere Tage!

Kritik durch Berufung auf Hippokrates

Damals war Wohlstandszeit, in gewissem Sinne können wir diesen Begriff auf die römische Kaiserzeit anwenden. Eine Zeit für die Reichen und, wie alle derartigen Zeitläufe, erfüllt von einem unbestimmten, ziellosen Unmut und Mißbehagen, einer inneren Unruhe. Satiriker gaben in der Literatur den Ton an, Juvenal, Martial oder Petron, und vieles von dem, was Galen schrieb, war ebenfalls zeitkritisch. Selbst sein unbestrittenes Hauptwerk, der dickleibige ›Methodos medendi‹, beginnt mit den folgenden aggressiven Sätzen:

»Hiero, lieber Freund, Du sowohl wie einige andere, die mir nahestehen, haben mich mehrfach aufgefordert, die Methoden der ärztlichen Behandlung niederzuschreiben ... Immer wieder habe ich gezögert, es aus den verschiedensten Gründen hinausgeschoben. Bevor ich nun doch damit beginne, will ich die Gründe darlegen, die ich hatte, denn es wird dem Verständnis dieser Arbeit dienen. Von all diesen Gründen war der wichtigste der, daß ich fürchten mußte, keinerlei Anerkennung zu finden. Um es mit einem Satz zu sagen: Kein Mensch ist heute mehr ernstlich an der Wahrheit interessiert, denn alle jagen nach Reichtum, nach gesellschaftlichem Ansehen und endlosem Genießen – so ausschließlich, daß ihnen jeder, der irgendeiner Wissenschaft nachgeht, verdächtig ist oder direkt als unzurechnungsfähig erscheint ...«[17]

Wahrhaftig eine andere Zeit als in Kos oder Knidos! Den neuen Weltstädten mußte eine neue Weltmedizin entsprechen, und kein Geringerer als Galen hat sie geschaffen. Die alten Hippokratiker konnten mit der Geduld der Menschen rechnen, sie waren es von der Landarbeit her gewohnt zu warten. Die Großstädter hatten keine Zeit, warten konnten sie schon gar nicht, und das Aufkommen sowohl großer, stehender Heere als auch riesiger Sklavenhaltereien sowie einer gigantischen Beamtenschaft ließen Geduld als weltfremd erscheinen. Man wollte Behandlung, man wollte den Eingriff, und so gingen die Ärzte aktiv vor, ließen die Weisheit der Passivität hinter sich.

Alles das wurde jetzt entfaltet, was seither den Menschen den Eindruck macht, daß etwas geschieht. Wasserkuren 2000 Jahre vor Prießnitz oder Kneipp, reguläre Umstimmungstherapien, Stoffwechselkuren, Aufbaukuren, Physio- und Physikotherapie, eine weit ausgedehnte Pharmakotherapie (sie war das eigentlich Neue der *hellenistischen Medizin*, wie man diesen Zeitraum nennt), endlich auch praktisch angewandte Psychotherapie. Die Erfinder geheimer Rezepte und Wunderkuren verdienten Vermögen, aber auch die Fälscher von wichtigen Ingredienzien, etwa von Krokodilskot, der für einige besonders geheime Rezepte erforderlich war.

Wie weit war man von Hippokrates abgekommen! Und doch – seine Nachwirkung war evident. Galen behandelte, zusammen mit vielen anderen Ärzten, den Philosophen Eudemos. Ein wohlhabender Römer konsultierte ja niemals nur einen einzigen Arzt, wie es bei uns üblich ist, sondern stets mehrere, ließ sie an seinem Krankenbett beraten und diskutieren, um dann selbst zu entscheiden, wer recht hatte und wem er sich anvertrauen konnte. Daher die große Bedeutung der Rhetorik im Medizinstudium jener Zeit! Während hier die Ärzte wortgewaltig diskutierten, diagnostizierte Galen im stillen eine Malaria (ohne Blutausstrich und Mikroskop) und sagte voraus, an welchem Tag das hohe Fieber plötzlich aufhören würde. Es geschah, wie er es prognostiziert hatte, und er war damit der Sieger in diesem Wettkampf um einen betuchten und einflußreichen Patienten. Die Kollegen waren fassungslos, wie Galen später befriedigt berichtet: »Antigenes sank beinah in die Erde, ebenso Martianus.« Gründlichkeit hatte gesiegt!

Ein anderes Beispiel: Die Frau des Senators Justus war erkrankt, und niemand konnte ihre Krankheit einordnen, auch Galen kam sie ungewohnt vor. Er setzte sich deshalb an ihr Krankenbett und fühlte ihren Puls. Durch seinen Diener, den er vorher instruiert hatte, ließ er ab und zu berichten, wer in der Stadt besondere Aufmerksamkeit finde. Als der Diener wieder einmal hereinkam und wie nebenbei bemerkte, der Tänzer Pylades werde am Abend auftreten, fing der Puls der hohen Dame an zu rasen, und Galen schloß, daß es sich bei ihren Beschwerden um eine Psychosomatose handelte, *vulgo:* um Liebeskummer.

Galens Ruf breitete sich schnell aus, und der philosophierende Kaiser Marc Aurel ließ ihn rufen. Wieder standen viele Ärzte am Krankenbett und diskutierten die erhabensten Diagnosen. Galen kam, untersuchte und diagnostizierte die damals gewöhnlichste aller römischen Erkrankungen, eine fieberhafte

Enteritis. Der Kaiser war verblüfft und nun, da es ausgesprochen war, voll überzeugt. Und noch einmal verblüffte ihn Galen. Auf die Frage, was denn zu geschehen habe, ordnete er eine rationale, doch merkwürdig stilvolle Therapie an: Wollebäusche mit Nardenöl auf den kaiserlichen Bauch, einen Purpurmantel darüber, Sabinerwein mit Pfeffer! Der Kaiser ließ es geschehen und genas. Seinem Kammerdiener Peithalos erklärte Marc Aurel später, er habe jetzt einen wirklichen Arzt als Leibarzt, nämlich einen souveränen, und fügte hinzu, dieser sei unter den Ärzten offensichtlich der erste, unter den wissenschaftlich gebildeten Ärzten aber der einzige.

Ein schwerwiegendes Lob! Galen, der sich nicht genierte, es sofort weiterzugeben (er war der erste Arzt, der eine Autobiographie schrieb, und sicherheitshalber tat er es gleich zweimal), fügte hinzu: »Er [der Kaiser] hatte nämlich schon mit vielen Ärzten seine Erfahrung gemacht, nicht nur mit geldgierigen, sondern auch mit streitsüchtigen, mit ruhmsüchtigen, mit neidischen und – mit bösartigen.«

Die Zeit »des Erwachens der Armut zum sozialen Bewußtsein«, um von Pöhlmanns Formulierung zu gebrauchen,[18] war gekommen. 180 starb Marc Aurel, fern von Rom, in seinem purpurnen Zelt, und das Gerücht wollte nicht verstummen, daß sein Nachfolger die Hand dabei im Spiel gehabt haben könnte. Galen wurde der Leibarzt aller nachfolgenden Kaiser, die manchmal, wie Pertinax, nur ein Vierteljahr regierten, bis sie umgebracht wurden, und zuletzt jenes Mannes, der auch in Alexandria studiert hatte, Septimius Severus. Irgendwann zu dessen Regierungszeit verließ er Rom, zog sich zurück, arbeitete wohl weiter, aber davon wissen wir nichts mehr. Es ist uns nicht überliefert, wann und wo er gestorben ist und woran er zum Schluß gearbeitet hat.

Galen, der immer so laut sprach, um nicht überhört zu werden, hatte auch leise Töne. Im ›Methodos medendi‹ heißt es einmal – und diese Stelle können wir wohl zu den leisen, resignativen rechnen:

»Wenn nicht eine große und an ein Wunder grenzende Veränderung eintritt, was unsere menschlichen Verhältnisse anbelangt, dann sinkt alles Wertvolle dahin, weil niemand die Wahrheit selbst sucht, sondern allenfalls ihren Nimbus . . . Du weißt sehr gut, daß wir noch niemals mehr als fünf Männer aufgetrieben haben, die lieber gelehrt *sein* als gelehrt *scheinen* wollten.«[19]

ZWEITER TEIL
Paracelsus

Auch wenn wir hier keine Medizingeschichte treiben wollen, ein Wort ist notwendig: Wie kam es, daß, als die Welt mit dem Ausgang der Antike in schwere Krisen geriet, als der Kontinent durch die Araber überflutet wurde, die Medizin dennoch blieb, was sie war: hippokratisch-galenisch?

Mit Alexandria ging es zu Ende, 269 fiel Palmyra, selbst eine römische Provinz, dort ein, die Stadt wurde gebrandschatzt, die Akademie zerstört. Noch einmal konnte man den größten Teil der berühmten Bibliothek, die die Schriften des Hippokrates aufbewahrte, retten, indem man sie in den Isis-Tempel verlagerte. 389 wurde aber auch der Isis-Tempel zerstört, mit ihm die Bibliothek, soweit man sie nicht ausgelagert hatte. Nun war sie in alle Welt verstreut. 618 fiel Alexandria an die Sassaniden, 642 an die Araber, und arabisch ist es, durch wechselvolles Schicksal, bis heute geblieben. Auch in Rom gab es keine Bibliothek mehr; die Sandalenmachergasse, in der Galen die Buchläden zu besuchen pflegte, war verwaist. Cassiodor, der gelehrte Geheimsekretär Theoderichs des Großen, schrieb, um die Reste zertrümmerten Bildungsgutes aufzufangen, seine ›Institutionen‹. Darin heißt es einmal:

»... Danach lest Hippokrates und Galen wenigstens in lateinischer Übersetzung.«[1]

Eine lapidare Anweisung, und sie wurde befolgt. Die Araber nämlich schlossen sich diesem Studium an, Hippokrates und Galen wurden ins Arabische übertragen, und heute ist uns manche klassische Schrift der altgriechischen Medizin nicht mehr im griechischen Original, sondern nur noch in dieser arabischen Übersetzung erhalten.[2] Die islamische Kultur überzog das kranke Abendland mit einem neuen Glanz. Zu einer Zeit, als es im Rheingau keinen einzigen Arzt gab, zählte man in Bagdad über 800 Ärzte; sie alle waren firm im Hippokrates oder Galen. Es gab zahlreiche Krankenhäuser und übrigens 36 Bibliotheken.[3]

An der Medizin hatte sich damit tatsächlich nichts geändert. Die Klassiker waren geblieben, sie wurden studiert, und eine wichtige Bedingung war ebenfalls geblieben: Man hielt sich an die Freien, also an die Wohlhabenden, und zwar an solche unter ihnen, die man mit einiger Aussicht auf Erfolg heilen konnte.

Die Unheilbaren ließ man fallen, und für die Sklaven und Armen gab es bestimmte, zweitrangige Pharmakopoen und Ambulatorien.

Eine einzige Probe nur aus der reichen arabistischen Medizin: Bei Isaac Judaeus, der im 10. Jahrhundert lebte, lesen wir:

»Wenn ein Arzt auf jede Krankheit, die Du erfragst, eine Antwort parat hat, ist er ein Scharlatan.

Gebrauche stets nur ein einziges Medikament.

Die wichtigste Aufgabe des Arztes ist es, Krankheiten zu verhüten.«[4]

Aber es gab auch nichtarabische Ärzte. Worauf stützten sie sich? Sie besaßen etwas, das ihnen die Kraft und das Wissen gab, eine Wendung der Medizin im ganzen herbeizuführen. Sie waren Christen.[5]

Was sie tatsächlich von den altgriechischen und den arabistischen Ärzten schied, war keine Variante der medizinischen Theorie, sondern etwas grundlegend Neues.[6] Wenn nach christlichem Glauben Gott »den« Menschen Adam geschaffen hat und mit ihm alle Menschen, dann kann es einen Unterschied zwischen Freien und Sklaven nicht geben, und dann ist es auch nicht vertretbar, nur den aussichtsreichen Kranken zu helfen und die Unheilbaren ihrem Schicksal zu überlassen. Wenn dieser neue Gott ein Gott der Liebe ist, der seinen Sohn gab, damit dieser für die Sünden der Menschen qualvoll am Kreuze starb, kann ärztliche Arbeit nicht im rein Handwerklichen sich erschöpfen. Sie muß mehr enthalten als eine medizinische Lehre und eine Philosophie, nämlich *Mitleiden und Barmherzigkeit.*

Kann man heute noch ermessen, wie einschneidend und tief die damit geforderte Veränderung in Denken und Haltung war? Wie kommt es, daß wir so leicht über Sätze hinweglesen wie diese:

»Doch wehe euch Reichen, denn ihr habt euren Trost dahin! Wehe euch, die ihr jetzt satt seid, denn ihr werdet Hunger leiden!« (Lukas 6,24)

Lukas, der – vielleicht, aus seinem Evangelium läßt es sich nicht belegen – ein Arzt war, sagt einmal:

»Die Gesunden haben keinen Arzt nötig, wohl aber die Kranken.« (Lukas 5,31)

Ziemlich deutlich wird, wenn man weiterliest, daß hier nicht von Gesundheit im Sinne der Medizin gesprochen wird, sondern von sozialer. Die Wirtschaftsordnung der Alten Welt wird vom Christentum an der Wurzel getroffen:

»Und den Armen wird die Heilsbotschaft verkündet!« (Matthäus 11,4)

Die Krankheit wird zur sozialen Krankheit, und so sehr Jesus sich auch mit physisch Kranken beschäftigt und sie »heilt« (Lahme stehen auf, usw.), so sehr geht es ihm ganz unverkennbar um die soziale Krankheit. Es scheint, als sei »Reichtum in

Ehren« nach evangelischer Auffassung nicht möglich. Die Frohe Botschaft richtet sich an die Erniedrigten und Unterdrückten.[7]

Bis dahin wurden die Reichen und Freien angesprochen, denn das höchste Ziel der Alten Welt war das Erreichen philosophischer Gelassenheit und Harmonie. Die Philosophen schrieben für Kaiser und Senatoren. Und die Medizin? Sie war Medizin für die Kaiser und Senatoren, und auf eine nicht zu ignorierende Weise erscheint bei den antiken Ärzten Gesundheit als etwas, das mit Reichtum und dem Status des Freien verbunden ist (so wie für uns heute ebenso unverkennbar mit Arbeitsfähigkeit).

Die Antike hat den Berufsstand der Ärzte hervorgebracht. Welche Rolle spielen die Ärzte im Neuen Testament? Wir müssen zugeben, daß sie, auch wenn Lukas tatsächlich ein Arzt gewesen ist, keine Rolle spielen, weil sie nicht darin vorkommen. Jesus sagt nach der Heilung der blutflüssigen Frau und nach der des Blinden:

»Dein Glaube hat dich gerettet.« (Markus 5,34)

Damit ist nicht psychotherapeutischer Anspruch gemeint, sondern wirklich das, was der Satz enthält: *Der Glaube hat geholfen, die Gläubigen sind zur Gesundheit berufen:*

»Glaubt, daß ihr alles, worum ihr betet und bittet, empfangt, und es wird euch geschehen!« (Markus 11,24)

Im Neuen Testament ist von Wissenschaftlichkeit ebenfalls keine Rede, und wenn Jesus Heilungen durchführt, so geschieht es kraft seines messianischen Ranges und der damit verbundenen Kräfte, im übrigen befindet sich die Medizin des Neuen Testaments auf der Ebene der Volksmedizin und auf der der Magie. Krankheiten werden als Befall durch Dämonen und böse Geister verstanden, und die Therapie besteht in deren Austreibung. Ärzte im Sinne der Antike sind dafür weder notwendig noch auch nur geeignet.

Eine deutliche Arzt-Feindlichkeit findet sich übrigens im Alten Testament. In dem vom Geist ägyptisch-pharaonischer Zeit durchwehten Buch Jesus Sirach heißt es:

»Wer da sündigt vor dem Herrn, falle in die Hände seines Arztes.«

»Ein wenig Krankheit bringt den Arzt außer Fassung: heute König, morgen tot.«

Es wird, ohne Zweifel, ein Gegensatz empfunden zwischen dem göttlichen Auftrag, der göttlichen Omnipotenz einerseits und dem ebenfalls als omnipotent auftretenden oder sich verstehenden Arzt, wie ihn die Israeliten in Ägypten kennengelernt hatten. Die Auflösung besteht in der Argumentation: »Schätze den Arzt, bevor er nötig ist, denn auch ihn hat Gott erschaffen.« Im Neuen Testament ist Jesus der einzige Arzt:

»Und Jesus zog umher durch die Städte und Dörfer, lehrte in ihren Synagogen und verkündigte das Evangelium vom Reich *und heilte jede Krankheit und jedes Gebrechen.«* (Matthäus 9,35)

Hempel spricht vom »Heilungsmonopol Gottes und seiner Aktualisierung in Jesus«. Die Urchristen behandeln denn auch unter Berufung auf Jesus: »Im Namen Jesu von Nazareth« (Apostelgeschichte 3,6). Ärzte sind deshalb nicht nötig; allenfalls werden die Ältesten herangezogen, deren Beten die Heilung und Vergebung herbeiführen kann. Die göttliche Heilung wird also vermittelt durch bestimmte Persönlichkeiten. Möglicherweise ist unter dem Satan in der Apokalypse kein anderer als der Asklepios zu verstehen (und unter dem »Thron Satans« das Asklepieion in Kos oder der Altar von Pergamon).

Niemals ist die Heilung selber das Wichtigste, als welches sie ein Arzt ansehen würde, sondern immer nur der durch sie erbrachte Kraftbeweis Gottes oder Jesu. Diese »arztlose Medizin« läßt aber gerade durch ihre Einstellung auf eine Heilung durch höhere Macht die tiefe Sehnsucht erkennen, einen Weg zu finden, nicht sterben zu müssen.

Ein Arzt im Kampf mit dem Schwarzen Tod

Die Frage, die sich ein wirklicher Arzt bei einem Ereignis wie dem der Pest vorlegt, lautet: Wie kommt es, daß die Pest von den Pestkranken auf die Gesunden überspringt und diese pestkrank macht? Was wird da weitergereicht? Es mußte Ansteckung sein, aber auf welche Art geschah sie?

Paracelsus (1493–1541) hat sich diese Frage gestellt und sie für sich, nach dem Stande des Wissens der damaligen Zeit, beantwortet, jedoch etwas hinzugesetzt: *Eine* Ursache allein kann nicht Auslöser sein, es muß mehreres zusammenkommen. Also können es auch nicht die Sterne allein sein, ihre schlimme Konstellation, sondern hinzutreten muß dieser ansteckende Stoff, was immer es sei – ein Hauch, ein Dunst, ein lebendes, aber unsichtbares Tierchen, ein Insekt, ein kleiner Wurm, etwas Materielles.

Paracelsus hat eine Reihe kleiner Schriften über die Pest verfaßt. Darin gibt es viele sehr merkwürdige Sätze. Ich will hier einige aufschreiben:

»Die Pest käme nicht auf uns, wenn wir sie nicht machten. Ich würde nicht krumm und lahm, wenn ich mich nicht selbst krumm machte und lähmte. So gebe ich selbst den Samen, die Ursache und die Materie für meine Krankheit.

Der Mensch hat jedes Gift und die Materien aller Gifte zuvor in sich, angeboren in seinem Körper und aus der Erde bei der Erschaffung und der Geburt empfangen.

Alles, was der Mensch ist, hat sein Leben durch die Sterne, und durch die Sonne lebt das Herz der großen Welt, es lebt auch das Herz der kleinen Welt.«[8]

Paracelsus macht den Menschen für seine Gesundheit und für seine Krankheit verantwortlich, ja sogar für die Seuche, die über ihn herfällt. Dennoch bleibt der Mensch »die kleine Welt«, die von der »großen Welt«, dem Kosmos im ganzen, abhängt. Höchster Wille des Menschen sei aber immer nur, weiterzuleben. Das gilt insbesondere für den, »der nach dem Brauch der Welt wie das Vieh dahinlebt«. Wer nicht auf Gott vertraut, der fällt in Furcht, und deshalb denkt er nur an das Sterben sowie an die Krankheit, die ihm diese starke Furcht eingejagt hat. Man muß Gesundheit wollen: Der Wille muß immer zuerst dasein, erst danach kommt »das Sehen«. Notwendig sei »tapfere Einsicht«.

Für die Behandlung gibt Paracelsus Rezepte an. Dann aber legt er den Finger auf die Lebensweise. Sprach Hippokrates von der »eingeborenen Wärme«, so ist für Paracelsus das Leben abhängig von der »anziehenden Kraft«, womit er ein Bild geben will, nämlich das eines Magneten, der nicht mehr anzieht, wenn er in Öl gelegt wird, das ihn von allen Seiten fest umschließt:

»Das ist aber die richtige Lebensweise, die die anziehende Kraft nichts anziehen läßt ... So muß die Lebensweise sein: nicht Bisam, nicht Ambra, nicht Gewürz etc., sondern Knoblauch und Zwiebel und Aschlauch.

Man soll sich vor jedem Vieh, das dem Menschen in der Komplexion gleicht, wie das Schwein etc., fernhalten. Sie werden nämlich ebenso wie der Mensch vergiftet. Wenn der Mensch das Tier ißt, ißt er mit ihm die Pest. Was dem Menschen als Speise dient und zu Fleisch und Blut wird, ist infektiös. Brot und Wein sind Fleisch und Blut, daher empfangen auch sie die Pest. Wer kann davor warnen? Es muß gegessen und getrunken werden, daher muß man auch sein Gift empfangen. Daher schließe ich die Mahlzeit mit Knoblauch und Zwiebeln, wie gesagt ist, ab. Diese Dinge sind die Arznei der Pest, des Brotes, des Weines, des Fleisches etc.«

Der Knoblauch sei nicht infiziert, deshalb solle er eine Mahlzeit abschließen; die Mahlzeit aber sei immer infiziert, deshalb solle man sich mit dem Essen und Trinken zurückhalten; aber letztlich sei es gleich, was man esse und trinke, denn es sei in jedem Fall infektiös.

Im Grunde sagt Paracelsus dies: Man muß sich nicht fürchten; wenn es einem bestimmt ist, wird man ein Opfer der Pest, denn man hat diese Möglichkeit in sich. Man soll sich vor Ansteckung hüten, sehr viel mehr ist nicht zu machen. Natürlich schreibt er Rezepte auf, aber beispielsweise den Aderlaß untersagt er, weil er sinnlos wäre, da er noch mehr schwäche. Deutlich sagt er, daß die alten Autoren – Galen, Avicenna, die er als seine persönlichen Feinde betrachtete – über die Pest nichts mitzuteilen wissen.

So wie ich Paracelsus auf den vorausgegangenen Seiten dargestellt habe, im Kampf mit der zu seiner Zeit unbesiegbaren Pest, könnte man leicht sagen: Welch ein vernünftiger Arzt, welche besonnenen Ansichten, welche abwägenden Urteile, ja auch dies: welche Klarheit! Aber leider gibt das nur eine Seite wieder, jene nämlich, die mir persönlich am meisten zusagt – Paracelsus hat noch verschiedene andere Seiten, darunter einige, die für heutiges Empfinden nur als abstrus und vor allem widersprüchlich gelten können.

Selbstverständlich hat auch er die Astrologie beigezogen,[9] aber er nimmt eine für uns eher vermittelnde Haltung ein. Was von den Sternen wirke, sei ihr Scheinen, dadurch nähmen sie Einfluß. Plötzlich heißt es aber: »Hand und Ruten des Himmels sind die Sterne, und von diesen werden uns die Krankheiten zugefügt.« *Krankheit kommt also von außen,* ist nicht in uns angelegt.

Wir werden annehmen dürfen, daß sich seine Einstellung geändert hat im Laufe des Lebens: was bei ihm zuerst als an- und eingeboren ausgegeben wurde, auch das Zusammenspiel der Säfte, das verstand er zuletzt nur noch als Einwirkung von außen. Offenbar dachte er aber auch so: daß »das Gift der Planeten« zuzeiten, wenn die Menschen sündig geworden sind, diese krank machen könne.

Die Pest sei keine natürliche Krankheit, wie Wassersucht oder das Fieber, sie beruhe auf einer Vergiftung, die vom Himmel komme. Dabei sei an die Magie zu denken, denn der Himmel greife nicht materiell an, sondern immateriell, und doch verletze er und mache, wiewohl selber gesund, sterbenskrank. Die Pest sei übernatürlich. Der Astronom sei in der Lage, das Kommen der Pest vorauszusagen. Also nicht nur Philosophie und Astronomie seien zu berücksichtigen, auch die Magie und die Kabbala. Der Mensch, so muß jetzt hinzugefügt werden, lebt in zwei Welten, der himmlischen und der tierischen (Paracelsus sagt: viehischen); *nur das Tierische in ihm ist von den Sternen determiniert, aber die höhere Weisheit setzt ihn in die Lage, diesen Einfluß zu überwinden.* Es ist die Anschauung der alten Gnostiker, der Dualismus von Materie und Geist, Neuplatonismus – Platon wurde in diesem Jahrhundert wieder sichtbar. Weitere okkulte Anschauungen kommen hinzu, etwa die des siderischen Leibes, also eines Astralleibes, den Paracelsus sich auch als auf irgendeine Art körperlich vorstellte.

Sein Prinzip ist das der Entsprechung: »Wo Krankheit, da Arznei, wo Arznei, da Krankheit«, wie es im Buch ›Paragranum‹ heißt. Von der Arznei unterscheidet er die Arcana, also die Geheimnisse oder Geheimmittel. Das ist so zu verstehen, daß die Arznei »in dem feindlichen Element« wirkt, das Arcanum jedoch im Lebewesen, in der Natur. Man braucht aber beides, Arznei und Arcanum, sonst ist die Medizin unvollständig. Das ist nicht einfach dahingesagt, wie eine Sonntagsrede, sondern wird immer wieder exemplifiziert: Paracelsus' Werk ist voll Anweisungen und Rezepte.

War er ein Okkultist, ein Kabbalist oder ein eher »moderner« Mensch, progressiv also in seiner Zeit? Ich glaube, daß er nicht einfach als Okkultist und Magier betrachtet werden kann. Was er wollte, ist, die Aufmerksamkeit auf die verborgenen Zusammenhänge zu lenken und auf die Möglichkeiten, sie durch überlieferte Praktiken besser kennenzulernen. Er meinte, daß Magie auch in der Medizin benötigt werde. Daher das Wechselnde und auch Schwankende seiner Ausdrucksweise auf diesem Gebiet, das sicherlich nicht vorhanden wäre, hätte er fest im Okkultismus gestanden.

Als progressiv muß er sicherlich in mehr als einer Hinsicht angesehen werden. Er lehnte die Tradition wohl nicht einfach ab, aber er wandte sich doch mit großer Schärfe gegen die Galenisten und Arabisten seiner Zeit. Im Buch ›Paragranum‹ heißt es:

»... daß das Gesundmachen den Rang des Arztes gibt. Die Werke machen den Meister und Doktor, nicht Kaiser, nicht Papst, nicht Fakultät, nicht Privilegia noch eine Hohe Schule ... Aber wie dem sei, so ist ihr Eid für mich kein Befähigungsnachweis. Sie müssen mit mir um die Palme ringen ... Ich sage euch: mein Gauchhaar am Genick weiß mehr als alle eure Autoren. Und meine Schuhriemen sind gelehrter als eure Galenus und Avicenna!«

Auf den Lehrstühlen und in den Fakultäten aber saßen Galenisten und Arabisten. Sie versagten ihm die Anerkennung, daher sein Zorn – gelang es den Fuggern doch, über sie zeitweilig den Druck seiner Werke zu verhindern! Für jemand, der unablässig schreibt, sicherlich ein fürchterlicher Schlag. Mit der wirklichen, aus der Sache stammenden Feindschaft gegen Hippokrates, Galen, Avicenna und so weiter stand es nicht so schlimm. Auch Paracelsus blieb, wie alle anderen Ärzte, stark von Galen beeinflußt: sowohl in seinem Selbstbewußtsein, welches wahrhaft dem Galens gleichkommt, das sehr ausgeprägt war, als auch in seiner aggressiven, »zornmütigen« Rede, vor allem aber in seiner Entschlossenheit, alles zu behandeln, was vorkommt – wie bei Galen gibt es auch bei Paracelsus für jede Beschwernis ein Rezept. Bei beiden, das muß man wohl hinzusetzen, sind die Rezepte jedoch immer durchdacht. Nirgends ist Geschäftigkeit, die nur zeigen will, wie wichtig man ist.

Die Frage soll denn gestellt werden: *War Paracelsus ein Wegbereiter der modernen Medizin?*[10] Sie wird meist, auch von Wohlmeinenden, verneint. Sehen wir uns in seinem Werk unbefangen um. Der Ausdruck ist gerechtfertigt: Sein Werk ist wie ein riesiges Haus, in welchem man sich in der Tat »umsehen« kann. Als erstes fällt uns auf, daß er eine ganze Wissenschaft der Medizin begründet hat, eine Subdisziplin, die erst heute volle Beachtung und Bedeutung findet: die Gewerbemedizin. Er hat zum ersten Mal eine Berufskrankheit auch im heutigen Sinne korrekt beschrieben und ihre Entstehung gedeutet: Er nennt sie »Bergsucht«, es handelt sich um die Staublunge der Bergleute. Er hat sich sehr eingehend mit der Syphilis befaßt, und wir werden sehen, daß er diese Krankheit in einer Weise erklärte, wie es erst im 19. Jahrhundert erreicht wurde, und auffaßte, wie es der heutigen Medizin noch nicht gelungen ist! Die radikalen Mittel, etwa das Guajakholz, hat er abgelehnt, und für das Quecksilber entdeckte er eine neue Indikation, nämlich seine Anwendung bei der Wassersucht. Bis in die sechziger Jahre unseres Jahrhunderts wurden Ödeme vorwiegend mit Quecksilberpräparaten ausgeschwemmt. Sie wirkten prompt. Paracelsus hat diese Chance als erster erkannt.

Er hat, wohl ebenfalls als erster, die wirkliche, nicht die legendäre Indikation vieler Pflanzen erkannt, ich nenne hier nur die antidepressive Wirkung des Johanniskrauts. Dann hat er ein ganzes Gebiet der Medizin erstmals als solches erkannt und dargestellt: das derjenigen Krankheiten, bei denen Steinleiden vorkommen. Er nennt sie die tartarischen Krankheiten, und gegen sie hat er Mittel gefunden, die sich auch heute mit Erfolg anwenden lassen. In der modernen Medizin spricht man, wenn man diese Leiden zusammenfaßt – was freilich nicht mehr üblich ist – von der *Diathesis calculosa* und von einer *Diathesis urica* bei Gicht. Paracelsus ist hier, am Beispiel von Erkrankungen, die, chemisch gesprochen, einen Niederschlag im Organismus bilden, also Konkremente bilden und ablagern, in das große Gebiet der Stoffwechselkrankheiten vorgestoßen.

Besonders wichtig dürften aber seine chirurgischen Schriften sein. Paracelsus empfiehlt eine konservative Haltung in der Wundbehandlung, wobei er die verschiedensten Bezeichnungen einführt, vor allem die des *Archeus,* in Anlehnung an die »eingeborene Wärme« der antiken Ärzte. Es komme darauf an, den Archeus zu schonen, damit die Selbstheilung des Organismus einsetzen könne. Um das zu erreichen, müsse man die Wunde vor Verunreinigung und Schädigungen schützen. Damit empfiehlt er ein antiseptisches Vorgehen, wie es erst wieder in der zweiten Hälfte des 19. Jahrhunderts für sinnvoll befunden wurde und das heute selbstverständlich ist.

Nicht zuletzt sind seine Erfahrungen mit den Säuren zu nennen: Daß die Verdauung im Magen durch die Säure geschieht, hat er klar erkannt und ausgesprochen. Allerdings konnte er noch nicht den Nachweis führen, daß es sich um Salzsäure handelt. In die Therapie nahm er die Erkenntnis auf, daß man Magenkrankheiten mit bestimmten Säuren heilen kann, mit anderen jedoch verschlechtern. Er hat auch gesehen, daß Eiweiß durch Säure zerstört – wie wir heute sagen: denaturiert – wird.

Ich meine, wir müssen die Frage, ob er einen Anstoß für die Weiterentwicklung der Medizin gegeben habe, bejahen. Die Medizin war inzwischen so festgefahren in einem galenistisch-arabistischen Dogmatismus, daß die Neuerungen nur auf dem Wege des Konflikts eingebracht werden konnten. Sicherlich war dazu ein Temperament wie das des Paracelsus notwendig. Wenn sein Werk für uns auch nur schwer als ein Ganzes zu akzeptieren ist, für ihn besaß es diese Totalität. Wohl daraus läßt sich auch die Stärke jenes Einflusses herleiten, den sein Werk noch heute auf uns ausübt und den wir bereits beim bloßen »Anlesen« sehr intensiv spüren.

Ein Mann gegen die Zeit

1493 geboren, was heißt das? Kopernikus war zwanzig Jahre alt, Luther gerade zehn, Granada, die letzte Feste der arabischen Kultur in Europa, war gefallen, Kolumbus hatte den Seeweg nach Indien entdeckt – so faßt es Schipperges zusammen.[11] Dies heißt also: Eine neue Zeit begann, eine alte ging dahin, es war wieder Umbruch und das Neue noch nicht sichtbar. Der Vater von Paracelsus, der eigentlich Hohenheim hieß, war Arzt. Die Mutter starb früh, Paracelsus räumt in den ›Sieben Defensiones‹ ein:

»Damit ich aber mich verantworte, wie meine wunderliche Weise zu verstehen sei, merket also: Von der Natur bin ich nit so fein gesponnen, ist auch nit meines Landes Art, daß man mit Seidenspinnen etwas erlange. Wir werden auch nicht mit Feigen erzogen, noch mit Met, noch mit Weizenbrot, aber mit Käs, Milch und Haferbrot. Es kann nicht subtile Gesellen machen, zumal einem alle Tage anhängt, was man in der Jugend empfangen.«

Eine harte Jugend also, sicherlich wie die des Vaters, der wohl ein unehelicher Abkömmling derer von Hohenheim war und erst spät von ihnen anerkannt wurde. Theophrast wurde der Sohn getauft, kein gebräuchlicher Vorname damals, sicherlich ein Anruf des gelehrten Aristoteles-Schülers Theophrast durch den kundigen Vater.

1509 begann Theophrast das Studium der freien Künste, eine Vorbereitung auf das Medizinstudium, vermutlich in Wien. Von 1507 bis 1512 war er als wandernder Student unterwegs, wahrscheinlich an mehreren Universitäten eingeschrieben, auch wieder in Wien, wo er sich endgültig für die Medizin inskribieren ließ. In Wien lehrte ein Schweizer Humanist, Joachim von Watt (Vadianus), der später Bürgermeister von St. Gallen wurde und dem Paracelsus sein ›Opus Paramirum‹ widmete. Dann studierte Paracelsus in Italien, und in Ferrara hat er 1515 wahrscheinlich das Studium mit der Promotion abgeschlossen.

Nun begannen neue Wanderungen. Die berühmtesten Universitäten der Zeit werden dabei besucht: Montpellier, Barcelona, Lissabon, Salamanca, Saragossa, und weiter: England, die Mark, Polen, Ungarn – er war ein Wanderarzt geworden nach Art der alten Hippokratiker, und was zunächst vielleicht Zufall war, dann Not, wurde zum Entschluß: »Du kannst auf den Marktplätzen mehr lernen als in den deutschen und welschen Hochschulen« – ein Eindruck, den er oft und vielfach variiert ausgesprochen hat. *Die Wahrheit erwandern*, das steht hinfort über seinem Leben. Es war übrigens nichts Ungewöhnliches, die fahrenden Scholaren waren ein gewohntes Bild der damaligen Zeit. Paracelsus tat ein übriges: Er schloß sich als Wundarzt den Heeren an, denen er begegnete. So machte er wohl den niederländischen Krieg mit, und 1520 befand er sich im Heer Christians II. in Schweden. Seine beträchtlichen chirurgischen Kenntnisse sind hierin begründet.

Er pilgerte nach Griechenland, segelte nach Kos, dem Geburtsort des Hippokrates. Das große Asklepieion war nicht mehr oder noch nicht zu besichtigen – es wurde ja erst später freigelegt. Auf dem Rückweg zog er über Land. Er besuchte Venedig, besuchte seinen Vater in Villach. Wir wissen nicht, was die beiden miteinander gesprochen haben, ob der eine den anderen überhaupt verstehen konnte – der Vater war ein seßhafter, immer noch am gleichen Ort wirkender Arzt, der Sohn, inzwischen dreißig Jahre alt, ein Landfahrer, abgerissen wahrscheinlich, keine akademische Erscheinung, aber voll stolzer Pläne und Meinungen.

1524 machte er den ersten Versuch, sich niederzulassen – in Salzburg. Er hatte seine Praxis da, wo heute das Gebäude Pfeffergasse Nr. 11 ist. Es war die Zeit der Bauernkriege. Thomas Müntzer wurde gefangen und 1525 enthauptet. Salzburg war beunruhigt durch Bauernaufstände in der Umgebung, auch durch einen Bergknappenaufstand, in den Paracelsus verwickelt war. Wir können annehmen, daß er als Redner auftrat, sich aber wohl mehr als Prediger verstand, doch waren seine Predigten sozialrevolutionären Inhalts. Er trat für die Armen ein und forderte die Abschaffung der Todesstrafe. Das wollte man in Salzburg nicht hinnehmen: Man wies den neuen Doktor mit den befremdlichen Ideen kurzerhand aus. Er muß überstürzt abgereist sein, denn wir besitzen noch das Protokoll über die Haussuchung, die bei ihm 1526 nach seiner Flucht – denn eine Flucht war es – durchgeführt wurde.

Im selben Jahr bewarb er sich in Straßburg um das Bürgerrecht und erhielt es als Arzt, schloß sich auch einer Gilde an. Er begann wieder eine Praxis und muß sehr erfolgreich gewesen sein. Sein Ruf drang weithin, auch nach Basel. Der berühmte Buchhändler und Verleger Johannes Froben ließ ihn zur Behandlung seiner Krankheit kommen. Schon wollte man Froben das Bein abnehmen, da erschien Paracelsus, gab ihm von dem berühmten, geheimnisvollen Pulver, das er im Knopf seines großen Schwertes aufzubewahren pflegte, und Froben genas. Dies verstärkte seinen Ruf, Erasmus spürte das Bedürfnis, sich von ihm behandeln zu lassen (siehe nächstes Kapitel). Erasmus und Froben zusammen bewirkten, daß die Stadt Basel Paracelsus als Stadtarzt berief. Die Universität, Gründung der Bürger, verfügte über nur einen Professor, Paracelsus sollte deshalb als Stadtarzt ebenfalls lehren. Er übernahm den Auftrag mit Leidenschaft. Goldammer vermerkt dazu: »Von vornherein erfreute er sich stärksten Argwohns, der durch sein anspruchsvolles Auftreten vermehrt wurde.« In der Tat, welch ein Professor! Er las deutsch, was eine ungeheuerliche Neuerung war, und in einem Handzettel verhieß er den Studenten, bei ihm würden sie nicht die alten Autoren vorgetragen bekommen, sondern frische, neue Lehre aufgrund eigener Erfahrung. Er war entschlossen, nachdem er in Salzburg – wenn ich es richtig sehe – als Politiker und Sozialreformer Schiffbruch erlitten hatte, nunmehr die Medizin zu reformieren, und zwar von einer offiziellen akademischen Lehrkanzel aus. Allerdings – alle anderen Lehrkanzeln in Europa waren von Galenisten und Arabisten besetzt. Er war völlig allein.

1527 steigerte er sich so in seine neue Rolle hinein, daß er mit einigen Studenten die alten Bücher verbrannte, Galen vor allem und Avicenna. Er warf sie in das Johannisfeuer, »auf daß alles Unglück mit dem Rauch in Luft gang«.

Es war sein bürgerliches Todesurteil in Basel: Man wartete nun lediglich ab, welche weitere Blöße er sich geben würde, provozierte geschickt, verbreitete ein Gedicht, in welchem es hieß: »Verrecken will ich, wenn Du würdig bist, dem Hippokrates das Nachtgeschirr nachzutragen!« Eine kräftige Sprache, aber auch Paracelsus war ja nicht zimperlich in der Wahl der Ausdrücke – allerdings für seine eigene Person hoch sensibel. Da kam eine Gerichtsverhandlung: Ein Geistlicher, den er behandelt hatte, beanstandete die Rechnung, Paracelsus ließ es vor Gericht an Offenbarungen über die Kollegen in Basel nicht fehlen. Wie schon in Salzburg mußte er die Stadt überstürzt verlassen.

Das war sicherlich sein einschneidendstes Erlebnis: Von nun an sieht er sich als den Reformator, welchen man seine Reform nicht ausführen läßt. Unstet zog er umher, und da er nur noch sporadisch zu behandeln hatte, verlegte er sich aufs Schreiben. Seine großen Werke entstanden nun, überall, in Wirtshäusern und kleinen Kammern in den Dörfern, wo er Obdach fand. Alle Versuche, noch einmal irgendwo anzufangen, schlugen fehl. Auch der Lehrer aus Wien, der jetzt Bürgermeister in St. Gallen war, enttäuschte.

Übrigens gab es etwas, das die von allen Seiten spürbare Feindseligkeit mit erklären hilft. War Paracelsus schon durch seine sozialrevolutionären Ansichten verdächtig,[12] so störte er auch – sicherlich ohne sich dessen bewußt zu sein – die Interessen der Wirtschaft, des Handels. Von ihm stammen bekanntlich wichtige Schriften über die Syphilis (»die Franzosen« in der damaligen Sprache). Darin verwarf er aus den verschiedensten Gründen das Guajakholz, dem sogar Ulrich von Hutten, ebenfalls an der Syphilis erkrankt, ein Loblied gedichtet hatte. Paracelsus hatte seine medizinischen Gründe, aber die Fugger in Augsburg, soeben zu Reichsgrafen ernannt, hatten die ihren, die sich in Gold abwiegen ließen. Sie fürchteten um ihr Geschäft mit dem Import von Guajakholz und setzten alles daran, den lästigen Kritiker zum Verstummen zu bringen. Und sie hatten Erfolg. Eine seiner wichtigsten Syphilis-Schriften konnte erst lange nach seinem Tode gedruckt werden.

1540 zog er zum zweiten Mal nach Salzburg, an die Stätte seines ersten Versuchs, sich als Praktikus niederzulassen. Aber wieder gab es Schwierigkeiten. Der Erfolg blieb aus. Schon im Jahr darauf fand sein Leben ein unvermutetes Ende. Er diktierte noch kurz vor seinem Tode sein Testament, am 21. September 1541 im Wirtshaus »Zum Weißen Roß« in der Kaigasse 8. Drei Tage später fand man ihn tot. Auf dem Armenfriedhof wurde er begraben.

Woran ist er gestorben, erst 48 Jahre alt, der doch Geheimrezepte für ein langes Leben entworfen hat? Sein Schädel weist eine Schlagmarke auf, und schon damals munkelte man, seine Feinde hätten ihn vom Felsen hinabgestürzt, so daß er an einem Schädelbruch gestorben sei. So schwer ist aber der Schädel nicht zugerichtet! Eher sieht es aus, als habe man mit einem kräftigen Knüppel darauf geschlagen. Wie es wirklich war, wird man nicht mehr erfahren.[13]

In seinem Testament hatte er als Haupterben »arme, elende und dürfftige Leute, die da keine Pfründe noch andere Fürschung haben«, eingesetzt, und Kriterium dabei sollten allein sein »die Notdurft und Gebrechen derselbigen armen Personen«.

Wer war dieser Mann, der ständig gegen seine Zeit stand? Eine große, gewaltige Persönlichkeit, daran ist kein Zweifel. Er war ein Visionär, sah eine künftige Medizin, die sich aller Möglichkeiten bedient, die Große Gesundheit zu schaffen. Dieses Visionäre ist es, das den Leser noch heute sofort in seinen Bann zieht. Er war außerdem Theologe, und wenn wir seine religionsphilosophischen und im engeren Sinne theologischen Schriften in die Hand nehmen, finden wir, daß er eine Theologie »gegen die Institutionen« vertrat. So wie er in der Medizin gegen die traditionalen Hierarchien auftrat, so in der Theologie gegen das »institutionalisierte« Wort Gottes, gegen die Frommen von Berufs wegen. Goldammer macht darauf aufmerksam, daß seine Theologie von einem inständigen Gefühl des Bedrohtseins durch den übermächtigen Kosmos ausging. Man wird sagen dürfen, daß auch seine Medizin davon getragen wurde.[14]

War er Arzt im heutigen Sinne? Er würde nichts als Schwierigkeiten mit den Institutionen haben, soviel ist gewiß. Die Kassenzulassung würde ihm entzogen werden, und seitens der Ärztekammer hätte er wohl mit Disziplinarmaßnahmen wegen seiner Invektiven zu rechnen. Die Wissenschaft würde zurückhaltend sein, denn gegen Ratio und Technologie setzte er auf die intuitiven und charismatischen Seiten des ärztlichen Berufs.[15]

Dennoch haben seit je alle Großen versucht, bei ihm anzuknüpfen, Giordano Bruno, Leibniz, Goethe, die Romantik, und dennoch ist er, wie Schipperges sagt, »der große Unbekannte geblieben, und dies selbst in unseren Tagen«.[16]

Wie er heilte – am Beispiel der Syphilis

In einem modernen Paracelsus-Buch findet sich der Satz: »Wir wissen heute, daß man die Syphilis mit der Methode des Paracelsus sicher sehr viel besser beeinflussen kann als mit der Medizin unserer Zeit.«[17] Das ist eine mutige Feststellung, denn die Behandlung der Geschlechtskrankheiten ist bekanntlich allein den Ärzten erlaubt (nicht den Heilpraktikern oder anderen Laienbehandlern), und man kann sich nur schwer vorstellen, daß approbierte Ärzte heute Zweifel an der eigenen Syphilis-Therapie hätten, die noch dazu meist in Fachkliniken durchgeführt oder wenigstens begonnen wird. Dennoch macht ein Umstand sofort nachdenklich: Trotz völlig identischer Therapie kommt es bei bestimmten Patienten zu sogenannten metaluetischen Erkrankungen, Erblindung beispielsweise, oder sogar zur Paralyse, zur völligen Verblödung, und bei anderen nicht. Es handelt sich um eine Krankheit, die immer noch Rätsel aufgibt, auch wenn wir uns diese durch Hypothesen von langwirkenden Immunprozessen etwas zu verschleiern suchen.

Von den Syphilis-Schriften des Paracelsus muß man sagen, daß sie dazu angetan waren, für ihn eine medizinische Karriere einzuleiten. Sie wurden sofort stark beachtet, und hätte er versucht, den Hochschullehrern einen Übergang von den alten galenistischen Anschauungen zu seinen eigenen zu zeigen, wäre ihm dies wohl auch gelungen. Tatsache war, daß die Syphilis weder bei Hippokrates noch Galen vorkommt. Es ist jedenfalls nicht möglich, mit voller Eindeutigkeit von bestimmten »unreinen« Erkrankungen, die bei den antiken Ärzten geschildert werden, zu sagen, es habe sich um die Syphilis gehandelt.[18] Mit dem Erscheinen der Pest und der Syphilis war im Grunde die altüberlieferte Medizin der Griechen, Römer und Araber am Ende. Paracelsus erkannte es klar und sprach es rücksichtslos aus.

Es handelte sich um eine neue Krankheit, zumindest war ihr Auftreten als Epidemie neu, und rein zeitlich wird man an einen Zusammenhang mit der Rückkehr der Matrosen des Kolumbus denken können. Die Krankheit wäre demnach aus Amerika in Europa eingeschleppt worden, und da hier kein Immunschutz irgendwelcher Art bestand (keine das Ausufern begrenzende »Durchseuchung« mit entsprechender Abwehrlage), breitete sie sich mit großer Wucht aus. Nun gibt es bei Paracelsus eine Anmerkung, die besagt, sie sei »ungefähr im tausendvierhundertachtzigsten Jahr« aufgetreten, woraus zu schließen ist, daß sie doch schon vor der Rückkehr der Matrosen aus Amerika festgestellt wurde.

Wir wollen diese Frage hier unbeantwortet lassen und uns mit Paracelsus' Therapie beschäftigen. Sie nimmt einen Ansatz, den wir nur als modern bezeichnen können, anders ausgedrückt: als vernünftig und sinnvoll. Paracelsus sieht nämlich das Problem der »Lustseuche«, die in der Neuzeit an die Stelle des Schwarzen Todes des Mittelalters trat, nicht vereinzelt, isoliert oder abstrakt, sondern im lebendigen Zusammenhang der Wirklichkeit, in der die Syphilis auftritt und sich entwickelt. Da ist einmal offensichtlich ein ansteckendes Agens, ein Contagium, ein übertragender Stoff, und da sind andererseits Menschen, die dieses geheimnisvolle Agens weitergeben. Die moderne Medizin orientiert sich fast ausschließlich an dem Syphilis-Erreger. Das Jahr 1905 wird denn auch heute großgeschrieben, nämlich als Schaudinn und Hoffmann die *Spirochaeta pallida* entdeckten. Schaudinn starb gleich nach der Entdeckung des Erregers, Hoffmann lebte noch nach dem Kriege, und er hat mir erzählt, daß der alte Ernst von Bergmann die Demonstration des soeben gefundenen Erregers mit den relativierenden Worten schloß: »Auf Wiedersehen, meine Herren, bis zum nächsten Syphilis-Erreger.«

Paracelsus indes wäre von der Entdeckung nicht so angetan gewesen wie die wissenschaftliche Welt heute. Er hat nämlich keinen Zweifel daran gelassen, daß die Erreger noch nicht die Seuche bedeuten. Die Seuche entsteht erst durch das Verhalten der Menschen. Für dieses Verhalten hat er Begriffe bereit:

»Nämlich wenn Venus ihre Krankheit ausgießen und derselbigen Einfluß geben soll, so kann es nicht anders als durch die Unkeuschheit geschehen; wenn dieselbige unter ihrem Willen und Gefallen geschieht, da gibt imaginatio, das ist das Einbilden, cupido, das ist das Begehren, und actio, das Handeln, den Einfluß der Krankheit ... Denn Venus ist dieser Krankheit eine Mutter, drum wisset, daß diese Krankheit und der venerische Einfluß keinen Menschen beflecket, der nicht verwilligt, das ist, in actionem mit ganzer Imaginierung und Begierde sich einläßt.«[19]

Oder anders ausgedrückt, ganz lapidar:

»Keine Franzosen kamen ursprünglich anders als allein durch *luxuriam.*«

Der wirkliche Grund der Syphilis ist also, jenseits der Bakteriologie, die Sittenlosigkeit der Menschen, der Verlust moralischer Orientierung. Die *Spirochaeta pallida*, der Syphilis-Erreger, kann nichts bewirken, wenn ihm nicht die Menschen die Möglichkeit dazu geben. In der Sprache des Paracelsus: Kosmische Kräfte und menschliches Versagen treffen zusammen, erst damit beginnen Krankheit und Epidemie.

Wie sieht nun die Behandlung aus? Paracelsus sagt es wieder in einem einzigen Satz: »Schmieren, reuchen und weschen.« Das Guajakholz lehnt er wie gesagt ab. Für das »Schmieren« gibt er verschiedene Salbenzusammensetzungen an, am einfachsten im ›Spitalbuch‹. Sie enthalten Quecksilber, jedoch niedrig dosiert. Die Kur wird durch ein mildes Abführmittel eingeleitet. Für die Zahnfleischentzündung als Folge der Quecksilberaufnahme gibt er ein spezielles Mundwasser an. Wenn er sagt, die Syphilis sei eine Wunde, so meint er natürlich die Entstehung der Geschwüre, für deren Behandlung er Salben oder Wasser für Umschläge mitteilt. Dann empfiehlt er ein Bad aus Salz, Alaun und Essig, nach einer bestimmten Vorschrift gekocht. Sicherlich sind die Ausführungen des Paracelsus über die Nebenwirkungen der Quecksilbersalben die erste Publikation über die Quecksilbervergiftung überhaupt. Paracelsus versucht, nichtgiftige Quecksilbersalben herzustellen.

Mehr könne man nicht machen, meint er, wem dies nicht

helfe, dem sei nicht zu helfen. Im übrigen besteht er auf Isolierung der Kranken, denn das Leiden sei, so sagt er, der Lepra ähnlich. Der Verkehr mit Gesunden soll vermieden werden, denn »wenn die ersten Inficierten *actum venerum* nicht geübt hätten, so wäre diese Krankheit abgestorben«.

– und an den Beispielen Rheuma und Arthritis

Der große Wurf des Paracelsus, ein so vielgestaltiges, trügerisches Erscheinungsbild wie das der Syphilis unzweideutig auf die einer Krankheit zurückzuführen, ist gelungen. Ein zweiter Wurf sollte das vereinen, was wir heute den rheumatischen Formenkreis, die exsudative Diathese, die Arteriosklerose usw. nennen, um drei verschiedene Aspekte anzugeben, für die Paracelsus die Einheit mit der Bezeichnung der *tartarischen Krankheiten* gab. Hierin ist man ihm nicht gefolgt, was aber sicherlich nicht bedeutet, daß er gänzlich unrecht hatte – seine Rechtfertigung liegt durchaus im Bereich des Möglichen, denn ziemlich deutlich ist, daß hier tatsächlich gewisse Übereinstimmungen vorliegen. *Tartarus* ist die griechische Bezeichnung für Weinstein, und Paracelsus meinte, diese Krankheiten entstünden dadurch, daß sich Schlacken, unverdauliche Überreste in den Organen ablagern wie der Weinstein in den Fässern.

Auf seinem Grabstein wird er gerühmt, er habe die Arthritis zu beherrschen gelehrt, und viele Ärzte, die sein Werk kennen, sind gleichfalls dieser Meinung, unter ihnen Aschner.[20]

Zunächst ein Zitat aus seinen Kommentaren zu den Aphorismen des Hippokrates, sicherlich eine der großen, ewigen Grundwahrheiten der Medizin, die er darin souverän einfach ausspricht:

»Findest du einen Schmerz irgendwo an einem Orte, so wisse, daß die Natur an diesem Orte eine Austrittsstelle haben will. Ist sie nicht von Natur da, dann mache sie.«

Damit weist Paracelsus zugleich darauf hin, was bei den tartarischen Krankheiten geschehen muß: Man kann die schädlichen Stoffe ableiten, indem man eine künstliche Öffnung herstellt. Gemeint sind damit Blasen, die durch ziehende Pflaster hervorgerufen werden, durch Glüheisen erzeugte Wunden, Blutegel, Schröpfen, ätzende Salben. Hier ist der

Ursprung jener Pflaster, die man noch heute anwendet, wenn rheumatische Schmerzen auftreten, sowie des Brennens, Ätzens und Schröpfens, auch des Moxens. (Über das Moxen vgl. S. 156.)

Es ist die erste Methode, die er bei Arthritis anwandte. Die zweite bestand in der Gabe von Medikamenten. Er hielt sich hier an den Weinstein und gab weinsaures Kali, *Kalium tartaricum*, Seignettesalz, *Tartarus natronatus*, oder überhaupt Brechweinstein, *Tartarus stibiatus*. Der Brechweinstein wurde eines seiner Hauptmittel. Er begann, die Reihe der organischen Säuren und ihrer Verbindungen für die Therapie nutzbar zu machen. Wir kennen heute nur noch – und meist auch nur noch dem Namen nach – das Glaubersalz. Paracelsus führte die günstigen Wirkungen der damals bereits bekannten Kurorte, beispielsweise St. Moritz im Engadin in der Schweiz, das er besuchte und inspizierte, auf den Gehalt der dortigen Quellen und Wässer an mineralischen Stoffen zurück. Er ist damit auch der Begründer des heute »Balneotherapie« genannten Kurwesens geworden. Arzneien aus Substanzen dieser Art wirkten vor allem abführend und entwässernd, damit den Stoffwechsel fördernd und erfüllten so seine Anschauungen über eine Medizin gegen tartarische Krankheiten.

Seine dritte Waffe waren Salben verschiedenster Art. Er unterschied die schonend erweichenden, mobilisierenden Salben aus Murmeltier- oder Dachsfett von den angreifenden, die Haut reizenden, insofern auf die Haut ableitenden Salben, beispielsweise terpentinhaltige.

Für schwere Fälle wartete er mit goldhaltigen Mitteln auf. Ihm war wohl bewußt, daß Gold ein schweres Gift für den lebendigen Organismus ist. Er stellte ein eigenes »trinkbares Gold« her (*Aurum potabile*), das keine toxischen Eigenschaften enthielt.

Was bei alldem auffällt, ist, daß Paracelsus bei diesen mit Schmerzen verbundenen Krankheiten ohne Schmerzmittel auskam. Wenn es ihm wirklich gelang, die Arthritiker und die Steinleidenden auf diese Weise erfolgreich zu behandeln, müßte unserer heutigen Medizin einiges an Erfahrungen fehlen.

DRITTER TEIL
Versprechen und Zweifel – die moderne Medizin

Noch 1900 verkündete Virchow auf dem 13. Internationalen Medicin-Congreß in Paris, in seiner Jugend habe jeder, der in der Medizin vorwärtsstrebte, Paris als das Ziel seiner Wanderung angesehen. Das war nicht Höflichkeit gegenüber dem Gastgeber, es war die Feststellung eines Sachverhalts. Wer irgend konnte, zog damals nach Paris, um – und darum ging es allein – die neue Medizin kennenzulernen, die man dort praktizierte. Mit den Verhältnissen in Deutschland war man unzufrieden.

Was war in Paris so anders als im übrigen Europa?[1] Es mußte schon handfeste Gründe dafür geben, das damals geistig doch so ungemein fruchtbare Deutschland – denken wir nur an Kant, Fichte, Schelling, Hegel, Goethe, Schiller, Hölderlin – zu verlassen. In der Tat gab es sie.

Es waren keineswegs andere Denkkategorien, neue Systeme, neue Spekulationen, sondern es waren – Praktiken, Methoden. In Paris hatte man angefangen, die Medizin anzuwenden, etwas zu machen.[2] An die Stelle der oft beschriebenen hippokratischen »Beobachtung« traten, um es mit einem Wort zu sagen, die »Untersuchung« und, mit der Zusammenfassung der Untersuchungsergebnisse, der »Befund«. An erster Stelle ist jene Methode zu nennen, die in Wien entwickelt worden war und die man *Perkussion* nennt: das Abklopfen der Brust. Der Wiener Arzt Leopold Auenbrugger hatte sie erfunden, ein sehr musikalischer Mensch, der nicht nur erfolgreich ärztlich tätig war, sondern auch komponierte. Ihn hatte wohl angeregt, daß sein Lehrer, van Swieten, bei Wassersuchtkranken den Bauch abzuklopfen pflegte, um den Sitz des Ödems genau zu lokalisieren. Es gab einen anderen Klang, wenn er auf Wasser klopfte statt auf Eingeweide. Dieses Prinzip übertrug Auenbrugger auf die Untersuchung der Brustorgane.

1761 war Auenbruggers Schrift, die er stolz ›Inventum novum‹, also neue Erfindung, genannt hatte, erschienen. Aber erst 1808 machte J.N. Corvisart in Paris durch eine französische Übersetzung darauf aufmerksam, und von da an erschien es den Ärzten unverständlich, daß man vorher niemals abgeklopft hatte. 1819 fügte R. Laënnec die komplettierende Methode hinzu: die Auskultation, das Abhorchen mit dem Hörrohr, dem Stethoskop. Auch er hatte sich nichts ausgedacht, sondern Kinder beobachtet, wie sie mit Hölzern spielten, die sie anschlugen und deren fortlaufendes Zittern sie verfolgten. Laënnec war wie Auenbrugger ein hochbegabter Musiker. Mit der Perkussion und der Auskultation besaß man die beiden für uns heute klassischen Methoden der Krankenuntersuchung. Weitere kamen damals hinzu, wie die Temperaturmessung, die übrigens um die Wende zum 20. Jahrhundert in Deutschland noch keineswegs in allen Krankenhäusern üblich war. Dann gab es den Perkussionshammer, um die Reflexe der Nerven zu prüfen und Nervenkrankheiten frühzeitig erkennen zu können – übrigens in Deutschland erfunden, von M. A. Wintrich in Erlangen. Für unseren Blick zurück gewinnt sicherlich das erste Buch über die Laborchemie, die chemischen Untersuchungsmethoden, Bedeutung, das M.-A. Hoefle in Heidelberg 1847 herausbrachte. Damit kommen wir in die Zeit, in der das Mikroskop als wichtigstes Instrument erkannt wurde.

Schließlich wertete man in Paris alle Befunde statistisch aus, bediente sich also auch der ebenfalls neuen »numerischen Methode«. Außerdem legte man Wert darauf, die Verstorbenen ausnahmslos zu obduzieren. Die Befunde an der Leiche wurden dann eingehend besprochen. In der Tat sehr viele Veränderungen, allesamt Ausdruck einer radikalen Neuorientierung. Auffällig ist dabei, daß fast alle Ärzte, die dort an ihr beteiligt waren, in Kliniken arbeiteten. Paris konnte deshalb das Zentrum einer neuen, wie wir sie heute nennen: naturwissenschaftlich-klinischen Medizin werden, auch deshalb, weil es in Paris viele Krankenhäuser mit genügend Betten gab. Denn wie viele Krankenbetten hatte zuvor der große Boerhaave? Wir wissen es genau: nur zwölf, und zwar sechs für Frauen, sechs für Männer. Bouillard in Paris stellte dagegen fest, daß er in fünf Jahren insgesamt 25 000 Kranke gesehen hatte.

Alles vollzog sich zudem im Zeichen einer neuen Politik. An den Schaltstellen der Verwaltungen saßen Männer, die der Französischen Revolution verpflichtet waren, in deren Gedankenwelt – der Gedankenwelt der Aufklärung – groß geworden. So wundert es nicht, daß die Krankenhäuser sich besonderer Zuwendung durch die Administration erfreuten. Sie erhielten eigene Apotheken, eigene zentrale Verwaltungen, und ihr Ansehen stieg um so rascher, als die neue Studienordnung in den neuen Kliniken den Unterricht der Medizinstudenten am Krankenbett vorschrieb.[3]

Die Medizin der Goethe-Zeit oder: Goethe wechselt den Arzt

Auf die Goethe-Zeit, also das erste Viertel des vorigen Jahrhunderts, blicken wir heute – oder sollten es wenigstens – mit einem Anflug von Verklärung und Bewunderung: In ihr war der deutsche Geist am produktivsten. Merkwürdigerweise ließ sich in der Medizin nicht sehr viel davon finden. Die jungen Ärzte strebten nach Paris, wenn sie moderne Medizin kennenlernen wollten, nicht nach Berlin – so wie sie heute in die USA gehen.

Goethe war mit der Medizin sehr eng verbunden. Nicht zufällig verlieh ihm die Medizinische Fakultät der Universität Jena den Ehrendoktortitel der Medizin. Goethe war auch ein erfahrener Patient, seit jenen eigentümlichen Wochen, als er als Patient eines »faustischen Arztes«, des von ihm in ›Dichtung und Wahrheit‹ unterschlagenen Dr. Metz in Frankfurt am Main, aus einer tiefen Jugendkrise befreit wurde.

Goethe war zeit seines Lebens krank gewesen, demgemäß hatte er viele Ärzte gehabt. Es gehörten zu ihnen so berühmte Doktoren und Professoren wie Hufeland und Reil. Zu ihnen gesellte sich W. F. C. Huschke, 1760 in der Nähe von Jena geboren und dort zunächst auch als Landarzt tätig. Die Großherzogin Anna Amalia wählte ihn als Leibarzt für ihre Italienreise aus, und auf der Rückreise traf die hohe Gesellschaft in Venedig mit Goethe zusammen. Goethe lernte dort den Dr. Huschke kennen, führte mit ihm viele Gespräche und nahm ihn, wieder in Weimar, zum neuen Hausarzt.

Schon seit langem litt Goethe an Bronchialkatarrhen und rheumatischen Beschwerden. Jetzt wurde das Rheuma stärker. Im Briefwechsel mit Schiller lesen wir (1800): »Leider werde ich mich einige Tage zu Hause halten müssen, denn der Doctor dringt auf eine Chur, der ich schon eine ganze Weile ausgewichen bin«, und am Tag darauf: »Da ich mich einmal entschlossen, krank zu seyn, so übt der Medicus, dem ich so lange zu entgehen versucht habe, sein despotisches Recht aus.«

Wie sah die »despotische« Therapie des Dr. Huschke aus? Aus den von W.-H. Hein erschlossenen nachgelassenen Rezepten Huschkes kann man ersehen, daß er in der Art seiner Zeit verordnet hat. Wir würden seine Rezepte so ähnlich bei Hufeland finden. Zunächst hat Huschke einen Tee aus Flieder, Kamillen und Lavendel verordnet. Welche Wirkung einem solchen

Tee bei Rheuma zukommen sollte, ist schwer zu sagen. Damals dachte man an eine »zerteilende und stärkende« Wirkung. Dann erhielt Goethe ein Pflaster mit spanischer Fliege, ein Reizpflaster, wie es auch heute noch bei Rheuma angewandt wird. Als drittes erhielt er eine Arznei aus *Gummi Guajaci, Flores Sulfuris, Tartarus vitriolantus, Sal Cremoris Tartari* und *Semen Foeniculi.* Eine subtile Komposition, ein kunstvolles Werk, wohl als ein modernisiertes galenisches Rezept aufzufassen: modernisiert, weil das Guajakholz erst seit der Entdeckung Amerikas zur Verfügung stand. Paracelsus hat ebenfalls mit hineingewirkt, im ganzen liegt *die Konzeption einer großen Stoffwechselkur* zugrunde. Der Patient sollte nicht nur dreimal täglich schlucken, er war dabei gefordert. Diese Medizin hat nämlich Erbrechen erregt – eine Brechkur ist nach Bernhard Aschner als Schockbehandlung aufzufassen. Dann wurde der Stuhlgang mächtig angeregt, ebenfalls die Wasserausscheidung. Der Geheimrat war am nächsten Tag sicherlich in keiner beneidenswerten Verfassung.

Wie mag die Medizin gewirkt haben? Wir wissen nichts darüber, auch aus dem Schiller-Goethe-Briefwechsel geht nichts hervor. Allerdings ist uns der indirekte Schluß erlaubt, daß die Kur dem Olympier offenbar nicht gefallen hat. Dies nämlich war das letzte Rezept, das Huschke für ihn schrieb. Der Name »Goethe« taucht unter Huschkes Patienten nicht wieder auf.[4]

Versetzen wir uns in eine Landpraxis des 19. Jahrhunderts, um zu prüfen, wie man damals behandelte. Als Beispiel wählen wir eine schwierige Therapie, die uns von dem Arzt C. L. Ganzel (1799–1888) überliefert ist. Er hatte, wiewohl aus der tiefsten Provinz stammend, die Weltstädte der Medizin seiner Zeit bereist, Paris vor allem, ehe er sich in dem, wie man dort sagte, Ackerbürgerstädtchen Perleberg niederließ.[5]

Dort wurde er bald mit einem Krankheitsfall konfrontiert, der seine psychiatrischen Erkenntnisse und noch einiges mehr forderte. Es handelte sich um eine 23jährige junge Dame aus altem märkischen Raubritter-Adel, Julie von Quitzow, die Weihnachten 1824 plötzlich an eigentümlichen Anfällen erkrankt war. Es traten Krämpfe im Kopf, in der Brust und im Unterleib auf, die etwa drei Stunden anhielten. Dr. Ganzel hatte wohl gleich das Vertrauen der jungen Dame gewonnen, denn sie vertraute ihm eine kleine unglückliche Liebesgeschichte an, und er bezog dieses Erlebnis in seine Interpretationsversuche der Krankheit ein. Die Krankheit sprach allerdings auf seine Therapie nicht an. Nach einigen Wochen vergeblichen Bemühens wurde er eines Abends gegen 22 Uhr gerufen und fand die Kranke »auf dem Sopha liegend, laut wie in zusammenhängender Form sprechend, dabei ohne Bewußtsein, sehr erhitzt, der Puls voll und frequent, und glaubte anfänglich, sie läge in dem heftigsten Fieber. Sie ließ sich durchaus nicht wecken und antwortete auf keine Frage. Sie nahm von der Umwelt durchaus keine Notiz und sprach in einem fort, man mußte es für einen lauten Traum halten. Ich hielt es für ein Ergriffensein des Gehirns und Congestion des Blutes, denn Entzündungszeichen waren nicht vorhanden.«

Es gelang ihm, mit rein symptomatischer Behandlung die Anfälle zu erleichtern, verhindern konnte er sie nicht, vielmehr trat eine neue Komplikation auf: Das somnambule Sprechen wurde allmählich bedeutungsvoll. Man konnte ihm entnehmen, daß die Patientin einen Mann liebte, der davon offenbar keine Notiz nahm, ihre Liebe also nicht erwiderte. Wieder schloß Dr. Ganzel, »daß dies unglückliche Verhältnis gewiß die hauptsächliche Ursache der Krämpfe sei, die jetzt immer heftiger wurden«:

»... und deutete den Eltern an, daß nicht eher an eine Wiederherstellung zu denken sei, als bis sie sich nicht wenigstens mit einer vertrauten Seele ganz offen darüber ausgesprochen habe. Während nun sowohl von mir als auch von der Mutter alles mögliche getan wurde, um sie dahin zu bringen, sich jemandem anzuvertrauen, was bei der großen Delikatesse der Patientin sehr schwierig war, stieg hin und wieder der Krampf auf eine so fürchterliche Höhe, daß ich, schon immer einen magnetischen ›Zustand‹ ahnend, einmal, als alles andere nicht mehr helfen wollte, versuchte, ob nicht durch eine magnetische Einwirkung ihr Hilfe verschafft werden könnte.«

Hier sind einige Erläuterungen am Platze. Zunächst: Worum handelt es sich eigentlich, nach unseren heutigen medizinischen Vorstellungen geurteilt? Ich denke, daß kein Zweifel darüber bestehen kann: Wir haben es mit einer Patientin zu tun, die infolge einer unzureichenden, falschen Erlebnisverarbeitung zur Hysterikerin geworden ist. Die Behandlung der Hysterie, einer keinesfalls ausgestorbenen Krankheit, ist nach wie vor äußerst schwierig, und obgleich Freud seine therapeutische Lehre am Krankheitsbild der Hysterie entwickelt hat, ist sie für die Analyse schwierig. Hysterie ist – wenn man es einmal aus dem Zusammenhang einer noch nicht geschriebenen »vergleichenden Krankheitslehre« ableiten möchte – die *Fortsetzung des Totstellreflexes mit anderen Mitteln.* In einer gesellschaftlichen Zwangslage, die jedenfalls vom Patienten als solche aufgefaßt wird und dem Außenstehenden nicht einmal als besonders auffällig erscheinen mag, reagiert der Kranke mittels »Totstellung«. Er will damit *seine* Lösung des Problems erzwingen, setzt also Zwang gegen Zwang, was schon auf eine aggressive Charakterstruktur hindeutet. Die Hysterie gehört zu den Neurosen, und zwar, wenn wir das einmal herausstellen wollen, zu den ansteckenden. Das traf auch bei Fräulein von Quitzow zu, wie Dr. Ganzel in seiner sorgfältig geführten, uns durch glückliche Zufälle überlieferten Krankengeschichte notierte: Auch die Mutter der Patientin hatte solche Anfälle gehabt, ebenso die Schwägerin, die mit ihr im gleichen Haushalt lebte. Die Entwicklung der Krankheit brachte noch viele Komplikationen gesellschaftlicher Art mit sich, weil sich in der Kleinstadt dann doch das Gerücht verbreitete, Fräulein von Quitzow sei an unerwiderter Liebe erkrankt. Als sie selbst von diesem Gerücht hörte, wurden die Anfälle noch schlimmer.

Inzwischen hatte Dr. Ganzel aber eine psychosomatische Behandlung begonnen. Es ist diejenige Methode, die er »magnetisch« nannte, er hätte auch sagen können: *mesmerisch.* Der Autor des Verfahrens nämlich war der deutsche Arzt Franz Anton Mesmer (1734–1815).[6] Mesmer sprach nicht von Psychosomatik, sondern vom »tierischen Magnetismus«. Übrigens war der Begriff der »somatisch-psychischen Heilkunde« damals durchaus geläufig. Mesmer meinte jedoch, daß er tatsächlich eine den Körper bewegende Kraft, eine Art innerer Elektrizität behandeln könne. Er steuerte eine arzneilose psychologische Therapie an, die er für alle jene Krankheiten empfahl, welche wir heute als psychosomatisch einstufen, also Herzneurose, Herzjagen, Dyspepsien, nervöse Magen- und Darmstörungen, Stimm- und andere Lähmungen, und natürlich zählte er auch die Hysterien dazu. Man nahm ja an, daß eine krankhaft erhöhte Empfindlichkeit dabei eine Rolle spiele, die – wenn ich dem Hufelandschen Lehrbuch folge – wiederum entweder auf eine Schwächung oder umgekehrt eine Reizung der Nerven zurückgehe. Eine der Methoden Mesmers, sicherlich eine der ältesten der Medizin überhaupt, bestand im Handauflegen und Streicheln, leichter Massage, Drücken, wobei er glaubte, auf diese Weise den Magnetismus umleiten oder übertragen zu können. Ganzel berichtete über seinen ersten »magnetischen« Versuch:

»Wie groß war mein Erstaunen, als nach einigen Strichen mit den flachen Händen vom Kopf zu den Füßen eine sichtbare Beruhigung des Krampfes erfolgte, und als dieser sich wiederholte, er durch Auflegen der beiden Hände auf die schmerzhafte Stelle binnen kurzem gebessert wurde ... Später bemerkte ich dann, daß es der Kranken eine außerordentliche Linderung verschaffte, wenn ich meine Hand mit aller Gewalt gegen ihre Brust drückte, so daß ich oft fürchtete, ihr Schaden zu tun, doch sie forderte immer noch auf, größere Kraft anzuwenden.«

Die Zeit Mesmers war, als Ganzel diese Therapie wählte, bereits vorüber. Interessant ist aber, daß nach Ganzels im übrigen doch als nüchtern zu wertenden Beobachtungen und Aufzeichnungen die Patientin bei dieser Kur »hellsichtig« wurde: Als während ihrer Zustände einmal ein Brief des Vaters kam, was sie nicht hören und nicht wissen konnte, sagte sie es sogleich. Im übrigen brachte sie eine wirklich erstaunliche Voraussage fertig: Sie beurteilte das künftige Leben ihres Hausarztes, sagte, er werde noch lange leben und dann aber völlig allein sterben. Das traf tatsächlich zu. Ganzel heiratete diese Patientin, die ihm das schöne Quitzowsche Grundstück in Perleberg als Doktorhaus einbrachte und elf Kinder gebar. Sie starb mit 54 Jahren, der Doktor mit 88, tatsächlich völlig vereinsamt.

Soviel über die angewandte Medizin im 19. Jahrhundert. Man wird sagen dürfen: So ganz unmündig waren die Patienten nicht, siehe Goethe, und so ganz hilflos waren die Ärzte nicht, siehe Ganzel.

Claude Bernard – Naturwissenschaft als einzige Richtschnur

1865 veröffentlichte Claude Bernard eine ›Einführung in das Studium der experimentellen Medizin‹.[7] Gleich zu Beginn heißt es dort: »In unserer Zeit hat dank der beachtlichen Entwicklung und der wertvollen Hilfe der physikalisch-chemischen Wissenschaften das Studium der Lebenserscheinungen im normalen wie im pathologischen Zustand überraschende Fortschritte gemacht, die sich täglich vermehren. Daraus wird für jeden nicht voreingenommenen Geist klar, daß die Medizin endgültig auf dem Wege zur Wissenschaft ist. Dank des naturgemäßen Fortschritts ihrer Entwicklung verläßt sie allmählich das Gebiet der Systeme, um immer mehr die Form einer analytischen Wissenschaft anzunehmen und nach und nach auf die Forschungsmethoden überzugehen, die allen Experimentalwissenschaften gemeinsam sind.« Das schrieb kein Theoretiker nieder, es handelte sich auch keineswegs um Wunschträume. Bernard hatte vielmehr auf diesen Gebieten bereits sehr viel geleistet. Er hatte die Bedeutung der Bauchspeicheldrüse erkannt. Er hatte entdeckt, daß die Leber Zucker synthetisiert; ferner gelang es ihm, bei Hunden und Kaninchen eine Stelle im verlängerten Rückenmark zu finden, durch das bei Reizung durch einen Stich (»Zuckerstich«) von den Tieren Zucker produziert wird. Daraus war zu folgern, daß das Nervensystem den Zuckerhaushalt beeinflussen kann. Am Beispiel des Zuckers, der in der Leber aufgebaut wird und dann in den Blutstrom übertritt, dem Organismus Energie zuführend, hatte Bernard den fruchtbaren Begriff der »inneren Sekretion« entwickelt. Diese und verschiedene andere Entdeckungen wurden in den Jahren seit 1848 gemacht. *Experimentieren heißt der Natur präzise Fragen stellen und dann exakt beobachten, wie und was sie antwortet.* »Eine wahre Wissenschaft«, so Bernard in der »Einleitung«, »gibt es erst dann, wenn man dahin gelangt ist, die Naturvorgänge genau vorherzusehen und zu beherrschen.« Und weiter: »Der Arzt kennt die Krankheiten erst, wenn er rationell und experimentell auf sie einwirken kann.« Bernard war jedoch für die soziale Dimension der Medizin durchaus nicht blind. Im letzten Kapitel schreibt er:

»... daß die ärztliche Praxis etwas sehr Vielfältiges ist, wobei eine Menge sozialer und außerhalb der Wissenschaft liegender Fragen hineinspielen ... Deshalb muß ein vollkommener praktischer Arzt nicht nur sehr gut ausgebildet sein in seinem Fach, sondern auch ein Mensch mit guten Umgangsformen, begabt mit viel Klugheit, gesundem Menschenverstand und Feingefühl sein. Der Einfluß des praktischen Arztes wirkt sich auf alle Gesellschaftsschichten aus. Der Arzt ist sehr oft der Sachwalter des Staatsinteresses bei großen Fragen der allgemeinen Verwaltung, er ist zugleich der Vertraute der Familie und hält oft die Ehre und die wertvollsten Interessen seiner Kranken in Händen.«

Das wurde immerhin zu einer Zeit geschrieben, als die Soziologie noch ihrer Begründung harrte und selbstverständlich von einer Soziologie der Medizin keine Rede sein konnte! Es geht daraus unzweideutig hervor, *daß die naturwissenschaftlich-klinische Medizin an ihrem Ausgangspunkt die psychosozialen Elemente der angewandten Medizin nicht ausschloß.*

Rudolf Virchow – die Zelle und die Krankheit

Die naturwissenschaftlich-klinische Medizin war damit erarbeitet, Schauplatz war Paris gewesen. Das wurde jetzt anders, die Szene wechselte nach Deutschland. Deutschland kam einigermaßen verspätet, holte aber schnell auf. Der neue Entwicklungsschub vollzog sich auf dem Wege vieler Konflikte. Sie gingen manchmal durch ein Menschenleben mitten hindurch, und so kann man bei vielen Ärzten jener Jahre eine Zeit vor und eine Zeit nach der Bekehrung zum naturwissenschaftlichen Ethos unterscheiden. Vorher waren sie in irgendeiner Form Anhänger der Lehre von der Lebenskraft, einer Kraft, durch welche die Organismen leben, die allerdings wissenschaftlich nicht erfaßt werden kann. Danach geht diese Lehre dahin, daß das Leben im Grunde nur ein Epiphänomen der Materie ist, ein *side effect* der Kinetik bestimmter molekularer Konstellationen.

Ein Vertreter der neuen Entwicklung war in Deutschland besonders Johannes Müller (1801–1858). Er arbeitete sich aus einfachsten Verhältnissen zum Ordinarius in Bonn empor. Als der Lehrstuhl seines Lehrers Rudolphi in Berlin frei wurde, schrieb Müller dem preußischen Ministerium einen langen Brief, in welchem er auseinandersetzte, daß im Grunde nur einer der Nachfolger Rudolphis, des Physiologen, werden konnte, nämlich er selber. Tatsächlich wurde er 1832 nach Berlin berufen, und schon im nächsten Jahr erschien der erste Band des Werkes, das fortan viele Generationen von Ärzten prägen sollte, sein ›Handbuch der Physiologie des Menschen‹. Es sei »die Grundlage von unser aller Bildung«, hat Virchow von diesem Handbuch gesagt. Die Physiologie, definierte Müller, ist die Lehre von den Eigenschaften und Erscheinungen der organischen Körper, und unvermeidlich gehen nicht nur Botanik und Zoologie, sondern auch Chemie und Physik in eine solche Wissenschaft als grundlegende Fächer ein. Was sie eint, ist die gemeinsame quantifizierende Methode, nicht eine bestimmte Lehre.

Neben ihm muß der Mann erwähnt werden, der als erster eine deutsche Klinik nach dem Muster der Pariser organisierte und die Auskultation, die Perkussion, die regelmäßige Sektion der Verstorbenen sowie das Mikroskop für die Untersuchung der feingeweblichen Veränderungen einführte. Es war Johann Lukas Schoenlein (1793–1865). »Die Naturwissenschaften sollen unsere Führer sein«, schrieb er, der ebenfalls anfänglich der Naturphilosophie verbunden gewesen war, und: »[Sie] sollen uns zeigen, wie man beobachten müsse, um daraus Erfahrungen zu bilden und diese wieder zur Tat ausbilden zu können. Also vor allem die Methode.« Schoenlein war übrigens liberal eingestellt. Er mußte 1832 seine Professur in Würzburg aufgeben und ging nach Zürich, wurde aber 1840 nach Berlin berufen. Dort trug er den Studenten in deutscher Sprache vor: sicherlich überraschend, dies festzustellen, denn bis dahin war die medizinische Klinik in lateinischer Sprache gelehrt worden, noch im 19. Jahrhundert! »Johannes Müller und Schoenlein haben den Grund gelegt, auf dem sich die Berliner Schule erheben sollte«, so Sigerist.

Nach ihnen kam eine neue Generation, die sich auf sie berief, aber ganz andere Ergebnisse erarbeitete. In ihr haben wir nun tatsächlich unsere eigentlichen Väter vor uns. Als erster soll hier Rudolf Virchow (1821–1902), Schüler Müllers, genannt werden. Müller lehrte noch Anatomie, Physiologie und Pathologie in einer Person. Nach seinem Tode wurden daraus drei Lehrstühle, wenn auch nicht von allein: Virchow drang darauf, daß das Fach der pathologischen Anatomie selbständig sein müsse. Allerdings sah er die pathologische Anatomie mit der Physiologie, insbesondere der Pathophysiologie, zusammen und vertrat den Standpunkt, daß an die Stelle des Toten, der Arbeit an der Leiche nämlich, das Leben treten müsse – so programmatisch im ersten Band seines eigenen Handbuchs!

In den dreißiger Jahren des 19. Jahrhunderts hatte ein anderer Schüler Müllers, Theodor Schwann, unter dem Einfluß des Botanikers Matthias Jakob Schleiden die Bedeutung des zellulären Aufbaus der tierischen Gewebe entdeckt und bearbeitet. Seit 1843 beschäftigte sich Virchow mit diesem Problem und entwickelte daraus *eine neue Krankheitslehre*. Hatte bis dahin die alte Humoralpathologie gegolten, unter welcher Abwandlung auch immer, so wurde dieses Kapitel nunmehr abgeschlossen. Das geschah in der Auseinandersetzung des jungen, aufstrebenden Virchow mit dem berühmten Wiener Pathologen Carl von Rokitansky. Dieser hatte die Zellen zwar auch berücksichtigt, jedoch die Auffassung niedergelegt, sie entstünden erst aus den Absonderungen des undifferenzierten »Blastems« in den Geweben, kämen also erst an zweiter Stelle. Er nannte seine Krankheitslehre die Lehre von den Krasen. Sie war damals die neueste Version des alten Hippokratismus. Virchow ging mit ihm unnachsichtig ins Gericht. Es war ein impulsiver Generationswechsel!

Das von Virchow durchgesetzte Neue waren der Lokalismus: *Krankheit ist immer ein lokales Geschehen*, sodann die Dominanz der *Zelle* bei der Krankheit. Während man bis dahin Krankheit primär als eine Veränderung der Säfte oder des Blutes oder des Nervensystems gesehen hatte, erscheint sie jetzt auf der Grundlage des zellulären Aufbaus, als ein Zellgeschehen und Zellprodukt.

Im Frühjahr 1858 – er war gerade wieder nach Berlin zurückgekehrt – hielt Virchow eine Reihe von Vorträgen über ›Die Cellularpathologie in ihrer Begründung auf physiologische und pathologische Gewebelehre‹, also über seine neue Krankheitslehre, aber nicht vor Pathologen oder Hochschullehrern und Klinikern, sondern – vor Berliner Praktikern. Er ließ seine Vorträge durch einen Stenographen mitschreiben, so daß sie als Buch erscheinen konnten. Das Honorar teilte er mit seinem Vater, der sich in wirtschaftlichen Schwierigkeiten befand.

Wie tief wir nach wie vor von dieser Lehre durchdrungen sind, sei anhand eines konkreten Beispiels gezeigt: Wir sehen den Krebs nicht als Erkrankung des ganzen Menschen, als Erscheinungsform einer Dyskrasie, einer chronischen Entmischung oder falschen Mischung der Säfte, sondern als einen letztlich lokalen zellulären Prozeß, in welchem sich krebsig entartete Zellen ungehemmt wuchernd weiterentwickeln, bis sie den ganzen Organismus zugrunde gerichtet haben.

Es ist kein Zufall, daß man bei der Lektüre dieser Vorträge Virchows immer wieder auf das soziale Gefüge verwiesen wird, mittels dessen die Menschen sich zu Mitmenschen verhalten und schließlich die Gesellschaft bilden. Mehrfach gebraucht Virchow in seinen Vorträgen den Begriff »sozial«. Die Zellen als die Elemente des Organismus müssen sich im einzelnen unterordnen, um sich zusammenordnen zu können und das übergeordnete Leben des Gesamtorganismus zu tragen. Jede Abweichung davon ist Zellstörung oder Zellschädigung und muß demgemäß als lokale Entgleisung und lokal behandelt werden.[8]

Krankheit ist demnach keine eigenständige Erscheinung in der Welt, kein Wesen quasi-individueller Art, sondern Leben, wie normales Leben auch, allerdings unter veränderten Bedingungen. Damit wurde die pathologische Anatomie zur Schlüsselwissenschaft der Klinik, wie es die Anatomie bereits für die Vorklinik war und wie es bis heute in der Theorie geblieben ist. Oder sagen wir: wie es bis heute zum Selbstverständnis der Ärzte gehört. Wer auf sich hält, wer gar die wissenschaftliche Karriere im Auge hat, geht erst ein Jahr in die Pathologie, ehe er das Jahr in die Klinik geht. Aber dieses Selbstverständnis der Ärzte entspricht nicht mehr den wirklichen Verhältnissen. Zwar wird die Pathologie immer wichtig und unverzichtbar bleiben, wie die Anatomie auch, aber gegen die Virchowsche Pathologie wurden viele Einwände vorgebracht, von denen die meisten inzwischen stillschweigend akzeptiert worden sind. Interessant ist, daß die von Hochschulmedizinern der Virchowschen Disziplin, also von Schulmedizinern verfochtene Kritik nahezu identisch ist mit der allgemeinen Kritik von seiten derjenigen, die sich der außerschulischen und alternativen Position zurechnen.

Der erste, kardinale Einwand war der, daß Virchow über die Zellen den Organismus ignoriert habe, so als habe er über den Bäumen vergessen, an den Wald zu denken. Der Organismus ist nach wissenschaftlicher Auffassung nicht einfach die Summe unendlich vieler vitaler Einheiten, er existiert kraft einer unablässigen Synthese. Zweitens fand man, daß Virchows Herausstellung der Zellen zu einseitig sei. Krankheit entstehe nicht allein durch die Zelle, sondern auch durch die Veränderungen in den Zwischensubstanzen, die sich zwischen den Zellen erstrecken, sie zusammenhalten, zwischen ihnen vermitteln, ferner durch die Kerne und die diversen Zellbestandteile, außerdem durch die Beziehung zwischen diesen. Den ersten Vorstoß hatte übrigens Emil von Behring (1854–1917) unternommen, dem wir das Diphtherie-Serum verdanken und der die Welt der Immunbiologie, der Abwehr- und Widerstandskräfte, erschlossen hat. Der junge Hauptmann von Behring hatte den alten Virchow einmal persönlich aufgesucht, sie kannten einander also gut, und Virchow war davon berührt, daß nach Behrings Anschauung das Diphtherie-Gift im Blut Antikörper hervorrufe – aber wenig später wurde nachgewiesen, daß die Antikörperproduktion zellgebunden ist. Dennoch wies von Behring in diesem Punkt über Virchow hinaus. Gerade hier setzte bald ein neuentstehender Hippokratismus an, wie denn überhaupt die Immunbiologie dazu beitrug, die alte Humoralpathologie nicht mehr als den Unsinn erscheinen zu lassen, als der sie von Virchow hingestellt worden war. Abschließend die dazu passende andere Seite der Kritik: Gustav Ricker forderte gegen Virchow eine »Pathologie als reine Naturwissenschaft«. Was das bedeutet, wird klar, wenn man Rickers Argument kennenlernt, daß man unter streng naturwissenschaftlichen Gesichtspunkten weder von Gesundheit noch von Krankheit sprechen könne, da ja der Lebensprozeß als solcher weder gesund noch krank sei, sondern daß die Lebensprozesse in all diesen Fällen völlig gleich abliefen und jedenfalls grundsätzlich nichts Neues erkennen ließen.[9]

Robert Koch: Ein Landarzt begründet eine neue Wissenschaft

Im Jahre 1909 wurde Robert Koch gebeten, einen Vortrag über die von ihm begründete neue Wissenschaft der Bakteriologie zu halten. Er begann mit dem erstaunlichen Satz: »Ursprünglich, das heißt vor dreißig Jahren, bildete die Bakteriologie einen winzigen Abschnitt der Botanik, der kaum ein Dutzend Arten von pflanzlichen Organismen umfaßte« – Bakterien sind bekanntlich pflanzliche Organismen.

Die durch ihn so präzis beschriebene Entwicklung war von ihm selbst ausgelöst worden![10] Man vergreift sich kaum im Ausdruck, wenn man sie als *explosionsartig* bezeichnet. Mit einem Schlag wurden für zahlreiche ansteckende Krankheiten und Seuchen exakt die – pflanzlichen! – Erreger festgestellt, womit man zugleich den Boden gewann, sie zu bekämpfen, nicht wie bisher indirekt, etwa durch Maßnahmen der Quarantäne, sondern durch Vernichtung der Erreger, der Bakterien. Eben noch ein mehr kurioser Forschungsgegenstand für Botaniker, nun die Domäne von Medizinern.

Robert Koch konnte als erster Arzt nachweisen, exakt nachweisen, daß ein bestimmter Erreger eine bestimmte Krankheit hervorruft, etwa der Tuberkulosebazillus die Tuberkulose. Mit der Vernichtung des Tuberkulosebazillus, den man sofort den »Bazillus Koch« nannte (die Krankheit übrigens den »Morbus Koch«), war die Krankheit behoben, eine Epidemie im Keim erstickt. Mit dieser faszinierenden Schlüssigkeit fügte sich das neue Konzept nahtlos in das Lehrgebäude der modernen Medizin ein – nicht einfach als weiterer, bestätigender Beitrag, sondern, so wurde es damals aufgefaßt, als dessen Krönung.

Natürlich war den Ärzten schon immer aufgefallen, daß es Krankheiten gibt, die »anstecken«, die sich durch Übertragung ausbreiten. Nur wußte man leider gar nichts über die Art der Übertragung. Es gab einen erbitterten Streit um die »Kontagiosität«, wie man die Ansteckungsfähigkeit nannte, denn die Antikontagionisten bestritten aufs schärfste, daß die Verbreitung von »Miasmen« oder irgendwelchen anderen sichtbaren oder unsichtbaren Stoffen oder Lebewesen so etwas wie eine Krankheit hervorrufen könnte. Noch 1900, auf dem Internationalen Medizinkongreß in Paris, mußte Virchow abgrenzen: Es gebe eben nichtansteckende und ansteckende (kontagiöse) Krankheiten.

Überhaupt stand dem wissenschaftlichen Fortschritt auf diesem Gebiet ein Komplex altüberkommener, teilweise im Philosophischen angesiedelter Vorstellungen und Vorurteile entgegen. Da war insbesondere die Idee, die Mikroben – jene kleinsten Lebewesen, die man nur mit Hilfe des Mikroskops sehen kann – würden durch »Urzeugung« entstehen, also von allein, irgendwie aus dem Leblosen. Ihre weite Verbreitung, ihr Vorkommen überall hätten danach nichts mit Übertragung und Verschleppung zu tun, sondern mit dem Umstand, daß sie überall von allein entstehen könnten. Dann glaubte man, sie seien in der Lage, die verschiedenste Gestalt anzunehmen, so daß ein Bemühen, in diesem Bereich Gattungen und Arten zu unterscheiden, im Grunde sinnlos wäre. Man war überzeugt, sie alle könnten irgendwann in der Form des Schimmels auftreten.

Robert Koch, 1843 geboren, war zunächst einfacher Landarzt, dann Kreisphysikus in einer kleinen Stadt in Pommern. Hier schrieb er seine Arbeit über den Milzbrand, die 1876 erschien. Der Milzbrand dezimierte damals die Rinderbestände überall in Europa, auch in Pommern. Die Wissenschaftler hatten sich schon mit dem Milzbrand beschäftigt, doch erst Koch deckte wirklich den Entstehungsmechanismus auf. Er hatte dafür neue Methoden erfunden und diese angewandt. So hatte er es fertiggebracht, die Bakterien zu züchten. Dabei sah er klar, daß sich die Bakterien keineswegs in andere Formen verwandeln oder aus dem Unbelebten entstehen. Er überimpfte die gezüchteten Stämme, bis er schließlich die Reinkultur erhielt. Koch kannte die Bakterien also sehr viel besser als die Mikrobiologen seiner Zeit! Zum Beispiel sah er, daß der Milzbrandbazillus gar nicht so widerstandsfähig ist, wie man bis dahin angenommen hatte, und er erkannte, daß er in eine Form übergehen kann, die es ihm erlaubt, einen Winterschlaf zu halten, in die Form der Sporen nämlich.

Nachdem die Arbeit erschienen war, lud ihn der Breslauer Professor Ferdinand Cohn zu sich ein und erkannte in ihm sofort »den unerreichten Meister wissenschaftlicher Forschung«. Koch war von der Insel Wollin nach Breslau angereist gekommen, in seinem Köfferchen die wenigen Utensilien, die er für die Demonstration seiner Erkenntnisse brauchte, nebst Messingmikroskop. Cohn schickte sofort eine Nachricht an Julius Cohnheim, den Pathologen der Medizinischen Fakultät: »Lassen Sie alles stehen und liegen und gehen Sie zu Koch, dieser Mann hat eine großartige Entdeckung gemacht!« Cohn, der selber als Bakteriologe arbeitete, nannte sie neidlos »die größte Entdeckung auf dem Gebiet der Mikroorganismen«.

Wie hatte Koch gearbeitet? Sein Arbeitszimmer in Wollin war durch einen Vorhang geteilt. Vor diesem empfing er Patienten, dahinter mikroskopierte und experimentierte er. Mit der Milzbrand-Arbeit fing er an und hatte das Glück, daß damals führende Wissenschaftler es fertigbrachten, etwas Großes anzuerkennen, das nicht aus ihrem Institut kam. Seine darauffolgende Arbeit über die Wundinfektion, die noch immer das zentrale Thema der Chirurgie war, löste einen überraschenden Anerkennungsschritt aus: Koch wurde an das neugegründete Kaiserliche Gesundheitsamt in Berlin berufen. Dort teilte man ihm zwei Militärärzte als Assistenten zu: Friedrich Löffler, der den Rotz- und den Diphtherie-Bazillus entdeckte, und Georg Gaffky, der während der Cholera-Epidemie in Ägypten Berater der

Gesundheitsbehörden war und Mitglied der Kaiserlichen Kommission wurde, die nach Indien zur Erforschung der Pest geschickt worden war. Koch arbeitete weiter, fand 1882 den Erreger der Tuberkulose, 1883 den der Cholera. Inzwischen 38 Jahre alt, wurde er zum Professor und Geheimrat ernannt. Ein Triumphzug – allein es gab auch Niederlagen. Als Koch von der Erforschung der Tuberkulose zu ihrer Behandlung überzugehen versuchte und ein spezifisches Mittel gegen die Tuberkulose entwickelte, trat die erste Katastrophe ein. Sie ist heute nicht mehr bekannt, obgleich sie damals einen heftigen Schock bedeutete. Das Mittel war nämlich für die Therapie nicht geeignet, es kamen sogar Todesfälle danach vor. Kochs Ehe scheiterte, er wurde geschieden und heiratete ein zweites Mal. Sein Leben ist still verlaufen, er selbst war wenig faszinierend, wirkte trocken, vielleicht sogar »langweilig«, so daß man sich darüber wundern muß, wie viele Biographien über ihn geschrieben worden sind, im Gegensatz zu dem modernen, liberalen Virchow. Allerdings reiste Koch ununterbrochen und versuchte, seine Forschungen immer weiter auszudehnen. Seine letzten Reisen führten ihn nach Südafrika, wo er die Rinderpest studierte, nach Indien zu den Forschungsarbeiten über die Pest, wieder nach Afrika, diesmal in den Osten, zu Untersuchungen über das Rückfallfieber. 1906/07 unternahm er die große »Schlafkrankheitsexpedition«. 1910 starb er in Baden-Baden. Sein Leichnam wurde verbrannt, die Urne mit der Asche nach Berlin in sein Institut überführt, das fortan seinen Namen trug.

Als ich für den neunten Band von Meyers Großem Universallexikon den Essay über Robert Koch geschrieben hatte, reichte die Redaktion ihn mir noch einmal zurück. Man könne, so schrieb man mir, leicht den Eindruck haben, daß es ein Virchow-Aufsatz geworden sei. Da wurde mir klar, welcher Gegensatz besteht zwischen dem Bilde Kochs, das wir alle in uns haben, und der realen Bedeutung seiner bakteriologischen Lehre für die heutige Medizin. Man sprach schon damals vom »Bakteriologismus« (O. Rosenbach), und vieles, was fortan der Schulmedizin an Indirektheit, Verkennung des Organischen, Außerachtlassung des Ganzen angelastet wurde, bezog sich hierauf. Tatsächlich sind heute die großen Programme der Seuchenbekämpfung, wie die Weltgesundheitsorganisation (WHO) sie durchführt, keineswegs mehr ausschließlich auf eine rein bakteriologische Grundlage gestellt, sondern auf eine breitere, die durchaus auf Virchows Oberschlesien-Arbeit zurückgeführt werden könnte.

Es ist überraschend, dann zu sehen, wie beide Arbeiten, etwa die Milzbrand-Arbeit von Koch und die Oberschlesien-Arbeit von Virchow, bis heute in ihrem Aufbau, ihrer Zielrichtung makellos und exemplarisch dastehen, so daß man wohl sagen sollte, daß am Anfang der modernen Medizin beides steht: die exakte Naturwissenschaft ebenso wie die exakte Gesellschaftslehre. Die fatale Einseitigkeit war freilich auch schon da; daß sie sich so mächtig entfalten konnte, hatte aber bestimmte Gründe. Wie nicht anders zu erwarten, waren die Ursachen für das Zurückweichen der Infektionskrankheiten, für den Kraftverlust der großen Seuchen weniger medizinischer als vielmehr gesellschaftlicher Art.

War Robert Koch wirklich ein großer Mann? Er hat auf ganz einmalige Weise einen Zusammenhang aufgedeckt und nachgewiesen, der bis dahin nicht bekannt war: den zwischen Mikrobe und Krankheit. Die Methoden, dies nachzuweisen, hat er dabei selbst entwickelt. Mit entschiedener Konsequenz – dies wohl die Folge seiner langjährigen praktischen Tätigkeit als Arzt – hat er die Anwendungschancen in der Therapie selber gesucht und ausgeprobt. Koch gehört insoweit zu jenen wenigen großen »zeitlosen« Entdeckern und Forschern, die im Grunde vollkommen unabhängig von Zeit- und Modeströmungen gewisse Erkenntnisse systematisch erarbeitet haben, welche in ihrer Bedeutung für die leidende Menschheit über alle Zeiten hinweg reichen.

Wir werden uns mit diesem Thema noch beschäftigen müssen, hier sei aber schon soviel gesagt: Die Infektionskrankheiten, auch wenn sie heute eine verschwindend geringe Rolle im Vergleich zu der Zeit von Koch spielen, sind nicht wirklich verschwunden. Sie sind nach wie vor da, noch immer gefährlich, und ab und zu erschrecken uns neue Formen, die wir vorher nicht gekannt haben.

Louis Kuhne – ein Heilpraktiker stellt sich gegen die neue Wissenschaft

Eine betriebsame, ungestüme, auch kreative und tüchtige Zeit, voll Glauben daran, es würde immer weiter vorangehen. Manchmal wurde schon erkannt, daß es sich nicht um einen gewöhnlichen, sondern einen totalen Fortschritt handelte: total, weil er die gesamte Menschenwelt diesem einen, neuen naturwissenschaftlichen Geist unterstellen wollte. 1883 erregte Max Nordaus Buch über ›Die conventionellen Lügen der Kulturmenschheit‹ Aufsehen; innerhalb von zwei Jahren kamen elf Auflagen heraus. Schonungslos rechnete Nordau mit dieser selbstzufriedenen Zeit ab. Sie erschien ihm »wie ein einziger ungeheurer Krankensaal, dessen Luft beklemmendes Stöhnen füllt und auf dessen Betten sich das Leiden in all seinen Formen windet«.[11]

Es war die Zeit Nietzsches, der allerdings vorerst noch kein Publikum fand, durch dessen Werke aber für alle, die ihn schon lasen, unverkennbar die Sehnsucht nach der »großen Gesundheit« ging. In dieser Zeit breiteten sich die Heilpraktiker weit aus, unverständlich für alle Ärzte, von ihnen deshalb auch ignoriert, wenn nicht leidenschaftlich bekämpft. Zum ersten Mal hätte man studieren können, was die Heilpraktiker ganz offensichtlich der naturwissenschaftlich-klinischen Medizin voraushatten:

- Es wurde mehr von Gesundheit als von Krankheit gesprochen.
- Die Behandlung bestand vor allem darin, vom Menschen Umkehr zu verlangen, *Katharsis* – der Mensch ist offenbar ein Wesen, das immer wieder einmal aufgefordert werden will, sein Leben zu ändern.
- Es ging nicht darum, Wissenschaft zu beweisen, sondern einfach darum, den Kranken zu helfen.

Es schien, als hätten die Heilpraktiker – meist einfache Menschen ohne Kenntnis der alten Medizin, in der sie doch wurzelten – die primäre Aufgabe der Medizin übernommen, nämlich die, zunächst zu helfen, dann erst zu forschen, und zu forschen nur, um helfen zu können; denn die Medizin versteifte sich eigensinnig darauf, erst einmal zu forschen, die Hilfe aber mit der Überprüfung der Forschung zu verquicken.

Der Mann, von dem ich hier sprechen will, ist merkwürdigerweise heute ganz unbekannt. Er war einmal mehr als bekannt, er vertrat eine ganze, eigene, ihm gehörende Gesundheitsindustrie mit zahlreichen Ausläufern und Stützpunkten, Vereinen zur arzt- und arzneilosen Behandlung. Dieser Mann hieß Louis Kuhne und lebte von 1835 bis 1901. Sein Buch ›Die neue Heilwissenschaft‹ erlebte bis 1931 154 deutsche Auflagen, wurde in 24 Sprachen übersetzt und hatte großen Einfluß nicht nur in Europa.[12] In der indischen Medizin wurde Kuhne wegweisend, da Gandhi zu seinen Anhängern zählte. Kuhnes werbewirksamster Gedanke war, daß es nur eine einzige Krankheit geben könne, so wie es nur eine Gesundheit gibt. Das, was uns als Krankheiten erscheine, seien eben nur Erscheinungsformen dieser einen Krankheit, womit Kuhne sie denn trotzdem zur Verfügung hatte und den Anschluß an den diagnostischen Riesenbau der offiziellen Medizin behielt. Alles, was zur Behandlung im Sinne Kuhnes benötigt wurde, stellte er in seiner großen Leipziger Fabrik selber her: Zimmer-Dampfbad-Apparate, Dampftöpfe, Kinder-Dampfbad-Apparate, Reibesitzbadewannen, dazugehörige Reisekörbe, um auch unterwegs nicht auf die Reibebäder verzichten zu müssen, Reibetücher, Thermometer, Schrotmühlen, Backapparate – ein riesiges Angebot für ein überzeugtes, vielleicht gerade dadurch gut zu überzeugendes Publikum.

Wie fast alle Naturheiler (*Außenseiter* kann man sie bei dieser ungeheuren Breitenwirkung kaum nennen) läßt auch er sein Buch mit dem klassischen Topos der Selbstheilungserkenntnis beginnen. Kuhne erzählt, daß er mit zwanzig Jahren selber krank wurde: »Anfänglich suchte ich Hilfe bei der Schulmedizin, aber ohne Erfolg. Auch war mein Vertrauen zu ihr zu gering. Hatte doch meine Mutter, die jahrzehntelang siech und elend war, immer und immer wieder uns Kinder vor den ›Doktoren‹ gewarnt und gesagt, daß nur sie ihren Jammer verschuldet, und war doch mein Vater unter den Händen der Mediziner an Magenkrebs zugrunde gegangen.« Da wurde er mit der Naturheilkunde bekannt, hörte von Theodor Hahn, einem der »Wasser-Hähne«. Die Anwendung des kalten Wassers war damals wie ein Geheimmittel aufgekommen. Wer nicht der Schulmedizin anhing, behandelte mit Wasser – die schon genannten Hähne, dann Prießnitz, auch der Pfarrer Kneipp, im großen Stil dann Kuhne, der dabei die Anwendung des Wassers in Dampfform bevorzugte. Im großen Stil, nicht zu vergessen, wurde das Wasser auch in den nun entstehenden und sich schnell vergrößernden Kurorten angewandt. Kuhne stand also in einer breiten Bewegung – sie hatte übrigens ihre Geschichte, was ihm nicht bewußt war, denn sie ging auf die Wasserbehandlung in der römischen Antike zurück, auf Galen, den Erz-Schulmediziner, und auf Paracelsus, der schon damals die heute mondänen Kurorte besucht und empfohlen hatte. St. Moritz im Oberengadin beispielsweise war sowohl von den Römern als auch von Paracelsus empfohlen worden.[13]

Kuhnes erste Frage war, was eigentlich Krankheit sei. Er kam zu der Antwort: *das Vorhandensein von Fremdstoffen im Körper.* Deren Entfernung beendet die Krankheit. Werden die Fremdstoffe im Körper aber abgelagert, so entsteht die chronische Krankheit. Der Körper selbst ist bemüht, die Fremdstoffe auszuscheiden. In seinem Buch bespricht Kuhne die bekannten Krankheiten, vor allem die Volkskrankheiten, also die häufigsten, und versucht zu zeigen, daß sie durch Fremdstoffe im Körper entstanden sind und diese durch seine, Kuhnes, Heilfaktoren wieder entfernt werden können.

Diese Heilfaktoren sind:
- Dampfbäder,
- Sonnenbäder,
- Rumpfreibebäder,
- Reibesitzbäder.

Kuhnes spezielle Methode bestand darin, den Körper zu bedampfen, ihn außerdem mit einem rauhen Tuch (Jute, grobe Leinwand, von seiner Firma zum Kauf angeboten) kräftig abzureiben, und zwar noch während des Bades und so lange, bis das Wasser abgekühlt war. Die Geschlechtsteile wurden dabei besonders berücksichtigt, Kuhne hat dafür detaillierte Anweisungen gegeben. Danach müsse von allein eine Wiedererwärmung eintreten, und ehe diese nicht eingetreten sei, dürfe man auch nicht essen. In Vorschlag brachte er auch Reibesitzbäder, wobei vor allem auf Darm und Niere eingewirkt werde. Das Reibesitzbad sollte stets so kalt, wie die Natur das Wasser bietet, genommen werden. Kuhne erlaubte aber auch, es etwas anzuwärmen. Im übrigen erklärt er, daß man Wasser niemals kälter benutzen dürfe, als man es bequem ertragen könne.

Wie alle Naturheiler, die auf die Ableitung des Schädlichen setzen, legte auch Kuhne größten Wert auf die Regulierung der Verdauung. Als erstes ging er stets die Verstopfung an, auch dies ohne Medikamente, mit Hilfe des Reibesitzbades.

Über seine Methode ist damit eigentlich schon alles gesagt. Auf sie verwiesen wird hier vor allem, weil sich aus ihrer ungeheuren Verbreitung ergibt, *daß große Teile der Bevölkerung die*

Bewegung von der Medizin der Säfte zur quantifizierenden naturwissenschaftlichen Medizin nicht mitgemacht hatten. Kuhnes Erfolge beweisen ja in erster Linie, daß ein Bedürfnis nach außerschulischer, wie wir auch sagen könnten: *nach einer nichtmodernen Medizin* vorhanden war.

Die moderne Medizin selber, repräsentiert durch ihre Hochschullehrer, nahm weder von Kuhne noch von den anderen Naturheilern irgendeine Notiz. Sie entwickelte sich aufgrund ihrer eigenen Gesetze fort, quasi autokatalytisch, während die Naturheiler sich ständig auf die Schulmedizin als ihren Gegenpol bezogen. Wir wollen dies festhalten: Die Medizin befindet sich auf ihrem Höhenflug, aber sie fliegt auf doppelte Weise, denn auch die Naturheilkunde erlebt einen Triumph, und doch besteht zwischen ihnen keine wirkliche, produktive Verbindung, allenfalls eine solche der Abwehr.

»Zuviel Appendicitis«, soll Ferdinand Sauerbruch gestöhnt haben, als er von seiner ersten Reise in die USA nach Deutschland zurückkam. Es wurde, wollte er damit sagen, in den USA zuviel appendektomiert, zu oft der Blinddarm operativ entfernt.

Sowenig uns das heute auffällt, so überraschend war die Entdeckung dieser Krankheit nebst operativer Behandlung.[14] Die alten Ärzte, Galen und seine Nachschreiber, also bis ins Mittelalter hinein, haben nichts davon gewußt, sie kannten das Organ gar nicht. Denn den Aufbau des Körpers studierten die Ärzte meist am Schwein, und das Schwein, wiewohl nach Meinung der Anatomen sonst sehr menschenähnlich aufgebaut, besitzt keinen »Blinddarm«. Erst in der Renaissance, zu Beginn des 16. Jahrhunderts, wurde der Blinddarm zum ersten Mal zuverlässig beschrieben, und zwar von Berengar von Carpi. Ganz allmählich breitete sich danach die Kenntnis von der Existenz dieses merkwürdigen Anhängsels aus. Die *Appendix vermiformis,* also das »wurmförmige Anhängsel«, wie die wissenschaftliche Bezeichnung korrekt lautet, schließt sich dem Dickdarm an wie ein kleiner, abgeschnürter Teil von ihm, eben ein Anhängsel. Es enthält in seiner Wandung überaus reichlich lymphatisches Gewebe. Der Anatom Hubert von Luschka hat gesagt, dieses Gewebe sei so stark im Blinddarm vorhanden, daß das ganze Gebilde den Eindruck einer zu einem Rohr zusammengerollten Drüse mache. In diesem lymphatischen Gewebe finden sich reichlich Leukozyten, also weiße Blutkörperchen. Der Blinddarm sitzt dort am Dickdarm, wo dieser mit einer größeren Aussackung endet, oberhalb welcher der Dünndarm beginnt. Man kann sich vorstellen, daß es sich dabei um eine richtige »Wetterecke« handelt, denn bei einer solchen Zusammenstellung müssen Stauungen häufig sein. Von Anfang an wurde von Fremdkörpern im Blinddarm berichtet.

Wenn man früher auch nichts vom Wurmfortsatz wußte, so kam seine Erkrankung doch sicherlich schon immer vor, und natürlich in der gleichen Häufigkeit wie heute. Wie haben die alten Ärzte sie aufgefaßt? Im Vordergrund stand der Schmerz wie heute auch, ein Schmerz im rechten Unterbauch, der meist etwas höher begonnen hat. Infolgedessen sind alle Erkrankungen, die etwa *Dolor colicus, Inflammatio intestinorum* oder ähnlich benannt wurden, verdächtig darauf, daß sich unter diesen Namen eine Appendicitis verborgen hat. Ein heftiger Schmerzzustand, gewissermaßen dicht unter der Haut, die Berührung der Haut im hochakuten Fall schon schmerzhaft, das Eindrükken des Bauches an dieser Stelle unerträglich, das Loslassen mit einem heftigen Stich verbunden (Loslaßschmerz) – dies sind die wichtigsten Symptome, die eine bereits eingetretene Bauchfellentzündung signalisieren. Der Patient macht dabei einen schwerkranken Eindruck, krümmt sich vor Schmerzen.

Was haben die alten Ärzte in solchen Fällen gemacht? Schon von Aretäus um 100 n. Chr. ist eine Stelle überliefert, die man so deuten kann, daß er in einem solchen Fall an ihr einen Einschnitt mit dem Messer gemacht hat. Der Kranke soll, nachdem sich viel Eiter entleert hatte, genesen sein. Ist etwas Derartiges wirklich möglich gewesen? Wenn der entzündete Blinddarm sich eng an die Bauchwand anlegt und sich zum übrigen Bauchraum hin abkapselt, kann man ihn in der Tat anschneiden, und es besteht Aussicht, daß diese Wunde verheilt. Die gefürchtete, bis ins 20. Jahrhundert fast immer tödlich verlaufende Bauchfellentzündung kam ja in diesem Fall nicht zustande, weil der Eiter in der Bauchwandtasche blieb. Natürlich gab es keine Narkose, der Eingriff war also sehr schmerzhaft, wurde aber ertragen, weil er den anderen, viel stärkeren Schmerz beendete. Wir dürfen annehmen, daß die alten Ärzte durch alle Jahrhunderte hin eine solche Operation immer wieder versucht haben. Sie ging nur dann glücklich aus, wenn die eitrige Appendix tatsächlich eng an die Bauchwand angeklebt war, und wenn – ja, das war natürlich ebenfalls Voraussetzung – der Operateur mit seinem Messer wirklich den Blinddarm traf und nicht etwa den Bauch aufschnitt und dabei einen anderen Darmteil verletzte.

Aber das war nicht die normale Behandlung. Die Ärzte gaben in derartigen Fällen entweder Opium, also ein Mittel, das den Darm lähmt, oder aber – Abführmittel. Sie machten warme Umschläge, verabreichten Klistiere, legten hautreizende Pflaster auf die schmerzende Stelle.

Dann fing man an zu operieren. Waren alle diese ersten Operationen erfolgreich? Der Wurmfortsatz wurde in jedem Fall entfernt, aber recht oft starben die Patienten – an Bauchfellentzündung. Es muß bei der Operation ja stets der Darm geöffnet werden, wenn auch nur für den kurzen Moment, wo die Appendix abgetragen wird: Hier liegt zugleich das Risiko. Es starben damals ja auch die Unfallopfer und die Verletzten im Kriege, in manchen Lazaretten bis zu 80 Prozent! 1847 führte Ignaz Semmelweis an der von ihm geleiteten geburtshilflichen Klinik in Wien die Antisepsis ein. Aber es dauerte lange, ehe sich die Erkenntnis durchsetzte, daß man keimfrei operieren müsse, um den Operationserfolg nicht zu gefährden. Es war ein langer Weg, und Tausende von Kranken sind dabei elend zugrunde gegangen.

Inzwischen wurde die Narkose eingeführt, lernte man, antiseptisch und dann aseptisch, also unter Vermeidung einer Infektionsgefahr, zu operieren. Die Appendektomie war damit zur Routineoperation geworden.

Ist sie nun vollends ungefährlich? Davon kann gar keine Rede sein. Noch immer ist ein Risiko, wenn nun auch ein sehr viel kleineres damit verbunden, und das wird auch bleiben.

Wie sieht es eigentlich aus, dieses Risiko? Beim »Blinddarm« wird ja kaum noch davon gesprochen. M. Pflanz hat in einer gründlichen Untersuchung, die seinerzeit sensationell wirkte, gezeigt, daß die Sterblichkeit an Appendicitis in den deutschsprachigen Ländern (mit Ausnahme der Schweiz) dreimal höher liegt als in allen anderen Ländern.[15] Es ergab sich auch, nebenher, daß an Wochenenden nur ein Drittel soviel operiert wird wie an Wochentagen, am Montag aber nicht etwa mehr. Die genaue Mortalitätsziffer an der Operation betrug nach Pflanz in den von ihm untersuchten Krankenhäusern 0,4 Prozent. Berechnet auf 100000 Einwohner kamen Appendektomie-Todesfälle in der Bundesrepublik nach einer neueren Arbeit mit 1,2 Prozent vor (Österreich 1,3 Prozent). Zum Vergleich: (wieder bezogen auf 100000 Einwohner) Schweiz 0,9 Prozent, Schweden 0,6 Prozent, Niederlande 0,5 Prozent, Spanien 0,5 Prozent, USA 0,3 Prozent. Im übrigen muß noch festgestellt werden, daß in der Bundesrepublik Deutschland auch etwa zwei- bis dreimal so häufig operiert wird wie in den anderen Ländern.

Es ist recht erstaunlich, daß angesichts dieses Sachverhalts die konservative Behandlung der Appendicitis so in Vergessenheit beziehungsweise in Verruf geraten ist. Leider fehlte es an Zahlen, die einen Vergleich zwischen beiden Methoden erlauben würden.

Dies ist ein schönes Beispiel dafür, wie schwierig es werden kann, wenn man aus der klaren Erkenntnis von Sachverhalten etwas ändern möchte. Hier nämlich läßt sich nichts ändern, ganz einfach deshalb nicht, weil kein niedergelassener Arzt es sich erlauben könnte, einen an Appendicitis erkrankten Patienten konservativ zu Hause zu behandeln und nicht zur Operation ins Krankenhaus zu schicken. Er liefe Gefahr, haft- und schadensersatzpflichtig gemacht zu werden, und er würde jeden Prozeß verlieren. Denn maßgeblich allein ist die Schulmeinung, und danach ist die Operation die allein richtige Methode der Behandlung.

Die modernen Medikamente werden erfunden – am Beispiel des Opiums

Der Markstein ist das Jahr 1804. Damals vollbrachte der 21jährige Apothekerlehrling F.W.A. Sertürner eine wissenschaftliche Großtat: Ihm gelang es, beim Behandeln von Opium mit Ammoniak das an Mekonsäure gebundene Morphium darzustellen.[16] Hier haben wir übrigens das Beispiel dafür, daß ein früher, großer Erfolg oft der einzige bleibt. Sertürner beschäftigte sich später noch eingehender mit dem Morphium, erhielt den Ehrendoktor der Universität Göttingen und den mit 4000 Franken dotierten Prix Monthyon, brachte selbst aber keine neuen Beiträge. Spekulative Aufsätze, die er noch schrieb, verärgerten die Wissenschaftler. 1841 starb er als Besitzer der Apotheke in Hameln, die er zwanzig Jahre lang geführt hatte.

Was war so bewundernswert an diesem kleinen Experiment? Es fällt beinah schwer, es sich heute zu vergegenwärtigen. Wir wissen ja alle, daß das Morphium der Wirkstoff des Opiumsaftes ist. Aber eben: Bis zu Sertürner wußte es niemand! Man kannte bis dahin nur die Mohnpflanze (*Papaver somniferum*), deren Saft in eingetrockneter Form das Opium darstellt. Dieser Mohn kommt im Vorderen Orient vor, allerdings kann man auch aus dem europäischen Mohn geringe Mengen Opium gewinnen. Die einzelne Kapsel liefert etwa 20 Milligramm Opium. Um 1 Kilogramm Opium zu gewinnen, sind 300 Arbeitsstunden erforderlich.

Durch Sertürners Anstoß kam man darauf, daß das Opium selber nicht einheitlich ist, sondern aus zahlreichen Bestandteilen zusammengesetzt ist, und zwar zu 20 bis 25 Prozent aus Alkaloiden, komplizierten basischen, stickstoffhaltigen Kohlenstoffverbindungen, die eine große Bedeutung für Chemie, Industrie und Medizin gewinnen sollten. Im Opium fand man: 7 bis 20 Prozent Morphin, 2 bis 12 Prozent Noiscapin, 0,8 bis 1,2 Prozent Papaverin, 0,3 bis 3 Prozent Codein und zahlreiche weitere Alkaloide.

Sertürner hatte naturwissenschaftlich-experimentell vorgeführt, daß bei den Pflanzen für ihre Wirkung als Medikament nicht die ganze Pflanze oder ein Pflanzenteil, wie hier der Milchsaft, verantwortlich ist, sondern, daß man die Analyse weiterführen kann, bis sich der eigentliche Wirkstoff zeigt.

Nicht länger der Milchsaft aus der Mohnkapsel, sondern das Alkaloid Morphin – das war die Lehre, die man aus dem Vorgehen Sertürners ziehen konnte. Nachdem sich dies so verhältnismäßig glatt ergeben hatte, ging man daran, alle anderen Pflanzen auf ihre Wirkstoffe zu untersuchen. Der Vorteil des Arbeitens mit Wirkstoffen zeigte sich ziemlich schnell: Von nun an konnte man exakt dosieren. Während beispielsweise ein Digitalis-Saft hinsichtlich seines Gehaltes an Digitalis unsicher blieb, so daß der eine Patient zuviel Digitalis erhielt, ein anderer zuwenig – bei jenem trat Lebensgefahr ein, nicht selten der Tod, bei diesem wirkte er überhaupt nicht –, ließ sich mit dem isolierten Alkaloid wie mit einer chemischen Substanz verfahren: Man konnte die Reindarstellung durchführen und dann auf Milligrammgehalt einstellen.

Mit einem Mal wurde es möglich, Medikamente auf andere als handwerkliche Art, in der kleinen Apotheke, herzustellen. Man konnte sie in großen Mengen produzieren mit Hilfe der Möglichkeiten, welche die Chemie bot. Der Apotheker Ernst Schering stellte in seiner Fabrik in Berlin reine Chemikalien her, vor allem Gold-, Silber- und Jodsalze; Witte in Rostock, Eugen Dieterich in Helfenberg folgten, und schon 1881 gab es einen Bundesverband: den Verein zur Wahrung der Interessen der chemischen Industrie Deutschlands.

Der Weg war gewunden, das müssen wir uns bewußtmachen. Therapie und Pharmakologie gingen zunächst zusammen, Galen war wie Paracelsus sowohl Therapeut als auch Pharmakologe und Pharmazeut, also Apotheker. Dann emanzipierte die Pharmakologie sich von der Therapie, und der Stand der Apotheker, der Pharmazeuten, der gerade erst Anschluß an die Universitäten gefunden hatte, baute die Pharmazie aus. Das eine, die Lehre von den Wirkungen der Arzneimittel, war Domäne der Ärzte; das andere, die Lehre von ihrer Herstellung, die man nun Galenik nannte, war Bereich der Pharmazeuten. In Deutschland ging die chemisch-pharmazeutische Großindustrie fast ausschließlich aus Apotheken hervor: Schering wurde bereits genannt, Heinrich Emanuel Merck wäre weiter zu nennen. Ähnliche Ursprünge haben Boehringer in Ingelheim und Boehringer in Mannheim (1892) sowie Beiersdorf und viele andere.

Wie stand es nun mit dem alten Opium und dem neuen Morphin?

Wenn das Morphin geschluckt wurde, also den Magen-Darm-Kanal passieren mußte, ging zuviel verloren. So stellte *man sich auf die parenterale* Gabe ein, also die Injektion. *Die Morphium-Spritze war seither das Synonym für Schmerzfreiheit.* Morphium wurde grundsätzlich nach Operationen gegeben, um den Wundschmerz von vornherein zu dämpfen. *Aber das alte Opium blieb in der Medizin bestehen, bis heute, als ein Mittel anderer Art:* für die sichere Beherrschung schwerer, sonst nicht zu stillender Durchfälle. Es wurde und wird noch immer in Tropfenform verabreicht (früher: *Cholera-Tropfen*). Das Opium also blieb, aber das war nicht bei allen Pflanzenstoffen so. Der *Knoblauch* beispielsweise fand keinen Zugang zu der höheren Ebene der Reindarstellung. Der *Rote Fingerhut,* mit dem William Withering so große Erfolge in Teegemischen und dann als Saft erreicht hatte (und viele Todesfälle, über die er freimütig berichtete), wurde rein dargestellt, und seither haben alle Digitalis-Zubereitungen aus der Pflanze ihre Bedeutung verloren. Auch die Salicylsäure ereilte dieses Schicksal: Rein dargestellt wurde sie schnell verbessert, aber sie lebt in dieser Form bis heute und mit der gleichen Indikation als *Acidum acetylosalicylicum* – bekannter unter dem Handelsnamen »Aspirin«. Die Synthese des neuen Medikaments war 1898 gelungen. Was die Arzneimittel betraf, so war es eine große Zeit. Die Ärzte bekamen etwas in die Hand, und man empfand wohl so, wie E.J. Schneidrzik es formuliert hat: »Macht euch die Krankheit untertan« – ein Gefühl, unmittelbar vor dem Einzug ins Gelobte Land zu stehen.

Ein russischer Landarzt erleichtert sein Gewissen

Er hieß eigentlich Smidowitsch, nannte sich aber Weresajew und lebte von 1867 bis 1945. Er hatte Philosophie und Medizin studiert und gehörte zu den ersten russischen Marxisten. 1901 schrieb er Erinnerungen an seine ersten ärztlichen Jahre; das Buch erschien bereits 1902 in deutscher Sprache. Er hat viel veröffentlicht: Romane stammen von ihm, literarische Studien, auch eine Übersetzung Homers, sowohl der ›Ilias‹ als auch der ›Odyssee‹, und in der Ausgabe von 1928 zählen seine ›Sämtlichen Werke‹ 16 Bände. Man hält ihn noch immer für aktuell, denn 1961 erschien eine Neuausgabe seiner Werke in 5 Bänden.

Als seine Landarzterinnerungen herauskamen, lösten sie überall »einen Sturm der Entrüstung« aus.[17] Er hätte, so hielten ihm die ärztlichen Kollegen entgegen, doch wissen müssen, »daß ein starkes Mißtrauen gegen die ärztliche Kunst und die Ärzte selber im Publikum herrsche«. Das überrascht, weil es klingt, als sei es nicht 1901, sondern 1968 geschrieben! Weresajew erwiderte, was man tatsächlich auch 1968 und später erwidert hat, daß es »lediglich um die Frage ging: Warum sollen die Laien von diesen Zweifeln keine Kenntnis erhalten? Wer hat jemandem das Recht verliehen, die Laien zu bevormunden?«

Um welche Zweifel handelt es sich? Wir lesen bei Weresajew:

»Seitdem ich Arzt geworden bin, kann ich mir überhaupt nicht mehr vorstellen, was dem Menschen eigentümlich sei. Ist es eine Eigentümlichkeit des ermüdeten Menschen, schlafen zu gehen? Nein, es ist ihm nicht eigentümlich! Die Barmherzige Schwester, die Lehrerin, der Zeitungssetzer können trotz ihrer Erschöpfung nicht ohne Brom-Natron einschlafen. Ist es dem lange der Nahrung entbehrenden Menschen eigentümlich zu essen? Nein! Er muß wie ein gesättigter Vielfraß seine Zuflucht zu appetitreizenden Mitteln nehmen ...

Seit einiger Zeit habe ich eine Sprechstunde in einer Druckerei eingerichtet – und in dieser ganzen Zeit habe ich keinen alten Setzer gesehen! Es gibt kein Greisenalter, keine weißen Haare – vom Bleistaube zerfressen, sinken die Menschen alle schon früher ins Grab ...

Das Leben stellt seine Versuche am Menschen an und stellt,

sich über uns lustig machend, die gewonnenen Resultate unserem Studium zur Verfügung. Wir lernen und gewinnen eine sehr klare Vorstellung, wie eine chronische Blei-, Quecksilber-, Phosphorvergiftung auf den Menschen wirkt, welchen Einfluß der Mangel an Licht, Luft, Bewegung auf die Kinder ausübt; wir erfahren, daß von hundert Spinnern bei uns nur neun das Alter von vierzig Jahren erreichen, daß von den Frauen, die bei der Bearbeitung faseriger Stoffe beschäftigt sind, nur 6 Prozent vierzig Jahre alt werden. Wir erfahren auch, daß bei der unverhältnismäßig schweren Arbeit bei den Bäuerinnen der den Frauen eigentümliche physiologische Vorgang die Sommermonate lang gänzlich unterbrochen wird. Wir erfahren auch, daß Näherinnen und Lehrmädchen in wenigen Jahren zu blutarmen Krüllen werden ...

Eines wurde mir immer deutlicher und unwiderlegbarer: Die Medizin vermag nichts anderes als nur auf die Bedingungen hinzuweisen, unter denen einzig die Gesundheit des Menschen zu erhalten und wiederherzustellen sei; der Arzt, wenn er wirklich Arzt und nicht bloß ein ärztlicher Berater sein will, muß vor allem danach trachten, die Umstände zu beseitigen, die seine Tätigkeit sinn- und zwecklos machen. Er muß in der weitesten Bedeutung des Wortes ein Förderer des Gemeinwohls sein.«

Noch eine Stelle aus diesem außerordentlichen Buch, das in unserer medizinischen Fachliteratur leider keine gerechte Würdigung erfahren hat, soll hier angeführt werden, weil sie sehr präzis vor Augen führt, wie es um die menschliche Seite unserer Wissenschaft bestellt ist:

»Als Pirogow in hohem Alter an einem Carcinom der oberen Kinnlade erkrankte, wandte sich der ihn behandelnde Arzt Dr. Wjowodzew an Billroth mit dem Anliegen, Pirogow zu operieren. Nachdem Billroth sich über den Fall genau orientiert hatte, lehnte er die Operation ab. ›Ich bin nicht mehr der furchtlose und kühne Operateur, den Sie in Zürich gekannt haben‹, schrieb er an Wjowodzew, ›wenn ich eine Operation für indiziert halte, so lege ich mir immer die Frage vor: Würde ich wohl die Operation, die ich an einem Kranken zu machen beabsichtige, an mir selbst gestatten?‹

Folglich hat Billroth früher Operationen gemacht, die er an seinem eigenen Leibe nicht gestattet hätte? Selbstverständlich, sonst hätten wir nicht die ganze Reihe der glänzenden neuen Operationen, die wir Billroth verdanken.«

Er hieß Ernst Schweninger, war 1850 geboren, ein Pfälzer, der die Hochschullaufbahn einschlug, und zwar als Pathologe.[18] Er kam mit dem Münchener Professor Max Joseph Oertel zusammen, der das neue Fach der Hals-Nasen-Ohren-Heilkunde vertrat, jedoch noch durch etwas ganz anderes bekannt war. Er hatte nämlich die Bedeutung der Kuren und der Kurorte erkannt und angefangen, diese wissenschaftlich zu bearbeiten und eine gesundheitserzieherische Behandlung empfohlen, im Grunde so, wie es heute üblich ist. Als Beispiel aus der Therapie hatte er keineswegs eine Krankheit seines Fachgebiets ausgewählt, sondern die Behandlung der Kreislaufstörungen. In seiner damals aufsehenerregenden Schrift (1884) wies er als erster darauf hin, daß Fettleibigkeit und falsche Lebensweise die cardiovaskulären Erkrankungen begünstigen, ja auslösen können. Hier setzte auch Schweninger an. Bismarck wurde auf ihn aufmerksam, holte ihn als Leibarzt zu sich und veranlaßte die sich sträubende Berliner Medizinische Fakultät, Schweninger zum Professor zu ernennen und ihm in der Charité eine Klinik abzutreten. Das erwies sich als nicht ganz einfach, da alles vergeben war, und so wurde kurzerhand eine Abteilung aus der Abteilung für Haut- und Geschlechtskrankheiten von Professor G. R. Lewin – übrigens eines interdisziplinär ebenfalls erfolgreichen Arztes, der ein Lehrbuch über die Inhalationstherapie der Erkrankungen der Atemwege geschrieben hatte – abgetrennt und Schweninger übertragen. Er wurde auf diese Weise Chefarzt einer Universitätsabteilung für Hautkrankheiten.

Man kann sich vorstellen, daß die Fakultät, die sich von Bismarck überfahren fühlen mußte, den neuen Mann nur ungern annahm – aber Schweninger war außerdem jemand, von dem Bismarck sagte, die anderen Ärzte habe er, Bismarck, behandelt, dieser aber habe zum ersten Mal ihn behandelt. Er war also eine sogenannte kantige Persönlichkeit, willensstark, was ja meist gleichbedeutend mit eigensinnig ist, und er hatte sehr eigensinnige Vorstellungen von der Medizin und der Behandlung der Menschen.

Persönlichkeiten dieser Art ziehen andere an, vor allem solche, die nicht so ichstark sind, aber auch interessierte Studenten und junge Ärzte, die das Gefühl hatten – wohl auch haben mußten –, daß die Universität ihnen nicht das geben konnte, was sie sich von einer Ausbildung zum Arzt erwarteten. So wurde der »Kreis um Schweninger« schnell größer, und man ist erstaunt, wenn man sich die Namen dieser Adepten Schweningers vergegenwärtigt: Zu ihnen gehörte der Journalist Maximilian Harden, der einmal ein Medizinstudent war und Arzt werden wollte, dann Richard Koch, der später als Internist nach Frankfurt am Main ging und dort das Medizinhistorische Institut einrichtete, ferner Alfred Grotjahn, der spätere Sozialmediziner, und Georg Groddeck, der als Arzt wohl der Bedeutendste von allen war, mit einer sehr eigenwilligen und erfolgreichen Praxis in Baden-Baden, wo er sowohl Cosima und Richard Wagner als auch die Schwester des Kaisers und dessen Schwager behandelte und – manchen berühmten Psychoanalytiker, wie beispielsweise Sandor Ferenczi.

Wir bekommen auf diese Weise einen guten Einblick in den Medizinbetrieb der Jahrhundertwende. Zu den grundsätzlichen Anschauungen, die von denen der Schulmedizin abweichen, gehörten bei Schweninger diese:

- »Krankheiten« als einheitliche, identische Abläufe gibt es nicht;
- deshalb gibt es auch keine Diagnosen;
- jeder Kranke muß individuell beurteilt werden, *intuitiv auf der Basis der ärztlichen Erfahrung;*
- die meisten Kranken werden »von selbst« gesund, diesen Vorgang muß man durch unspezifische Therapiefaktoren unterstützen.

Im Jahre 1906 erschien in der von Martin Buber herausgegebenen Reihe ›Die Gesellschaft – Sammlung sozialpsychologischer Monographien‹ von Schweninger ein schmaler Band ›Der Arzt‹, der seither nie neu aufgelegt wurde, jedoch bis heute immer wieder zitiert wird. Man hat neuerdings Zweifel geäußert, ob Schweninger dieses Buch selber verfaßt hat.[19] Nach K.E. Rothschuh war der Verfasser ein Schüler Schweningers namens Klein; aber sicher ist, daß in diesem Band die Anschauungen Schweningers wahrheitsgetreu festgehalten sind. Es ist kein Zufall, meine ich, daß das schmale Buch in einer sozialwissenschaftlichen Reihe erschien, denn Schweningers Standpunkt ist weitgehend sozialwissenschaftlich ausgewiesen. Ich zitiere daraus die folgenden Sätze über das Wesen des ärztlichen Berufs und der ärztlichen Tätigkeit:

»Die gesteigerte Hingabe allen Begehrens nach Aufgeben der persönlichen Abgeschlossenheit, das Eröffnen der innersten, zutiefst in das Ich versenkten Vorgänge im Austausch für Anteile an dem Persönlichen eines anderen: Das bildet die wesentlichen Beziehungen, die ein ärztliches Wirken erstehen lassen. Leiblich wie seelisch.

Der andere, der hinnimmt und dafür wiedergibt, ... der kann nur unser Arzt sein ... Arzt wird einer, wie heute der Lauf der Welt ist, zumeist aus außerwesentlichen Antrieben: etwa aus Wissensdurst oder aus jugendlicher Unkenntnis von Notwendigkeiten; viel häufiger, um seinen Lebenserwerb im wärmenden Sonnenstrahle bürgerlich gemehrten Ansehens zu finden. Selten wird es einer, indem er der Mahnung seiner inneren Stimmen folgt; wie man sagt: aus Beruf, als Berufener.

Arzt sein kann einer nur aus Humanität. Die Fähigkeit, Arzt sein zu können, schöpft sich nur aus der Humanität; aus dem Vorhandensein einer Menschlichkeit, die eine Fähigkeit vorstellt, Beziehungen anzubahnen zwischen den innersten Inhalten zweier Persönlichkeiten.

Ob einer mit dieser Fähigkeit Handel treibt, seinen Lebensunterhalt erwirbt durch Hingabe von Teilen seiner Menschlichkeit gegen Entgelt, das ist nicht das Entscheidende der Frage ... Hauptsache ist, daß die Menschlichkeit vorhanden ist!«

Man könnte, wenn man wollte, Schweninger zu den Begründern einer ärztlichen Medizinsoziologie rechnen, denn tatsächlich geht er mit seinen Gedankengängen im soziologischen Sinne vor, nämlich nach Maßgabe der zwischenmenschlichen Beziehungen. Bis dahin hatten ja die Vertreter eines apologetischen Medizinverständnisses immer nur auf »den« Arzt schlechthin abgestellt, den Patienten mehr oder weniger als denjenigen aufgefaßt, der für die ärztliche Selbstentfaltung den Anlaß abgibt. Bei Schweninger sind beide gleich wichtig, und der Vorgang, der abläuft und als ärztliches Handeln bezeichnet wird, ist ein Austauschvorgang. In diese Dynamik, die unter dem Zeichen der Humanität steht, tritt das wirtschaftliche Moment ein, und es kam den Ärzten seiner Zeit so vor, als würde dadurch alles verzerrt. Schweninger scheint nicht dieser Ansicht gewesen zu sein. Er meint vielmehr, wenn die Humanität da sei, dann sei sie auch da unter den Verhältnissen wirtschaftlicher Abhängigkeiten und Zwänge.

Dazu ist etwas Wesentliches zu sagen, das wir bislang noch nicht in unsere Betrachtungen einbezogen haben. Es betrifft in erster Linie die deutschen Verhältnisse.

Es sah nicht so aus, als ob er kommen und verändern würde – niemand dachte an so etwas, am wenigsten die Ärzte, und doch war es unausweichlich. Die Ärzte behandelten gegen Privatrechnung, und ihre Preise waren hoch.[20] Abhängige, Mägde, Knechte, Lehrlinge, Gesellen konnten sie nicht bezahlen. Für sie gab es eine Armen-Pharmakopoe, und in den Städten wurden Ärzten die Auflage gemacht, auch als Armen-Ärzte tätig zu sein, aber eine Lösung war das nicht.

Durch den Druck, der von der neuen sozialen Klasse ausging, die sich nun bildete, der der Industriearbeiter, wurde eine andere Maßnahme erzwungen. Die Unternehmer konnten es sich nicht leisten, daß die Arbeiter bei Krankheit ausfielen, denn damit verfügten diese nicht mehr über das Geld, um die von ihnen selbst erzeugten Produkte kaufen zu können: Es hatte ja das Zeitalter des Massenkonsums begonnen, in dem man auf keine Kaufkraft verzichten kann. Die Sozialdemokratie appellierte in Deutschland leidenschaftlich dafür, erkrankte Arbeiter nicht dem Elend zu überlassen. Aus diesen beiden Gründen sah sich die kaiserliche Regierung veranlaßt, etwas einzuführen, das es bis dahin nirgends gegeben hatte: die soziale Krankenversicherung.[21]

Liest man heute das erste Gesetz, das die Krankenversicherung regelt (1883), so ist man überrascht über die Unklarheiten in medizinischer Hinsicht. Der Begriff des »Kassenarztes« nämlich taucht gar nicht darin auf! Niemand hat an ihn gedacht, und die Ärzte selber hatten sich an der Vorbereitung des Gesetzes nicht beteiligt. Aber der Kassenarzt war damit gefordert und wurde denn auch eingeführt: Ein Arzt, der für die medizinische Versorgung der Mitglieder der Gesetzlichen Krankenversicherung und ihrer Angehörigen da ist und der von eben dieser Versicherung und nicht mehr von den Patienten direkt honoriert wird.

Die Entwicklung verlief zäh und konflikthaft: Da es den Begriff des Kassenarztes nicht gab und die Ärzte es versäumt hatten, durch ihre Mitarbeit ihre Position selber zu bestimmen, faßten die nun sofort eingerichteten Krankenkassen den Auftrag des Gesetzgebers als an sich selbst gerichtet auf. Um ihn zu realisieren, stellten sie Ärzte auf eigene Rechnung an. Es blieb nicht aus, daß sie diese Ärzte reglementierten, und natürlich rief das Unruhe und Unzufriedenheit hervor. Die Ärzte organisierten sich gewerkschaftsartig und zwangen damit auch die Kassen, sich zu organisieren.[22]

Fest steht, daß es den Arzt im Wortsinne nur noch ganz allgemein als Bezeichnung für einen Studienabschluß gibt: Mit ganz wenigen Ausnahmen ist der Arzt, der die Medizin praktiziert, heute Kassenarzt. Denn wenn in einer Gesellschaft rund 94 Prozent der Bevölkerung krankenversichert (oder mitversichert) sind, kann der Arzt seinen Beruf nur soweit zufriedenstellend ausüben, wie er als Kassenarzt zu ihrer ärztlichen Versorgung zugelassen ist.

August Bier – ein Chirurg begründet den neuen Hippokratismus

Von einem Chirurgen wird man manches erwarten, kaum aber, daß er inmitten der Entfaltung naturwissenschaftlicher und technischer Perfektion nach rückwärts blickt, in die große, versunkene Zeit hinein, in die frühe Medizin und die frühe Philosophie, die mit den Namen des Hippokrates und Heraklit verbunden sind. Sicherlich handelt es sich um einen Herrn abseits der großen Straße der Karriere, der irgendwo in der Provinz neben seinen Blinddarmoperationen die alten Bücher liest und sich darüber seine privaten, auf seine Kollegen versponnen wirkenden Gedanken macht.

Aber das trifft nicht zu. Der Chirurg, von dem wir hier sprechen, stand auf der Straße des Erfolgs, war Ordinarius seines Fachs in Berlin, hat die Großen seiner Zeit operiert (Friedrich Ebert ist ihm übrigens gestorben), ein Führer seiner Wissenschaft und doch in Distanz zu ihr, ein ganz Eigener, der sich nicht scheute, an der Homöopathie etwas Sinnvolles und Nützliches zu entdecken und auch darüber zu schreiben.[23]

Irgendwie erinnert er an monumentale Gestalten der Medizingeschichte: ein Mann, der sich nicht beugt, seine Erfahrungen unbeeinflußt von den öffentlichen Klischees und den Vorurteilen des Standes zur alleinigen Richtschnur nimmt und die künftigen Ärzte unterrichtet.

Geboren wurde August Bier im verwunschenen Nordhessen, in dem Dorf Helsen. Gestorben ist er 1949 auf seinem Gut Sauen in der Mark Brandenburg, nahe Beeskow. Dazwischen liegt ein außerordentlich erfolgreiches Leben, wie wir es von einem angesehenen Chirurgen erwarten, und mehr als das: Ein Leben, welches bewiesen hat, daß man den Dingen, die einem von der am Status quo interessierten Gesellschaft unablässig als selbstverständlich aufgedrängt werden, kritisch gegenüberstehen muß. Das Selbstverständliche in Frage stellen. Da gibt es von Bier, wie von vielen Hochschullehrern – Sauerbruch wurde schon genannt, aber ich könnte noch manche hinzufügen, die inzwischen vergessen sind, den großen Victor Schilling beispielsweise oder den Dermatologen E. Keining –, Sentenzen, markige Aussprüche, die zum einen dem Bedürfnis nachgeben, einmal etwas Geistreiches zu sagen, zum anderen aber auch blitzartig, als zöge man für eine Sekunde einen Vorhang beiseite, den Studenten die »Wahrheit« der Medizin zeigen sollen. Ich nenne gleich einen solchen Ausspruch: »Unsere größten Suggestivmittel sind Rezepte und Operationen.«[24] Ein Sachverhalt, vor dem die Ärzte lange Zeit beharrlich die Augen verschlossen hatten und es zum Teil noch heute tun! Daß der Arzt selber ein Suggestivmittel ist, wäre hinzuzufügen. Daß Rezepte es sind, ist inzwischen etwas bekannter geworden, aber – auch Operationen sind es! Kein »richtiger« Chirurg würde das zugeben, es kann nur einer der Großen dieses Fachs aussprechen, der über den Dingen steht, der weder sich noch anderen etwas vormachen muß.

Bier untersuchte einmal zwei Frauen aus dem gleichen Ort, beide hatten Gallensteinbeschwerden. »Nur eine von Ihnen«, sagte er nach der Untersuchung, »hat wirklich Gallensteine, die andere hat es von ihr gelernt.« Er operierte beide, und bei keiner von beiden fanden sich Gallensteine. Bier sagte: »Sie haben es beide von einer Dritten gelernt.« Dazu sein Ausspruch: »Die medizinischen Erklärungen sind meist noch viel verwunderlicher als die Tatsachen selbst.« Bier scheute sich nicht, bei hysterischen Patienten Scheinoperationen vorzunehmen. Er tat es bewußt, andere Chirurgen machen es, ohne sich darüber im klaren zu sein.

Viele Zeugnisse seines gesunden Menschenverstands wären anzuführen, zum Beispiel dieses: »Es gibt eine ungeheure Krebsliteratur, aber was man wirklich weiß, geht auf eine Visitenkarte.« Über fünfzig Jahre sind seither vergangen, aber man könnte es immer noch sagen, und im Grunde wäre es nicht zu widerlegen.

Der Ruhm des Klinikchefs und Operateurs war das eine, seine kritischen Anmerkungen sind das andere. Sie verblüfften damals, wie das eben angeführte Diktum, aber sie machten die Nachdenklichen betroffen. Bier ging jedoch weiter, er beließ es nicht bei Aphorismen zum Medizinbetrieb, die ja auch mancher Arzt, der ausschließlich die orthodoxe Schulmedizin akzeptiert, in Gesprächen von sich gibt, wenn er von den Standesgenossen nicht zur Rechenschaft gezogen werden kann. Bier bekannte sich zu einem ganz anderen Denksystem als dem, auf welchem die naturwissenschaftlich orientierte Medizin fußt: Er war Teleologe, sah also in der Natur, anders als die exakte Naturwissenschaft, Zweckmäßigkeit. Das hatte ja Darwins Siegeszug begründet: die vermeintliche Möglichkeit, durch das

Selektionsprinzip jene die rein mechanistische Deutung der Natur störende Zweckmäßigkeit als unbeabsichtigten Nebeneffekt zu erklären. Bier hatte sich früh am Hochmut der reinen Naturwissenschaft gestoßen. Er berichtet einmal, wie er als Student im ersten Semester den Hörsaal der Kieler Anatomie betrat und an der Wand den Spruch las: »Suchet die Erkenntnis und fraget nicht, was sie nützt.« Bier dazu: »Ich fand diesen Spruch an diesem Ort sehr seltsam, denn ich war mit dem arglosen und unschuldigen Kinderglauben in diesen Hörsaal getreten, daß hier gelehrt würde, was die Kranken gesund macht, und daß man hier lediglich erörtert, was diesem Zweck dient und was ihm nicht dient, daß man also immer und grundsätzlich fragte, wozu unsere Erkenntnis nützt.«

Was folgt daraus praktisch für die Medizin, wenn ein Arzt teleologisch denkt? Der Chirurg hat es am meisten mit Entzündungen zu tun. Bier sah in der Entzündung keinen sinnlosen Prozeß, der das Leben gefährdet, sondern einen zweckmäßigen Vorgang, der dem Versuch der Selbstheilung dient. Er sprach denn auch gern von der »Heilentzündung«, so wie er auch den Ausdruck »Heilfieber« gebrauchte. Entzündung und Fieber sind demgemäß keine Krankheiten, sondern zweckmäßige Abwehr- und Selbstheilungsversuche des Körpers. Mit dieser Auffassung, die seiner Erfahrung entsprach, hängt seine Lehre von der Hyperämie und vom zweckmäßig sich selbst steuernden Blutkreislauf zusammen. Ihm war aufgefallen, was geschieht, wenn der Chirurg die Abbindung wieder löst, die er zum Zweck der Blutleere in einem Glied durchgeführt hat: Das Blut strömt gleich nach Lockerung der Abbindung vermehrt in das Glied hinein, füllt diesen Körperteil stärker als vorher. Er sprach davon, das blutarme Gewebe würde das Blut jetzt *anziehen,* so als gebe es in den Extremitäten ein regelrechtes *Blutgefühl.* Das ist jedoch keine interessante Anschauung neben anderen Auffassungen, sondern hat eine direkte therapeutische Konsequenz. Alle Heilungs- und Wachstumsprozesse sind an eine verstärkte Durchblutung gebunden. Wenn man etwas verbessern will, könnte man also vorher das Blut stauen, dann die Stauung wieder lösen, und es käme zu jener Hyperämie, die heilsam wirkt. Das hat Bier in der Tat in seiner Klinik so gehandhabt, und viele Ärzte haben es von ihm gelernt. Statt der Stauung, das sah er bald, ist es ebenso möglich, Eis anzulegen, da der Kältereiz die Blutgefäße zusammenzieht und das Blut in den Körper zurückdrückt. Nach Fortnahme des Eises kommt es sofort zur Hyperämie. Das kann man sehr gut anwenden bei Eiterungen, Geschwüren, aber auch bei versteiften Gelenken, bei Arthritis und Arthrose, Gelenkwucherungen, Blutgerinnseln. Nur eine Erkrankung nahm er aus: die Knochenmarkeiterung (Osteomyelitis).

Scharfe Diskussionen gab es auf dem Chirurgenkongreß 1905, als der Chirurg Erich Lexer Kritik übte. Er faßte sie sehr pointiert zusammen: Blutfülle heile in leichten Fällen, in mittleren sei die Wirkung zweifelhaft, in schweren schade sie. Statt dessen komme es auf die Widerstandskraft an; aber gerade das war ja auch Biers Aspekt, auch er kannte die Bedeutung der Abwehrlage und meinte, daß die Arbeit mit der Hyperämie in diese Richtung gehe.

Bier führte den in der alten Medizin herrschenden Begriff des Reizes wieder ein. Nach John Brown ist der Reiz das einzige Unterscheidungsmerkmal zwischen Tod und Leben. Brown, der von dieser einfachen Feststellung ausging, danach ein System ausbaute, das alle Therapie darauf richtete, entweder zu schwächen oder zu stärken, je nach Verfassung des Kranken, war einmal ein Idol der Ärzte, fast wie Paracelsus.[25] Browns Konzeption hatte etwas überaus Modernes, worauf aber wohl außer Virchow niemand einging, denn auch für Virchow war der Unterschied von Krankheit und Gesundheit ein rein quantitativer, »eine Intensitätsveränderung«, wie Theodor Henkelmann in einer neueren Untersuchung konstatiert. Danach gibt es Krankheiten, die von übermäßiger Erregung herrühren, und solche, die aus mangelnder Erregung sich ergeben – sthenische und asthenische, wie Brown es nannte. Der Katarrh wäre demnach nur graduell von der Pneumonie unterschieden. Brown strebt überhaupt an, den Blick des Arztes von seiner Fesselung an die »Titel und Namen der Krankheiten« zu befreien. Diese Konzeption hatte damals eine beträchtliche Wirkung, kein Geringerer als Schelling legte sie seinem eigenen spekulativen Krankheitsverständnis zugrunde. Man konnte damit auf das wunderbarste heilen und – töten. Als Schelling eine eigene Behandlung versuchte – ein Philosoph ohne jedes Medizinstudium –, schlug sie fehl, und er brachte damit eine junge Verwandte um. Die Universität Jena verlieh ihm danach schnell den Dr. med. h.c., und niemand weiß mehr etwas davon. Aber er hatte nach Brown behandelt!

Biers eigene Lehre zeigt in der Tat einige Verwandtschaft mit Browns altem, vielgeschmähten System, wenn wir an das zweigleisige Vorgehen denken, Hyperämie durch Wärme- oder durch Kälteanwendung zu erzeugen. Man wußte damals schon, daß Hyperämie Bakterien tötet, und später erfuhr man durch die erfolgreichen Versuche Heinrich Lamperts in der Weserbergland-Klinik in Höxter, daß Überwärmung auch zur Krebstherapie eingesetzt werden kann.

Über Bier wäre noch vieles zu sagen. Nicht vergessen werden sollte der Biologe und Forstwissenschaftler Bier! Er hat an seinem Wald in Sauen in der Mark vorgeführt, was geschehen muß, wenn man Waldsterben verhindern will. Die offizielle Forstwissenschaft hat das leider nicht beachtet.

War er Hippokratiker? War er, der Chirurg, Homöopath? Die Antwort darauf müssen wir geben, wenn wir seine Arbeit für uns heute nutzbar machen wollen. Ein Homöopath, der das Gleiche mit dem Gleichen behandelt (*similia similibus*), war er nicht, jedenfalls nicht im Sinne einer orthodoxen Homöopathie. Er war Hippokratiker, und sein bekannter Spruch könnte sich durchaus in den Aphorismen des *Corpus Hippocraticum* finden: »Die Harmonie der Welt durch den Gegensatz«.[26]

Damit war es vorexerziert, ausgesprochen – es kam darauf an nachzufolgen, aber gerade das unterblieb! Die meisten seiner Schüler legten Wert darauf, Chirurgen zu sein und ließen die anderen Dinge vorsichtshalber beiseite.

Aber das Gedächtnis an ihn verblaßt nicht. Nicht nur die tiefer blickenden Ärzte bewahrten es, sondern auch zahlreiche nichtärztliche Homöopathen und Naturheiler.

VIERTER TEIL
Die Seele wird wiederentdeckt und verfremdet

Man kann den Eindruck haben, daß die Geschichte der Medizin ein zielstrebiger Umweg ist zu dem Zweck, der Seele aus dem Wege zu gehen.

Nun war, so empfand man es damals, Ende des 19. Jahrhunderts der Höhepunkt der Entwicklung erreicht. Die Medizin war endlich – und, wie es schien, endgültig – Naturwissenschaft geworden, was soviel hieß wie: »richtige« Wissenschaft. Fortan galt nur, was zähl- und meßbar war, quantifizierbar, in Zahlenverhältnissen ausdrückbar, beweisbar. Wenn die alten Ärzte sagten, sie hätten bei dieser oder jener Krankheit den »Eindruck«, sie verlaufe so oder so, lächelte man milde: »Eindruck« besage nichts, man müsse schon nachmessen. Früher gab es Lehrbücher der Prognostik, in denen Kliniker voraussagten, wie eine Krankheit ungefähr verlaufen würde, wenn sie bestimmte Zeichen und Veränderungen erkennen ließ. Das letzte Lehrbuch der Prognostik schrieb Hans Curschmann, dann erschien kein neues mehr, weil niemand die Arbeit hätte auf sich nehmen können, bei allen Erkrankungen anhand von Längsschnittbeobachtungen exakt anzugeben, wieweit irgend etwas eintreten würde oder nicht.

Allerdings gab es da Störmomente: Inmitten einer Zeit aufblühender Naturwissenschaft und Technik, in der alles machbar schien und in jedem Fall erkennbar, zeigten die Menschen eigentümliche Veränderungen. Ein amerikanischer Arzt, George M. Beard, machte 1879 mit einem Schlagwort von sich reden, das sofort um die Welt ging: *Neurasthenie.* Und noch ein anderes kam auf, ausgerechnet in der Geschichtswissenschaft: Kein Geringerer als Lamprecht sprach von der *Reizsamkeit des Bürgertums,* erhob die gesteigerte Sensibilität zum historischen Charakter. Mit einem Mal wußten es alle: Jeder war »nervös«.[1]

Das war etwas Neues – sollte es in der Wissenschaft unberücksichtigt bleiben? Es war die Stunde Sigmund Freuds: Ein naturwissenschaftlich ausgebildeter, naturwissenschaftlich denkender Arzt ging mit einem Stipendium nach Paris, um dort bei Jean M. Charcot die facettenreichste Erscheinung der Nervosität zu studieren, die Hysterie.

Dies ist hier zu unterstreichen: Freud stand fest auf dem Boden der Naturwissenschaften und der an ihnen orientierten Medizin, er wollte keine alternative Medizin bringen, sondern die Medizin in einer bestimmten Richtung komplettieren. Wenn die von ihm begründete Psychoanalyse schließlich zur Alternative wurde, dann nicht durch seine Initiative, sondern dadurch, daß die etablierte Medizin sich weigerte, sie aufzunehmen und Freud damit in eine Antihaltung brachte.

Zu Freuds grundsätzlicher Einstellung hier einige Zitate:

»Wir Psychoanalytiker sind im Grunde genommen unverbesserliche Mechanisten und Materialisten.«[2]

»Der ideale Fall, nach dem sich der Mediziner wahrscheinlich noch heute sehnt, wäre der Bazillus, der sich isolieren und reinzüchten läßt und dessen Impfung bei jedem Individuum die nämliche Affektion hervorruft ... Aber die Wahrscheinlichkeit spricht nicht für solche Lösungen des Problems ... Die Psychoanalyse führt zu weniger einfachen, minder befriedigenden Auskünften.«[3]

»Bei dem innigen Zusammenhang zwischen den Dingen, die wir als körperlich und seelisch scheiden, darf man vorhersehen, daß der Tag kommen wird, an dem sich Wege der Erkenntnis und hoffentlich auch der Beeinflussung von der Biologie der Organe und von der Chemie zu dem Erforschungsgebiet der Neurose eröffnen werden.«[4]

Freud hatte, wie man sieht, keinen Grund, mit der offiziellen Medizin seiner Zeit zu brechen. Zu seinem Kummer lehnte die Medizin die Psychoanalyse ab und behielt im großen und ganzen ihre ablehnende Haltung bis in die Jahre des Zweiten Weltkriegs und noch lange danach bei. Inzwischen hatte sich die Psychoanalyse weltweit entfaltet, zeigte sich allerdings in sektiererischen Bruderkämpfen zerstritten. Heute kann man schon von einer Alters- und Spätphase sprechen, denn es wird stiller um die Psychoanalyse, längst hat nicht mehr jedermann »seinen« Analytiker, wie es kurz nach dem Zweiten Weltkrieg in den USA und zeitweilig auch bei uns der Fall war.

Wir lernen, daß alle wissenschaftlichen Neuerungen zunächst als Übertreibungen auftreten. Diese Übertreibungen sind es, die ihnen den Erfolg bringen. Aber dann nagen schließlich doch die Skeptiker und Kritiker daran, Generationswechsel greifen durch, und die ehemals hochgelobte Richtung schrumpft zu einer bescheidenen Schulmeinung neben vielen anderen zusammen.

Weniger deutlich war, daß sich mit der Ausbreitung der Psychoanalyse eine Verschiebung im Verständnis von Gesundheit und Krankheit aussprach, die mit altüberkommenen Vorstellungen und Traditionen brach.

Freud hat eine Studie mit dem Titel ›Zur Psychopathologie des Alltagslebens‹ geschrieben, mit welcher eben jene radikale Psychologisierung unseres täglichen Lebens begann, die wir seit Jahrzehnten beobachten.[5] Von diesem Titel aus können wir am besten beschreiben, wie Freud über Gesundheit und Krankheit gedacht hat. Man darf sagen, Freuds Erkenntnis- und Therapieziel war *die Pathologie der Normalität.* Ganze, absolute Gesundheit ist danach nicht gegeben, also lassen wir den Begriff der Gesundheit fallen, der sowieso eine störende Idee war mit schwerem Wertballast und setzen dafür die Normalität, worunter man sich auf Anhieb gar nichts vorstellen kann, wenn aber etwas, dann etwas eher Wertneutrales. Diese Normalität, die uns im Leben so begegnet, wie man es einst der Gesundheit nachsagte, ist keineswegs ganz normal, sondern etwas krank, mehr oder weniger leicht pathologisch, und es kommt deshalb darauf an, sie zu behandeln.

Um bei einer ganz allgemeinen Begriffsbestimmung anzufangen: Normalität ist »griffiger« als Gesundheit. Letzterer hängt immer noch etwas von »heil« an, integer, unversehrt, natürlich, ursprünglich – Normalität ist etwas, was man im Alltag ständig feststellt und festhält, weil wir mit dem Nichtnormalen schlecht umgehen können, denn es stört und wirkt gefährlich. Während zur Gesundheit als Wiederherstellungsfaktor das Heilen gehört, deutlich mehr also als Helfen, etwas anderes als Reparieren, wird das Normale schlicht durch An- und Einpassung erreicht, im übrigen durch Reparatur. Treten wir näher heran, dann finden wir, daß Gesundheit sich auf den einzelnen in seinem privaten Gefüge bezieht, Normalität aber eindeutig soziologischen Charakter hat, ja man könnte sogar sagen: weithin einen statistischen. Ob die Gesundheit je durch Massenuntersuchung und Auswertung von global erhobenen Meßdaten bestimmt werden kann, ist selbst den Statistikern zweifelhaft. Gesundheit, so scheint es, ist nicht meßbar. Normalität ist ganz selbstverständlich meßbar, und ohne weiteres läßt sich mit Hilfe der Statistik die jeweilige Normalität festlegen. Sie springt aus den Zahlen heraus als das am häufigsten Vorkommende, so daß auf der Stelle der Verdacht auftaucht: In einer Gesellschaft von überwiegend Einbeinigen wäre die Einbeinigkeit normal.[6]

Normalität ist nicht identisch mit Gesundheit, sie ist nur auf dem Gebiete der Gesundheit das, was am häufigsten vorkommt. Hier kommt nicht mehr allein das Biologische ins Spiel, sondern das Soziologische: das, was in einer Gesellschaft als repräsentativ erscheint, was den Angehörigen dieser Gesellschaft die Sicherheit – das Gefühl der Sicherheit – vermittelt, dadurch würde die Gesellschaft erhalten, das wird als normal angesehen und gefördert. Genau betrachtet handelt es sich also keinesfalls einfach um ein Resultat von Messungen, sondern durchaus um ein Werturteil. Was davon abweicht, ist nach einem Ausdruck der Soziologen *deviant,* und ohne weiteres fügt sich die Krankheit als Devianz ein. Krankheit wird also zum abweichenden Verhalten, so als sei ein Organismus mit seiner Biochemie gar nicht mehr notwendig. Für die psychischen Erkrankungen kommt es, wie es scheint, auf die Seele nicht an, denn man hält sich an das abweichende Verhalten.

Andererseits ist Freud kein Soziologe, denn unübersehbar steht für ihn im Mittelpunkt der einzelne Mensch. David Riesman hat darauf hingewiesen, daß Freuds Patienten »Angehörige des gehobenen Bürgertums« waren, so daß Freud die Motivation dieser Schicht, zu der noch der herabgesunkene oder absinkende Adel gehörte, für die menschliche Motivation schlechthin nahm.[7] Um einen Charakter zu beurteilen, hielt er sich wie jene Kreise an das, was der betreffende Mensch an Leistungen vorweisen konnte. Das ist überraschend zu sehen: Weniger die Psychologie, ja eigentlich gar nicht die Psychologie, sondern das, was Freud die Tat nennt, lesen wir am Schluß seines Buches ›Die Traumdeutung‹:

»Für das praktische Bedürfnis der Charakterbeurteilung des Menschen genügt zumeist die Tat und die bewußt sich äußernde Gesinnung. Die Tat vor allem verdient in die erste Reihe gestellt zu werden, denn viele zum Bewußtsein durchgedrungene Impulse werden noch durch reale Mächte des Seelenlebens vor ihrem Einmünden in die Tat aufgehoben, ja, sie begegnen oft darum keinem psychischen Hindernis auf ihrem Wege, weil das Unbewußte ihrer anderweitigen Verhinderung sicher ist.«[8]

Die von Freud in seinem Gesamtwerk bearbeiteten »anderweitigen« Seelenregungen und Einflüsse sind also, wenn es um den Charakter geht, offenbar gar nicht so wichtig, wie man bis dahin gedacht hatte.

Freuds Vorhaben ist, die Psychopathologie des Alltags zu erkennen, neu zu klassifizieren und behandlungsfähig zu machen. Es treten damit die Störungen des Befindens, die Tics, Verstimmtheiten, das allgemeine Unbehagen, abweichende Angewohnheiten und abweichende Empfindungen in den Umkreis dessen, dem Krankheitswert zukommt. Vorher mußte jeder sehen, wie er selber damit fertig wurde; jetzt wird daraus etwas, das man einem Arzt präsentieren kann, und die Medizin ist aufgefordert, sich diesen persönlichen Verstörungen ernsthaft zuzuwenden. Ernsthafter als Freud kann es kaum jemand machen: Er hat eine ganze Philosophie, schließlich eine weltweite Bewegung daraus gemacht. Letzteres kann insoweit nicht verwundern, als es ja kaum Menschen gibt, die sich nicht irgendwann mal und zu bestimmten Zeiten häufiger »schlecht« fühlen, traurig sind, lustlos, überempfindlich gegen Kränkungen, ausgebrannt, leistungsschwach. Hier setzt das neue System an, und es ist ein System, wie es die alten Systeme waren. Wenn man das bedenkt, wird deutlich, daß Freud zwar aus den exakten Wissenschaften emporsteigt, im Grunde ihnen auch zuarbeitet, aber doch wieder an die alten naturphilosophischen Regungen anschließt, an Schopenhauer vor allem.

Die Welt ist nur Vorstellung, sagt Schopenhauer, und in dem ganz naturwissenschaftlich ausgerichteten späteren zweiten Band seines Hauptwerks bringt er es auf die Banalformel der Neurologie: ein Gehirnphänomen. Aber alles wird getragen von dem umfassenden, irrationalen Weltwillen, von dem wir nur ein Teil sind und der sich durch uns und in uns, wenn man so weit gehen will in der Erklärung, ein Licht anzündet, um die Welt, die er hervorgebracht hat, zu betrachten und – zu durchschauen.

Auch Freud nimmt als Untergrund der Persönlichkeit das Irrationale, er nennt es das Es, ein Ausdruck, den er von Georg Groddeck hat. Das ist interessant zu vergleichen: Groddeck hatte den Begriff weiter gefaßt, im Sinne des Schopenhauerschen Weltwillens, Groddecks Es trägt auch den Organismus, bei Freud ist damit die Basis des »psychischen Apparates« gemeint, wie er gern sagt. Aus dem Es aber, so Freuds bekannte Formulierung, soll Ich werden, also Bewußtheit, Wachheit, Rationalität. Ja, Freud geht noch weiter: Ganz im Sinne der modernen Wissenschaft bringt er die Genetik ein. Ursprünglich, so sagt er, waren Es und Ich natürlich eins, dann hat sich das Ich aus dem dunklen Grund herausevoluiert, emporentwickelt. Aber da sie einmal eins waren, gilt auch dafür die Vererbungsgesetzmäßigkeit, die Determiniertheit durch die Vererbung:

»... und es bedeutet noch keine mystische Überschätzung der Erblichkeit, wenn wir für glaubwürdig halten, daß dem noch nicht existierenden Ich bereits festgelegt ist, welche Entwicklungsrichtungen, Tendenzen und Reaktionen es späterhin zum Vorschein bringen wird. Die psychologischen Besonderheiten von Familien, Rassen und Nationen auch in ihrem Verhalten gegen die Analyse lassen keine andere Erklärung zu. Ja, noch mehr, die analytische Erfahrung hat uns die Überzeugung aufgedrängt, daß selbst bestimmte psychische Inhalte wie die Symbolik keine anderen Quellen haben als die erbliche Übertragung, und in verschiedenen völkerpsychologischen Untersuchungen wird uns nahegelegt, noch andere, ebenso spezialisierte Niederschläge frühmenschlicher Entwicklung in der archaischen Erbschaft vorauszusetzen.«[9]

Die Psychoanalyse kann demgemäß nur innerhalb eines bestimmten, vorgegebenen Rahmens helfen.[10] Eine vollständige »Umkrempelung« der Persönlichkeit ist ihr nicht möglich. Sie kann nur begrenzt Hilfe bringen, aber es wäre verfehlt, wollte man das unterschätzen. Es ist ja schon viel, wenn jemand in der Lage ist zu helfen, wo alles *schicksalhaft* zu sein scheint und nicht die Ebene regulärer organischer Krankheit erreicht. Schicksalhaft: denn die Beanspruchung in der industriellen Arbeitswelt, die Frustration infolge Einschränkung des Privaten, der Streß der verordneten Freizeit scheinen die Neurose – als eine Erkrankung des Ausweichens, des Rückzugs – schicksalhaft, unausweichlich zu machen. Was bei der Behandlung am Ende herauskommt, mag bescheiden sein, eben mehr Trost als Hilfe, denn die Menschen leiden weiter, nur »machen sie sich nicht mehr soviel daraus« wie vorher. Die Psychoanalyse kommt damit in die Rolle einer Schmierölung, die schmutzig macht, jedoch notwendig bleibt.

Alfred Adlers Individualpsychologie

Adler geht einen Schritt weiter als Freud. Für Freud war Gesundheit Normalität. Für Adler wird auch die Krankheit, die Neurose, zur Normalität. Er geht davon aus, daß alle Menschen die gleichen Seelen haben, insofern auch in gleicher Weise auf äußere Einwirkungen reagieren.

Die äußeren Faktoren sind es, die das Leben und sowohl Gesundheit wie Krankheit bestimmen. Sie prägen dem Kind eine bestimmte Leitlinie ein, an der es ablesen kann, wo es sich befindet: darüber oder darunter. Wenn es sich darunter befindet, leidet es an Minderwertigkeitsgefühlen, am Minderwertigkeitskomplex. Um damit fertig zu werden, steuert es sein Selbstwertgefühl hoch, überkompensiert, so daß die Richtung Größenwahn erkennbar wird. Beides sind Extreme, es kommt darauf an, die Mittellinie zu erreichen: durch Abbau von Minderwertigkeitskomplexen einerseits und von übertriebenen Größenvorstellungen andererseits. Außerdem hat Adler den Begriff der Aggression eingeführt. Es stammen also eine Reihe von Begriffen, die heute im Alltag eine große Rolle spielen, von ihm.

In seinem Buch ›Heilen und Bilden‹, erstmals 1914 erschienen, ist Adler dem Aggressionstrieb in seinen Verwandlungen und Verkleidungen nachgegangen. Unmaskiert ist er ohne weiteres ständig zu erkennen: in der Rauf- und Streitlust sowie in den vielen grausamen und »unmenschlichen« Handlungen, die von Menschen bis auf den heutigen Tag ohne Skrupel begangen werden. Aggression ist aber auch im Wettbewerb enthalten, gleichviel ob im Sport, in der Wirtschaft, in der Wissenschaft und in der Kunst. Krieg, Herrschsucht, Dominanzstreben überhaupt, in Gruppierungen aller Art, auch in der Ehe, in der Schule, in Vereinen, ferner die religiösen, nationalen und ethnischen Kämpfe und Auseinandersetzungen – sie alle sind letztlich nichts als Erscheinungsformen des Aggressionstriebs. Er kann sich auch gegen die eigene Person richten, dann resultieren aus ihm Unterwürfigkeit, Erziehbarkeit, Anpassungsfähigkeit, Masochismus und schließlich Selbstmord.

Interessant ist, daß Adler eine ganze Anzahl von Berufen

nennt, die er als Wirkfelder des Aggressionstriebs auffaßt. Als ersten Beruf dieser Art nennt er den des Richters, es folgen Militär und Polizei, ja auch der Geistliche und der Arzt, und: »Ein wahres Reservoir zur Aufnahme des Aggressionstriebes bildet auch die Politik mit ihren zahllosen Möglichkeiten der Betätigung und der logischen Interpretation des Angriffs. Der Lieblingsheld Napoleon, das Interesse für Leichenzüge und Todesanzeigen, Aberglaube, Krankheits- und Infektionsfurcht ... decken oft bei sonstiger Verdrängung des Aggressionstriebes das heimliche Spiel der lüsternen Grausamkeit auf.«

Man wird hier wohl einwenden, auch Freud kenne einen Aggressionstrieb, doch man denkt dabei nicht daran, daß er erst nach 1920 dazu kam, diesen Trieb einzuführen. Freuds Auffassung ist jedoch eine andere: Jeder Trieb hat die Möglichkeit, für sich selbst aggressiv zu werden und benötigt insofern keinen Koordinator, wie ihn Adlers Aggressionstrieb darstellt. Später sah Freud ein, daß er dadurch die bei ihm besonders problematische Einheit der Persönlichkeit noch mehr in Frage stellte. Er führte daraufhin einen eigenen Aggressionstrieb ein, nannte ihn aber »Destruktions-« oder »Todestrieb«. Dem müssen wir entgegenhalten, daß Adlers Begriff der weiter gefaßte und auch der kohärente ist; denn mit dem »Todestrieb« wissen selbst Analytiker vom Fach nicht viel anzufangen, während Adler unter Aggression auch das Streben nach Geltung sowie nach Vervollkommnung, Überlegenheit und so weiter versteht.

Dann das Konzept der Minderwertigkeit. Vielleicht sollte man sich dabei vergegenwärtigen, daß Adler, anders als Freud, zunächst als praktischer Arzt tätig war, also die Patienten nicht nur selektiert, nämlich als psychisch Kranke der gehobenen Gesellschaftsschichten kannte, sondern als diejenigen, die eine Arztpraxis aufsuchen, gleichviel welcher Klasse sie angehören. Dabei ist Adler immer wieder auf etwas gestoßen, das die Patienten selber und er dann sehr durchdacht als Minderwertigkeit bezeichneten. Minderwertigkeit ist, wie Bornemann sagt, ein relativer Begriff; denn er erhält seinen Sinn ja erst durch die Festlegung des allgemeinen Anspruchsniveaus und Anforderungsrasters einer Gesellschaft. Adler geht also von der Wechselbeziehung zwischen Organ und Umwelt aus, wobei unter Umwelt selbstverständlich auch die soziale zu verstehen ist.[11] Der Gedanke, den Adler damit zusammen vorbringt, ist später – meist ohne daß man von Adler Notiz nahm – Gemeingut der medizinisch-klinischen Theorie geworden. Er drückt sich am treffendsten aus in dem, was man Kompensation oder Homöostase nennt, womit wir bereits direkt in der modernen medizinischen Theorie stehen, welche mit Hilfe von Kybernetik und Systemtheorie versucht, die Selbstregulierung der Funktionen im Organismus verständlich zu machen. Ein Organ, das als minderwertig aufzufassen ist, das unfertig ist, in der Entwicklung zurückgeblieben (so Adler in ›Heilen und Bilden‹), wird durch den Organismus und die ständigen Anforderungen dazu gedrängt, sich zu verbessern, die Minderwertigkeit auszugleichen. Adler sieht folgende Strategien des Ausgleichs:

- Kompensation im minderwertigen Organ selber,
- Kompensation durch ein zweites Organ,
- Kompensation durch den psychischen Überbau,
- Überkompensation im Organischen und/oder im Psychischen.

Die erste Reaktion eines unzureichend arbeitenden oder überforderten Herzmuskels besteht, wie wir wissen, darin, daß er hypertrophiert, also an Masse zunimmt, sich verstärkt. Genau das gleiche kann natürlich auch seitens der Seele geschehen: Sie sucht den Ausgleich, indem sie gegensteuert und irgendeine Eigenschaft besonders stark hervorkehrt und entwickelt.

Wer die Realität wirklich zur Kenntnis nimmt, weiß, daß Gefühle der Minderwertigkeit sehr weit verbreitet sind. Adler hat sich nicht gescheut, direkt zu behaupten: »Mensch sein heißt, sich minderwertig fühlen«, so in seinem ›Sinn des Lebens‹, einem Buch, das 1933 erschien und genau wie ›Heilen und Bilden‹ wegen der unmittelbar darauffolgenden politischen Ereignisse nicht gleich zu der Wirkung kam, die es beanspruchen konnte. Adler unterscheidet zwischen der normalen und der anormalen Minderwertigkeit.

Normale Minderwertigkeit empfindet das kleine Kind im ständigen Umgang mit den großen Erwachsenen, ebenso jeder, der einer Aufgabe nachgeht und immer wieder für sich konstatieren muß, welche Distanz zwischen seinem Leistungsvermögen und der Größe der Aufgabe besteht. Von diesem Unsicherheitsgefühl und dem Gefühl des Nichtgenügens ist ein deutlicher Schritt hin zur *anormalen Minderwertigkeit*, die als Last empfunden wird, nicht als Ansporn. Behinderte Kinder können nicht nur durch körperliche Gebrechen behindert sein, sondern auch durch soziale Schwierigkeiten, etwa wegen nichtehelicher Geburt, auch wohl nur »unerwünschter Geburt«, wodurch ihnen dann Zurücksetzung, Schikanen, Feindseligkeit ausgerechnet da begegnen, wo sie in Wahrheit Liebe, Zuwendung, Vertrauen finden müßten. »Diese Kinder«, sagt Adler, »sind es, die zu Verbrechern, Neurotikern und Selbstmördern werden. Ihnen fehlt es an Gemeinschaftsgefühl und deshalb auch an Mut und Selbstvertrauen.«[12] Er fährt fort: »Ihre Behandlung besteht für den Psychotherapeuten darin, die doppelte Funktion der Mutter zu übernehmen (die diese nie richtig erfüllt hat): 1. Er muß sich mit dem Kind zusammentun und ihm das Gefühl eines vertrauenswürdigen Kameraden geben, und er muß 2. das Gemeinschaftsgefühl steigern und ausbreiten und auf diese Weise Unabhängigkeit und Mut steigern.«[13]

Die stark verbreitete Nervosität erklärt Adler damit, daß der nervöse Mensch aus einer Kindheit mit Minderwertigkeitsgefühlen und -erlebnissen kommt, wobei es sich nicht immer um eine nachweisbare, reale Minderwertigkeit handeln müsse. Es könne auch genügen, wenn der Patient sich so verhält, als ob er objektiv minderwertig wäre. Entscheidend ist nämlich, daß sich sein Wollen und Denken auf einem Gefühl von Minderwertigkeit aufbaut, gleichgültig ob dies auf einen Sachverhalt zurückgeht oder ob die Minderwertigkeit nur phantasiert wird.

Abschließend wollen wir uns über das unterrichten, was Adler zur Behandlung sagt. Er besteht nicht darauf, in langen Sitzungen Unbewußtes, Verdrängtes freizulegen, aber er will, daß der Therapeut sich über das Wesen seines Klienten klar wird. Er muß den »Lebensstil« des Patienten erfassen, erst dann ist er in der Lage, ihn zu behandeln. Er muß sich in den Klienten hineinversetzen, um zu begreifen, wie dieser von sich aus, im Rahmen seines Lebensstils, mit bestimmten Problemen umgeht und sie bewältigt oder eben nicht bewältigt. An erster Stelle steht also die psychologische Diagnostik an Hand intensiven Einfühlungsvermögens. Auf diese Weise kommt der Therapeut zu einer ersten oder, wie Adler sagt, allgemeinen Diagnose. Im Fortgang der Behandlung wird diese Diagnose dann entweder korrigiert oder bestätigt, und von da an spricht Adler von der speziellen Diagnose.

Diese Diagnose ist, anders als in der Medizin, nicht Selbstzweck oder aber Direktive für ein autonomes medizinisches Handeln. Vielmehr kommt es darauf an, daß der Therapeut dem Klienten erklärt, wie er ihn sieht, um ihn so zu einem besseren Verständnis von sich selbst zu bringen. Diesen Weg geht er auch dann, wenn der Patient es ablehnt, über sich selbst informiert zu werden: eine Ablehnung, die ja Teil seines neurotischen Syndroms ist. Der nächste Schritt besteht darin, festzustellen, was an Gemeinschaftsgefühl im Klienten noch vorhanden ist, und dieses zu stärken und zu erweitern. Adler geht davon aus, daß auch in schweren Fällen immer noch genügend Gemeinschaftsgefühl da ist, um einen therapeutischen Ansatz finden zu können.

Adler weist zum Beispiel dem Patienten nach, daß er auf eine primitive, unreife Art erkennt, indem er grundsätzlich stets in Gegensatzpaaren denkt, also *unten/oben, männlich/weiblich, Sieger/Besiegter* usw. Schritt für Schritt führt er ihn dann *zu der Erkenntnis, daß in Wahrheit er selber überlegen sein kann und keinen Grund hat zu verzweifeln.*

Der Neurotiker ist von Erkenntnis im Grunde weit entfernt, er lebt mehr »schlafwandlerisch« – ein Ausdruck, den Adler in diesem Zusammenhang gebraucht –, so daß der Therapeut ihn tatsächlich erst aufwecken muß. Adler wählte immer die einfachste, die direkte Methode. Er würde aber niemals zu einer Frau sagen: »Sie sind ein dominierender Typ und wollen auch in Ihrer Ehe herrschen.« Das Resultat wäre nämlich gleich Null, da die Frau nur gekränkt sein würde. Zuerst muß er das Vertrauen der Frau gewinnen und insoweit ihrem Dominanzstreben auch zustimmen. »Jeder Neurotiker hat nämlich zum Teil auch recht«, sagt der Praktiker Adler. Dann erst würde er ihr verständlich machen, daß ihr Verhalten, nämlich das Sichklammern an das Prestige, Symptom einer Kompensation ist: Sie will dadurch zum Beispiel besser mit dem Gefühl fertig werden, durch ihr fortgeschrittenes Alter etwas von ihrer Weiblichkeit eingebüßt zu haben. Sieht sie das ein, ist sie geheilt.

Die Heilung ist nach Adler einzig und allein Sache des Patienten. »Man kann«, pflegte er zu sagen, »ein Pferd zum Wasser führen, aber trinken muß es selbst.« Um diesen Sachverhalt auszudrücken, also daß der eigentliche Schritt nicht durch den Therapeuten vollzogen wird, forderte er diesen auf, nach Möglichkeit seine Hände in den Schoß zu legen, so als ob er selber tatsächlich nichts tun könnte.

Der gehemmte Mensch

Harald Schultz-Hencke versuchte schon 1927 mit seinen Freunden, der Psychoanalyse eine andere Richtung zu geben, von der er als der Neo-Psychoanalyse sprach. Bekannt wurde er auch, weit über die im engeren Sinne analytisch interessierten Kreise hinaus, durch sein Buch ›Der gehemmte Mensch‹, das im Grunde aber das Anliegen aller Psychotherapien weitertrug, nämlich die Psychopathologie des Alltagslebens zu erforschen. Hemmung ist ja eine der Grundstörungen des modernen Menschen, so glaubt man, und für Schultz-Hencke die Basis, auf der sich die meisten Neurosen aufbauen. Dabei hat er sich vielfach an Adler angeschlossen.[14]

Der kritische Beobachter muß feststellen, daß mit der Neo-Psychoanalyse *die Pathologisierung des alltäglichen Seelenlebens* immer weitergetrieben wird. Gehemmte haben sich bis Freud kaum als krank oder gestört verstanden, das ändert sich nun. »Das Wort Gehemmtheit ist heute sehr geläufig geworden«, so beginnt Schultz-Hencke, und er fügt sofort an: »Wenn jemand von einem anderen sagt, er habe Hemmungen, so weiß jeder, was damit gemeint ist.« Weiß er es wirklich? Schultz-Hencke unterscheidet zwischen feinerer und gröberer Gehemmtheit. Es handelt sich einfach darum, ob jemand an seiner Gehemmtheit leidet oder nicht. »Jede grobe echte Gehemmtheit bedeutet Leid«, aber: »Nicht jeder Mensch leidet unter solcher Gehemmtheit ... Gott sei Dank ist das so.«

Was wird bei der Gehemmtheit des Menschen eigentlich gehemmt? Es sind die Strebungen des Menschen, mit einem soziologischen Terminus: *seine Bedürfnisse.* Der Mensch ist sehr expansiv angelegt, und alles, was expandieren will, kann gehemmt werden. Man wird dabei eine Rangordnung aufstellen können, bei der Stufe für Stufe einer isolierten Hemmung unterliegen könnten. Meistens sind aber drei bestimmte Gebiete gehemmt:

- das Besitzstreben,
- das Geltungsstreben,
- das Sexualstreben.

Ein im *Besitzstreben,* in seiner Aneignungstendenz gehemmtes Kind kann nicht so »zulangen« oder »hinlangen« wie andere Kinder. Dies drückt sich beispielsweise als Eßhemmung aus: »Mein Kind ißt nicht«, ein Symptom, wegen dem nach wie vor viele Eltern in die Sprechstunde des Arztes oder des Psychologen kommen. Diese Eßhemmung kann dadurch verursacht sein, daß das Kind als Säugling sehr eingeschränkt wurde, daß ihm die Brust verweigert wurde, und so weiter, aber keinesfalls müssen dies die alleinigen Ursachen sein. Man wird auch daran denken müssen, daß irgendwann, vielleicht durchaus später, die liebevolle Gemeinsamkeit zwischen Kind und Umgebung gestört oder aufgehoben wurde.

Das *Geltungsstreben* gilt bei Schultz-Hencke als aggressive Tendenz, als Bewegungsdrang beginnend. Der reife Erwachsene ist charakterisiert durch ein gleichmäßiges, ruhiges Geltungsstreben. Beim Kind ist diese Balance noch nicht erreicht, es ist auch motorisch einfach unruhig, und genauso kann das Geltungsstreben aggressiv, schubweise auftreten. Die Erziehung dämmt ein, regelt, und dadurch werden Hemmungen erzeugt. Sind die Tendenzen aber bereits voll ausgeprägt, dann können Hemmungen nur noch ausnahmsweise durchgreifen. Unter dem *Sexualstreben* will Schultz-Hencke »nur das Landesübliche« verstehen, doch unterscheidet er sehr genau zwischen dem Sexualtrieb einerseits und Zärtlichkeit andererseits, wobei er nachdrücklich erklärt, daß Zärtlichkeit keine zurückgedrängte oder gar gehemmte Sexualität sei, sondern durchaus etwas Ursprüngliches. Der gehemmte Mensch kann auch sexuell gehemmt sein, er muß es nicht. Es können auch die Hemmungen vom Besitz- und Geltungsstreben auf das Sexualstreben übergreifen.

Hemmungen formen das Gehemmte zu einem Gegenstand um, und als Gegenstand der genannten drei Strebungen führt Schultz-Hencke Armut, Gehorsam und Keuschheit auf. Sie sind für sich gesehen natürlich nicht ohne Sinn, können aber als Ausdruck der Gehemmtheit erscheinen, die dadurch positiv besetzt wird.

Sichtbar wird Gehemmtheit auch dadurch, daß diese Menschen nicht in der Lage sind, Wunschbilder und -ziele aufzubauen. Eigentlich, so müßte man wohl sagen, kann der Mensch ohne Planung gar nicht leben, aber der gehemmte Mensch beweist, daß das doch möglich ist. Zwei Merkmale erlauben dabei den Rückschluß auf die Gehemmtheit: Erstens versagt das Planen bei Eintritt neuer Situationen. Der gehemmte Mensch kann sich nicht anpassen, wenn sich seine Umgebung, sei es die Familie, sei es der Arbeitsplatz, verändert. Zweitens findet der Therapeut einen Schlüssel, wenn er versucht, die Freudsche Methode des freien Assoziierens anzuwenden: Der gehemmte Mensch kann nicht wirklich frei assoziieren. Der Praktiker Schultz-Hencke macht darauf aufmerksam, daß man den Gehemmten nicht befragen kann; bei der Befragung versagt er, er spricht sich nicht aus, kann keine exakten Antworten geben. Aber es ist möglich, sich mit ihm zu unterhalten und die Unterhaltung so zu führen, daß man tatsächlich etwas von ihm erfährt.

Schultz-Hencke führt weit in jenes Gebiet hinein, das wir Charakterologie nennen. Große Teile seines Buches ›Der gehemmte Mensch‹ geben eine Charakterkunde des modernen Menschen unter dem Gesichtspunkt möglicher oder durchgreifender Gehemmtheit. Die Hemmung ist also etwas, das unser gesamtes Dasein, unsere Persönlichkeit prägt und bestimmt. Der gehemmte Mensch neigt infolge seiner Gehemmtheit zu bestimmten Verhaltensweisen und seine Erlebnisverarbeitung zu bestimmten Neurosen.

Erich Fromm

Fromm wurde durch sein Buch ›Escape from Freedom‹ (1941) weithin bekannt. Als es nach dem Kriege in deutscher Übersetzung (›Die Furcht vor der Freiheit‹) erschien, erregte es auch bei uns Aufsehen. Fromm ist Freudianer, aber er fügt bewußt zwei Bereiche hinzu, die Freud ebenso bewußt ausläßt:
- Soziologie und Sozialpsychologie (Freud nimmt im Grunde die gegebene Gesellschaft einfach hin),
- die Religion.[15]

Freud hat sich für das, was das menschliche Zusammenleben prägt, nämlich die sozioökonomische Basis, kaum interessiert. Hier schließt Fromm direkt an Marx an. Wenn man davon ausgeht, daß die Familie durch gesellschaftliche Faktoren aufgebaut und bestimmt ist, erscheint sie als »Agentur der Gesellschaft«: Sie übt Verhaltensweisen, Urteile und Vorurteile, Gewohnheiten ein, welche die Gesellschaft für ihr ungestörtes Überleben haben will. Das bedeutet – kritisch gegenüber Sigmund Freud –, daß die sozioökonomischen Verhältnisse noch vor der Libido, der psychischen Energie, kommen. Schon 1929 hatte Fromm geschrieben, man könnte annehmen, der Mensch habe zwei Seelen in seiner Brust, in Wahrheit sei es aber nur eine. Auf diese wirken die wirtschaftlichen Kräfte ein, beispielsweise – wie in der ›Furcht vor der Freiheit‹ von Fromm ausführlich erörtert – die des kapitalistischen Systems. Hier ist Fromm abhängig von Max Weber.[16] Fromm sieht den eigentlichen Charakter des Kapitalismus darin, daß dieser den Menschen freistellt. Während das Feudalsystem den Menschen auf einem bestimmten Platz beläßt, den er auszufüllen hat, ist er im

Kapitalismus frei, das heißt, alles hängt von seiner Initiative ab, und ob er Erfolg hat oder nicht, ist allein *seine* Sache. Damit wird der wirtschaftliche Erfolg zum Selbstzweck: »Es wurde zum Schicksal des Menschen, daß er zum Gedeihen des Wirtschaftssystems beitragen mußte, daß er Kapital anhäufen mußte, und dies nicht zum eigenen Glück oder Heil, sondern als Selbstzweck. Der Mensch wurde zum Zahnrad im riesigen Wirtschaftsapparat.« Vor dieser Freiheit, die vor allem Vereinzelung und damit auch Vereinsamung bedeutet, flieht der Mensch. Nach Fromm gibt es verschiedene Fluchtmechanismen:

- Flucht ins Autoritäre,
- Flucht ins Destruktive,
- Flucht ins Konformistische.

1976 hat Fromm den Versuch unternommen, in ›Haben oder Sein‹ die »seelischen Grundlagen einer neuen Gesellschaft« zu legen. Das Haben bedeutet für ihn die passive Seite, das Sein die aktive – auch hier wieder der Bezug auf »die alltägliche Erfahrung« und der Entschluß, mit der Psychotherapie eine Veränderung des Charakters herbeizuführen. Der neue Mensch, der Fromm vorschwebt, muß dem Haben ganz absagen und durch sein Sein Selbstvertrauen, Sicherheit und Identität gewinnen. Der Mensch will schon immer diese neue Gesellschaft, und da seine reale Gesellschaft seinen Träumen nicht entspricht, baut er sich daneben die utopische auf: die Religion.[17] Haben und Sein sind insoweit auch religiöse Begriffe. Nun gehört Glaube nicht zum geistigen Klima unserer heutigen Welt. Der Mensch unserer Tage lebt ohne Glauben, obwohl die Frage, ob ein Mensch ohne Glauben leben kann, bisher noch nicht beantwortet worden ist. Offenbar kann er es.

Während Freud annimmt, daß der Mensch weder gut noch böse sei, sondern im Guten und im Bösen von den gleichen seelischen Energien getrieben wird, lehrt Fromm, daß das Leben Integration bedeutet, also das Gute, das heißt, daß der Mensch, in der Sprache der Religion, *nach dem Bilde Gottes geschaffen ist.*[18]

Es kommt also darauf an, daß der Mensch erkennt, was gut und was böse ist. Für »Erkennen« steht bei Fromm im Original *awareness.* Der Übersetzer meint, einen entsprechenden Ausdruck dafür gebe es im Deutschen nicht, da weniger »wissen« im theoretischen Sinne gemeint sei und mehr »erfahren« im praktischen Sinne. Erkenntnis im Sinne Fromms ist in jedem Fall von der zugehörigen, richtigen Tat begleitet. Die Macht solcher Erkenntnis ist allerdings keine Allmacht. Im Menschen sind ständig Neigungen gegeben, die der Erkenntnis des Guten nicht dienlich sind. Wenn er sie unterdrückt, erlebt er Frustrationen. Seine Freiheit muß sich gerade darin ausdrücken, daß er in der Lage ist zu wählen, nämlich zwischen seinen Neigungen, denen er einfach nachgibt, und der Erkenntnis. Dabei handelt der Mensch nicht, wie dies immer wieder empfohlen wird, im Rahmen der gegebenen Möglichkeiten, sondern er handelt *auf der Basis der Erkenntnis der Alternativen.*[19]

Victor von Gebsattel

Eigentlich müßte es heißen: »wird *wieder* philosophisch«. Denn das haben wir ja gesehen: die Medizin war immer eng mit der Philosophie verbunden gewesen. Bis in die Mitte des 19. Jahrhunderts mußten die Medizinstudenten ein *Philosophicum* ablegen. Damals wurde, anstelle des Philosophicums, ein *Physicum* eingeführt, das auch heute noch eine Klippe im Studiengang ist.

Inzwischen ist bei einigen die Überlegung laut geworden, ob man denn auf ein Philosophicum verzichten könne. Als ich sie 1971 zum ersten Mal äußerte, waren gerade die kritischen Studenten *positiv* zum Philosophicum eingestellt.[20] Statt Philosophie würde man heute vielleicht eher von Wissenschaftstheorie sprechen, aber natürlich würde noch manches von der guten alten Philosophie, deren Themen ewig sind, einfließen.

Der erste Arzt, der Konsequenzen aus dem Mangel philosophischer Begründung in der modernen Medizin gezogen hat, war sicherlich Victor-Emil von Gebsattel. Er hatte es nicht eben leicht: Als er anfing, darüber zu reflektieren, wieviel *Antilogisches* (so v. Gebsattel wörtlich) in der Medizin eine wesentliche Rolle spielt, zum Beispiel die Begegnung, der biographische Aspekt, das Subjektive, stand er gegen die festgefügte positivistische Medizin der Zeit, wenig später gegen die nazistische, denn selbstverständlich war auch der Nationalsozialismus nicht geneigt, der Philosophie zuzustimmen, und hielt es mit dem Rassen-Materialismus.

v. Gebsattel versucht, die Dinge zurechtzurücken. Der Arzt, so sagt er, stehe faktisch im Leben auf der Stufe einer »natürlichen Weltbetrachtung«, wie ja unter philosophischem Aspekt der Gelehrte und der Naturwissenschaftler praktisch in einer vorwissenschaftlichen Welt leben: »... in einer Welt, in der die Sonne noch immer auf- und untergeht, in der es von Qualitäten wimmelt, deren Vorhandensein er vielleicht als Wissenschaftler längst bestritten hat, die aber sein tägliches Verhalten bestimmen, ohne daß er ihres Wirkungsanspruchs auf ihn sich bewußt wird.«[21]

Krankheit sei demgemäß nicht identisch mit dem Pathologischen, wie es die Wissenschaft in ihrer Disziplin der allgemeinen und der speziellen Pathologie erforscht und lehrt. Der Mensch habe nämlich *auch eine existentielle Weise des Krankseins* und gerade diese und nicht so sehr »die« (abstrakte) Krankheit mache seine Krankheit aus: »Der wirkliche, der eigentliche Mensch, ob krank oder gesund, bleibt also grundsätzlich der Wissenschaft entzogen, und vom Arzt gilt das gleiche.«

v. Gebsattel reflektiert unter diesem Aspekt die Entwicklung der modernen Medizin: Die Einführung der Psychoanalyse sei keinesfalls gleichbedeutend mit der Rehabilitierung des Subjekts in der Medizin gewesen, »im Gegenteil, der Ehrgeiz Freuds oder Jungs ging dahin, auch die menschliche Seele der naturwissenschaftlichen Methodik zugänglich zu machen«. Wir haben dies bereits mehrfach angemerkt. v. Gebsattel setzt damit nicht auf Krankheit in irgendeinem wissenschaftlich-quantifizierenden Verständnis, sondern auf den kranken Menschen. Gesundheit aber sieht er als »eine fortwährende Leistung«, denn jeder Atemzug, jeder Pulsschlag, jeder Trunk, jede Mahlzeit stehe im Dienst der Abwehr der andrängenden, ständigen Gefährdungen. Gesundsein ist ein »dynamischer Schwebezustand«, der als solcher immer durch Einschränkung und Entgleisung bedroht ist, so daß Krankheit der teilweise oder völlige Sieg der Bedrohung ist.

In der Heidegger-Festschrift von 1959 trägt Medard Boss, Professor für Psychotherapie an der Universität Zürich, die Krankengeschichte einer Ärztin vor, die plötzlich selber psychotisch erkrankt und in psychiatrische Behandlung kommt. Erst nach langen Auseinandersetzungen, die allesamt Kämpfe um das rechte Verständnis der Gesamtpersönlichkeit sind, wird dem behandelnden Psychiater deutlich, was seiner Patientin »fehlt«. Ihre Halluzinationen kamen nicht von »außen«, sondern aus ihr selber: Sie hatte es nicht vermocht, ihre Liebesfähigkeit als etwas zu bejahen, das zu ihrem Wesen notwendig dazugehörte.[22]

Unter diesen Voraussetzungen hat v. Gebsattel die Frage aufgeworfen, was denn eigentlich bei der Psychotherapie therapeutisch wirke. Dabei stellt er zunächst heraus, daß eine Neurose nicht einfach eine Verhaltensstörung sei, sondern viel weiter reiche. Auch wenn man die Neurose als Produkt einer falschen oder gestörten Erlebnisverarbeitung sieht, wird doch einsichtig, daß sie »bis ins Gebiet der weltanschaulichen Grundhaltungen hineinreicht, daß also im Heilungsprozeß diskutierbare weltanschauliche Stellungnahmen, wenn auch nur halbbewußt, mitentschieden werden, wodurch die Heilung selbst Gegenstand auch außerärztlicher Erwägungen wird«.

Diese Feststellung ist sicherlich nicht ohne Gefahr für beide, Patient und Arzt. v. Gebsattel sagt im gleichen Aufsatz: »Das Fundament der Therapie ist die Wechselwirkung zweier Personen«, aber, so muß man nun hinzusetzen, von denen die eine, nämlich der Arzt, über ein deutliches Übergewicht verfügt.[23] Die weltanschauliche Komponente, vom Arzt eingebracht, würde dahin wirken, den Patienten von ihrer Richtigkeit zu überzeugen, ihn also womöglich umzudirigieren. Allerdings ist dieser weltanschauliche Einfluß bei v. Gebsattel weiter gefaßt, allgemeiner gemeint, man darf sagen: philosophisch, denn der Philosoph liebt das Allgemeine. Es soll versucht werden, nicht eine bestimmte, umschriebene Weltanschauung durchzusetzen, sondern Einsicht zu vermitteln, und zwar Einsicht in das Verhältnis des Ich zur Welt und damit in die Entstehung der Neurose. Die Neurose isoliert den Menschen, wodurch ihm lebendige Verbindungen verlorengehen, ohne deren Wiederherstellung er aber schwerlich wieder gesund werden kann.

Der Arzt ist demgemäß der personale Partner des Patienten und hat als solcher vor allem *die Aufgabe richtigzustellen,* denn Hilfe ist »ihrer Natur nach eine Antworthandlung«.

Krankheit und Mitmensch, so bemerkt v. Gebsattel an anderer Stelle, sind für den Arzt eins, das heißt, er sieht den Wald vor lauter Bäumen nicht. Soweit der Arzt nur »Behandler« sein will, ist mehr auch nicht nötig. Dann allerdings stellt sich der Arzt auf die Ebene des Tierarztes: es wird nicht gesprochen. Das Tier steckt blind in seiner Krankheit, bis über die Ohren, ist unfähig, auszufahren aus dem Leib, was der Mensch kann, indem er nachdenkt und spricht. v. Gebsattel sieht hier die Umrisse einer »biographischen Medizin«.[24]

Unter solchen Gesichtspunkten wird ihm deutlich, »daß der Mensch bei völliger Intaktheit seiner somatischen und vitalen Funktionen, bei völliger leiblicher Gesundheit also, ein abgründig Leidender sein kann im Leiden an dem, was Kierkegaard als die ›Krankheit zum Tode‹ mit erschütterndem, heute noch keineswegs voll verstandenem Nachdruck beschrieben hat«. An dieser Stelle wird eine »dritte Dimension« des ärztlichen Handelns zugänglich. Hier muß der Arzt selbst als Person in die Kommunikation eintreten. Dabei wird erfahren, daß durch den Notleidenden der Arzt ebenfalls in die Not hineingerufen wird.

Es ist die gleiche Not, so daß eine Solidarität entsteht, und in dieser wird der Patient, eben noch Objekt der Medizin, zum gleichrangigen Partner des Arztes, der in dieser Interaktion bisher allein das Subjekt war.

Karl Jaspers – Existenzerhellung

Es ist auffällig, daß Jaspers, der seiner Ausbildung nach Arzt, und zwar Psychiater war, ehe er den Lehrstuhl für Philosophie an der Heidelberger Universität erhielt, wenigstens bei erster Betrachtung nicht jenen Einfluß auf die Medizin und insbesondere die Psychiatrie gehabt hat wie Heidegger, der reiner Philosoph war. Natürlich wird kein Psychiater sich über Jaspers' ›Allgemeine Psychopathologie‹ hinwegsetzen wollen, wenn er einmal davon Kenntnis genommen hat. Das 1913 in erster Auflage erschienene große Werk ist heute noch immer aktuell, vor allem durch seine Erziehung zu exaktem Denken, und deshalb im Buchhandel auch in neuester Auflage vorrätig. Aber die Richtung von Jaspers hat sich offensichtlich nicht so ausgewirkt wie die von Heidegger.[25]

Jaspers hat in verschiedenen Arbeiten zum Thema der Medizin selber Stellung genommen.[26] Als die »Sammlung Göschen«, seinerzeit mit Reclam eine der ersten und führenden Taschenbuchreihen, für 1931 einen Jubiläumsband (Band 1000) plante, wählte man dafür Jaspers' Schrift ›Die geistige Situation der Zeit‹ aus. Auch dieses kleine Buch ist nach wie vor im Handel. Darin spricht Jaspers über die abnehmende Möglichkeit des Menschen, in einem Beruf noch echte Erfüllung zu finden, und verweist dabei auf die Medizin:

»Ein Beispiel ist die Verwandlung der ärztlichen Praxis. Man sorgt im medizinischen Beruf rationell für Massenabfertigung der Kranken, für technische Behandlung in Instituten, löst den Kranken auf in Teile zur Überweisung an die Behandlungsarten, zu denen er hin und her geschickt wird. Aber grade damit wird dem Kranken der Arzt genommen. Es wird die Voraussetzung gemacht, wie alles lasse sich auch ärztliche Behandlung durch ein Herstellen meistern. Man möchte den Ambulatoriumsarzt zu Liebenswürdigkeit drillen, das persönliche Vertrauen zum Arzt durch ein Institutsvertrauen ersetzen. Aber Arzt und Kranker lassen sich nicht auf das laufende Band der Organisation spannen. Zwar der Rettungsdienst bei Unfällen funktioniert, aber die lebenszentrale Hilfe des Arztes für den kranken Menschen in der Kontinuität seines Daseins wird auf diese Weise unmöglich ... Die Neigung zu immer neuer Behandlung irgendwelcher Art bei der Mehrzahl der Patienten trifft sich mit dem Organisationswillen technisch gesinnter Massenmenschen, welche mit unwahrer, meist politisch unterbauter Pathetik allen das Heil der Gesundheit zu bringen behaupten. An die Stelle der Sorge für das Individuum tritt der Betrieb technischer Behandlungsspezialitäten.«

Jaspers hätte schon damals, wenn ich es richtig sehe, vom »Ende der Medizin« schreiben können. Er sah sie gegeben in der »Trennung vom Selbstsein und Arbeitersein«, welche auch in der Medizin die Leistung, die erwartet wird, ruiniert: »Vor allem aber wird der wirklich Kranke sich immer weniger verlassen können auf Gründlichkeit, Vernunft und Klarheit in seiner Behandlung durch einen einzigen ihm als einer Ganzheit zugewandten wirklichen Arzt«, und: »Die Ideen der Berufe sterben ab. Man behält partikulare Zwecke, Plan und Organisation.«[27]

Aus diesen Ausführungen kann man auf eine spezifische Einstellung Jaspers' zur Praxis der Medizin schließen. Sie bedeutet für den modernen Medizinbetrieb und für die allgemeine positivistische Orientierung der Ärzte eine eher etwas altertümliche, ehrwürdige Rückverweisung – vielleicht auch dies ein Grund, weshalb Jaspers nicht auf die Art von Heidegger zum Zuge kam: Da er sich direkt mit der Medizin befaßte und dies auf die Weise eines Philosophen tat, nämlich kritisch, verscherzte er sich einige Positionen beim ärztlichen Publikum.

Jaspers stellt zunächst völlig richtig klar, daß der Mensch somatisch für die Mediziner »kaum mehr als ein Tier« sei, seelisch jedoch finde sich »ein völliger Sprung«. Das wird bekanntlich von vielen Ärzten nach dem Vorbild der Verhaltensforscher, die ja in ihrer Mehrzahl Affenforscher sind, abgestritten. Jaspers schreibt: »Es gibt kein Lachen und Weinen bei den Tieren, die Intelligenz der Affen ist nicht Geist, nicht echtes Denken, sondern nur jene gescheite Aufmerksamkeit, welche bei uns eine Vorbedingung unseres Denkens, nicht dieses selber ist. Als der Grundzug des Menschen gilt seit alters: Freiheit, Reflexion, Geist.« Hinderlich für die allgemeine Anerkennung war sicherlich auch Jaspers' *Kritik an der Psychoanalyse*. Von ihr sagt er in seiner ›Psychopathologie‹, sie sei

– ein verwirrendes Durcheinander psychologischer Theorien,
– eine weltanschauliche oder Glaubensbewegung, welche Lebenselement einiger Menschen wurde,
– verstehende Psychologie.

Aber gerade der Hinweis auf das Verstehen ist die schärfste Kritik, denn Freud selber begreift seine Methode ja als *kausale* Psychologie. Jaspers moniert vor allem die Geistfeindlichkeit Freuds, der bei allen Erklärungen immer auf das Gröbste geht und bevorzugt auf das Vitale und Sexuelle, nie aber auf das Geistige rekurriert.

Jaspers selber hat die Kategorie der Kommunikation eingeführt.[28] Er unterscheidet im ärztlichen Handeln verschiedene Sinnebenen:

1. das technisch-kausale Handeln, das »Zusammenhänge des Lebensapparates wieder in Ordnung bringt«,
2. ein die Selbsthilfetendenz des Lebensapparates wieder in Gang setzendes Handeln, das er mit der Tätigkeit des Gärtners vergleicht,
3. ein Behandeln, das den Menschen als »verständiges Wesen« anspricht, das also Kommunikation sei.

Die Qualität der Behandlung auf der dritten Ebene beurteilt Jaspers danach, wieweit der Patient »Partner eines Offenbarwerdens« werde. Gemeint ist die Patienten-Arzt-Beziehung als eine »Gemeinschaft von Selbst zu Selbst als Vernunftwesen«: »Der Arzt ist nicht nur Techniker, noch auch nur Autorität, sondern Existenz für Existenz, vergängliches Menschenwesen, so daß man von existentieller Kommunikation sprechen kann.«

Die Psychotherapie von Jaspers wendet sich – anders als Freud und die Freudianer – nicht an das Biologische im Menschen, sondern an die Freiheit des Menschen. Man muß das präzisieren: »Biologisch« bedeutet für Jaspers das Abstellen sowohl auf somatische als auch auf psychologische Mechanismen, auf Organpathologie und Triebstruktur. Er macht dann die Grenzen aller Psychotherapie deutlich:

– Psychotherapie kann nicht ersetzen, was allein das Leben selber bringt;
– sie hat es mit einem Sosein des Menschen zu tun, das sie nicht verändern kann, also mit dem Charakter, dem Angeborenen.

Infolgedessen geht Psychotherapie immer wieder über ins Philosophische, ins Weltanschauliche, und sie hat das Durchsichtigwerden, nicht die Verschleierung zu bewirken.

Wie Jaspers sich den Arzt vorstellt, der das leisten kann, hat er in einer Typologie der Ärzte beschrieben, in welcher es heißt: »Die Wissenschaft ist nur eines der Hilfsmittel. Es muß noch vieles hinzu kommen. Unter den persönlichen Vorbedingungen spielt die Weite des Horizontes eine Rolle, die Fähigkeit, vorübergehend ganz wertungsfrei, hingebend, wirklich vorurteilslos zu sein (eine Fähigkeit, die nur bei Menschen vorkommt, die im übrigen ursprünglich starke Wertungen und einen ausgeprägten Charakter besitzen), schließlich eine ursprüngliche Wärme und Güte des Wesens.« Einen solchen Arzt wird es, wie auf der Hand liegt, nur selten geben.

Ein Eingehen auf Jaspers' Philosophie würde zeigen, daß diese in besonderem Maße geeignet ist, Psychotherapie zu begründen und zu tragen, da sie das Wissen von den Grenzbefindlichkeiten zur Aufgabe stellt. Dabei weiß Jaspers, daß Spannungen entstehen, die aber durchgehalten werden müssen. Kommunikation kann immer nur zwischen zweien stattfinden, die aus der Einsamkeit kommen, aber nicht in eins verschmelzen können: »... in aller Aufhebung der Kommunikation wächst eine neue Einsamkeit, die nicht verschwinden kann, ohne daß ich selbst als Bedingung der Kommunikation aufhöre.« Es ist eine Philosophie wie Psychotherapie hoher Ansprüche, und auch dies hat der Verbreitung im Wege gestanden: Es ist keine Popularpsychologie.

Carl Gustav Jung

Vielleicht sollte man C. G. Jung näher an Freud heranrücken, auch in diesem Buch, schließlich waren Jung und Freud einmal Freunde, Jung eine Zeitlang der »Kronprinz«. Aber im Grunde gehen sie verschiedene Wege: Freud wählt die reduktive Methode, Jung dagegen eine synthetische, konstruktive. Aber natürlich ist Jung auch Analytiker, so wie Freud auch Synthetiker ist, so daß man schon den Begriff der Analyse-Synthese vorgeschlagen hat. Gern hätte Jung es wahrscheinlich gehört, wäre auf seine Psychologie der mittelalterliche Ausdruck »Spagyrik« angewandt worden. Er wäre damit in die Nachbarschaft von Paracelsus gekommen. Paracelsus war allerdings ein Synthetiker großen Stils. Durchgesetzt hat sich später die Bezeichnung »Komplexe Psychologie«.

Jungs Einstellung zu damit zusammenhängenden Fragen hat sich im Laufe seines Lebens geändert. »Ich würde«, schrieb er 1946, »für unseren psychologischen Gebrauch ganz auf den Gedanken verzichten, daß wir heutigen Menschen überhaupt imstande sind, etwas ›Wahres‹ oder ›Richtiges‹ über das Wesen der Seele auszumachen.«[29]

Jung sucht nach den gemeinsamen Gründen seelischer Erscheinungen, sowohl gesunder als auch krankhafter, sowohl kulturschaffender als auch -zerstörender, und findet sie in einem Bereich, der allen Menschen eigen ist. Es ist *ein kollektives Unbewußtes,* das er da findet, und in ihm sind die Erfahrungen vieler Jahrtausende und Jahrhunderttausende der Menschheitsentwicklung gespeichert. Aus dem kollektiven Unbewußten heraus wirken also noch Urerfahrungen auf den modernen Menschen ein.

Das Bewußtsein ist ichhaft, persönlich, das Unbewußte dagegen unpersönlich, allgemein, wenn es auch noch eine Oberfläche haben könnte, die mehr persönlicher Art ist. Aus dem Unbewußten kommen die Symbole, Bilder, die eigentümlich verbindlich für alle sind, die wir »verstehen«, selbst wenn wir zum ersten Mal mit ihnen konfrontiert werden. Jung spricht von den »Archetypen«. Sie gehören in den Bereich der Mythen, also zu einer Welt, die dem modernen Menschen weitgehend verloren ist. Aber dieser Verlust, die Verarmung an Symbolen, ist kein Zufall, sondern hat einen Sinn. Es ist nämlich alles das verschwunden, was nur Beiwerk gewesen zu sein scheint, Äußerliches, das, wobei man sich nichts dachte, was eben deshalb auch nicht mehr wirksam war.

Sinnbild des Unbewußten ist für Jung das Wasser. Wer sich mit dem Unbewußten beschäftigen will, muß mit dem Wasser nach unten, in die Tiefe. Im Unbewußten findet man Schutz, aber man wird selber auch unbewußt. Das war die Gefahr in der Frühzeit des Menschen, als das Bewußte im Menschen noch auf schwachen Füßen stand und von jeder Woge des Unbewußten überspült werden konnte. Daher fürchteten die Primitiven die Affekte, weil sie wußten, daß sie sich in ihnen selber verlieren könnten. Das Trachten ging deshalb dahin, das Bewußtsein zu festigen. Diesem Zweck dienten die Riten – »der primitive Ritus besteht darum in Geisterbannung, Enthexung, Abwendung des bösen Omens, Propritiierung, Purifikation und analogischer, das heißt magischer, Herstellung des hilfreichen Geschehens«.[30]

Was damals noch in lockerem Verbund mit der (bewußten) Seele stand, ist heute fester eingebunden, aufgenommen worden, so daß die moderne Psyche komplexer geworden ist. In ihr herrscht *die Anima* oder der Animus, das weiblich oder männlich vorgestellte Seelenbild – immer gegengeschlechtlich aufgebaut, durch unsere Entwicklung aber nach den Stereotypen des Weiblichen oder Männlichen überdeckt oder verdrängt, also »vergessen«. Die Anima ist kein Konstrukt, kein Begriff, sondern »ein natürlicher Archetypus, der in befriedigender Weise alle Aussagen des Unbewußten, des primitiven Geistes, der Sprach- und Religionsgeschichte subsumiert«. Aus der Anima leben wir, denn sie selbst ist ein Lebendes und gibt uns unablässig die Stimmungen, Impulse, Reaktionen, die psychischen Spontaneitäten. Da jedem Geschlecht das Gegengeschlecht innewohnt, unterscheiden wir Anima und Animus, aber die Anima ist, wiewohl die schwächere, doch diejenige, mit der wir »das Reich der Götter betreten«, denn alles, was sie berührt, wird numinos, gefährlich, tabuiert, magisch: »... sie ist die Schlange im Paradies des harmlosen Menschen voll guter Vorsätze und Absichten«.

Diese Skizze gibt wegen ihrer unvermeidlichen Knappheit vielleicht ein eher irritierendes Bild der Jungschen Psychologie, die sich unversehens als eine Art Mythologie erweist, so daß man sich fragt, wie man denn von daher zu einer Interpretation moderner Seelennöte kommen könnte. Und doch ist das möglich, wenn man sich die Mühe macht, Mythologie mit Jung zu Ende zu denken. Das führt vor allem zu einer neuen Betrachtungsweise der Symbole, mit welcher in der Tat sehr schnell eine Beziehung zu heutigen Problemen herzustellen ist. Jung spricht hinsichtlich der darauf gegründeten psychotherapeutischen Technik von *Amplifikation,* die der Assoziationstechnik an die Seite tritt. Der Therapeut bietet Symbole an, die der Patient »wiedererkennt«, wodurch Deutung möglich wird. Der symbolische Prozeß ist ja nach Jung ein Erleben im Bild und des Bildes. Die Delirien des Psychotikers, verborgen auch in den Gedankengängen des Neurotikers, muß man entdecken. Das Pathologische liegt aber nicht in den ungewöhnlichen Vorstellungen, *sondern in der Dissoziation vom Bewußten, also in der Abtrennung und Isolierung.* Das ist ein Ausdruck der Schwäche des Bewußtseins, welches das Unbewußte nicht mehr halten kann. Es kommt also darauf an, das Unbewußte wieder zu integrieren. Diese einfache Feststellung gibt die Grundlage für die Jungsche Psychotherapie, so daß man erkennt, wie falsch eine Interpretion ist, die Jung als Vertreter eines modernen Irrationalismus nimmt. Der psychotherapeutische Prozeß entspricht damit dem Ablauf des Lebens (Freuds *vom Es zum Ich*), aber da der Mensch schon einmal Bewußtsein war, läßt sich die Therapie nicht so einfach an. Das Bewußtsein gleitet immer wieder in archetypische Bilder ab, so daß der Therapeut nicht umhinkann, beide Positionen als gleichrangig zu betrachten, um dadurch eine Wiederherstellung zu erreichen (Jung: »... damit das Individuum zu dem wird, was es schon immer war«).

Eine besonders große Dissoziabilität besitzt der moderne Kulturmensch. Sein Problem ist das der Befreiung der Individualität aus der Kollektivpsyche. Der umgekehrte Vorgang, der Zusammenbruch des Bewußten, »ist immer eine kleine Sache ... man ist ausgeliefert, desorientiert, ein steuerloses Schiff, den Launen der Elemente preisgegeben. So scheint es wenigstens. In Wirklichkeit aber ist man auf das kollektive Unbewußte zurückgefallen, das nunmehr die Führung übernimmt.«[31]

Um sich daraus zu befreien, kann man auf die Freudsche Theorie der Neurosen zurückgreifen, welche die Abhängigkeit des Patienten als infantilsexuellen Anspruch erklärt. Adler würde sie als infantilen Machtanspruch interpretieren. Der Arzt, sagt Jung, kann mit beiden Theorien »sein Gesicht wahren«. Er kann aber auch daran denken, daß das Unbewußte nicht nur »wünscht«, sondern seine Wünsche auch wieder aufheben kann. Wer glaubt, bei der Neurose handle es sich letztlich nur um einen Infantilismus, dem bleibt diese Erkenntnis allerdings verschlossen. Damit geht ihm auch der Sinn dessen verloren, was das Unbewußte gewünscht hat. Rein rational kann man da nicht helfen, aber manchmal hilft eine große äußere Not. Jung weist darauf hin, daß diese äußere Not oft nur die andere Seite der inneren Not ist. Man könnte regredieren, das Wiechertsche »einfache Leben« anfangen, von dem Mephisto Faust verrät:

Gut! Ein Mittel, ohne Geld
Und Arzt und Zauberei zu haben:
Begib dich gleich hinaus aufs Feld,
Fang an zu hacken und zu graben ...

Damit ist *das alternative Leben* angesprochen, das man allerdings nicht posieren kann, sondern wirklich leben muß – was bei konsequenter Durchführung auf erhebliche Widerstände der verschiedensten Art stößt.

Eine Möglichkeit anderer Art, also nicht regredierender, besteht in der Identifikation mit der Kollektivseele. Das ist jedoch, als würde man die Inflation bejahen, indem man sie einfach zum System erhebt. *Der richtige Weg ist die Individuation.* Man muß darangehen, die Selbstentäußerung, die ja integrale Teile des Selbst an Rollen abgibt, aufzuheben. Das Selbst bleibt dabei eine dem Bewußten übergeordnete Größe.

An dieser Stelle muß gesagt werden, daß das gesamte Werk Jungs getragen wird von einem ständigen Trachten nach Anwendung des Erkannten. So wie er der Psychologie durch seine Unterscheidung von *extra- und introvertierten Typen* einen eindringlich praktischen Zug gegeben hat, der längst populär geworden ist, so hat er auch der Psychotherapie wichtige, praktische Kenntnisse vermittelt.[32] Im Menschen liegt nach Jung immer etwas bereit, das projiziert werden will. So setzt Jung, neben der Assoziationsmethode, auf *das Imaginieren,* auf das schöpferische Tun des Patienten, der etwas malen, aus sich herausstellen kann. Zur Bewußtmachung tritt also als zweiter Faktor *die aktive Imagination.* Erkenntnis allein, das wäre die erste Methode, macht es nicht, es muß die zweite hinzutreten, die zugleich emotional und moralisch ist.

Eine besondere Bedeutung kommt in Jungs Lehre und Praxis den Träumen zu, die er als direkte Äußerungen des Unbewußten versteht. Das Bewußtsein ist formbar, »dressierbar«, das Unbewußte nicht, so daß Jung auf jene Stelle bei Augustin verweist, wo dieser Gott dankt, daß er ihn nicht verantwortlich machen kann für seine Träume. Immer wieder aber betont Jung, daß das Unbewußte Natur ist, kollektiv, nicht dem Menschen dienend, also strenggenommen inhuman – es muß immer der menschliche Geist hinzutreten, um menschlichen Zwecken zu dienen. Das Unbewußte ist eine ungeheure Kraft, wenn man weiß, wie man sie nutzen kann, wenn der Geist der Führer ist. Auch Neurosen und Psychosen sind Individuationsprozesse, doch sie sind nicht an den Geist angeschlossen, sondern an das Unbewußte.[33]

Leopold Szondi

Leopold Szondi geht einen Schritt weiter, er gibt auch für das Unbewußte und seine Teile einen somatischen Sitz an, nämlich *die latenten Gene,* die nicht in den Phänotyp, das Erscheinungsbild, eingegangen sind. Sie bilden *das familiäre Unbewußte,* das Szondi zwischen dem verdrängten und dem kollektiven Unbewußten ansetzt.[34]

Wer solchen Vorspann gibt, appelliert an die Naturwissenschaften, sich der Psyche anzunehmen, sie sei ja nichts anderes als ein körperliches Organ. Aber Szondis Ziel ist weiter gesteckt. Er will nicht mehr und nicht weniger, als das Schicksal in die naturwissenschaftliche, quantifizierende Medizin einbringen. Er will, wie er sich ausdrückt, »Schicksal« zu einem medizinfähigen Begriff machen und findet den Ansatz dazu in den *Wahlhandlungen,* die jeder vornimmt und die tatsächlich, im Längsschnitt gesehen, das ausmachen, was man Schicksal nennen könnte. Die Spuren zu einer Schicksalstheorie beginnen bei Freud, sie werden dann sehr deutlich bei Jung, der die Bedeutung des Vaters für die persönliche Entwicklung nicht im realen »Familienroman« sieht, den jeder erleidet und zugleich gestaltet, sondern im Archetypus des Vaterbildes.

Szondi nennt die Auseinandersetzung mit dem, was wir mit dem Begriff und im Bilde des Schicksals zu greifen versuchen, *Anankologie* (von ananké = Zwang, Schicksal). Schicksal besteht vor allem in den vielen Möglichkeiten, die für jeden im Leben bestehen und sich wechselnd, je nach seinen Wahlhandlungen, auftun, von denen er aber meist nur eine einzige realisieren kann. Das verhält sich bei allen Lebewesen so, aber der Mensch ist dasjenige, das sich sein Schicksal bewußtmachen und insoweit auch über sein eigenes Schicksal entscheiden kann. Das Tier hat kein Schicksal, meint Szondi, und von Hölderlin kennen wir die Verszeile: »... schicksallos wie der schlafende Säugling ...«.

Der Mensch ist frei, dies heißt nichts anderes, als daß er über mehrere Möglichkeiten verfügt. Nun kann man aber nach Szondi lediglich über das als Möglichkeit entscheiden, was uns unbewußt mitgegeben ist: in den bereits genannten latenten Genen beispielsweise, die zwar da sind, gleichsam schlummernd (»latent«), aber nicht zur Ausprägung im Phänotypus kommen. Szondi zitiert dazu Heidegger, wonach der Sinn der Vererbung die Wiederholung sei, also in Szondis Worten: *Ahnenansprüche,* die vom »familiären Unbewußten« aus ins Bewußtsein übertreten. Dies kann spontan geschehen, durch alle möglichen Ereignisse und Vorkommnisse, jedoch auch künstlich, das heißt durch Psychotherapie.

Schicksalsanalyse ist damit eine Psychotherapie, die sich mit den Ahnenansprüchen beschäftigt, welche im »familiären Unbewußten« bereitliegen. Da Therapie auch hier Bewußtmachen meint, wird damit gesagt: *Die Schicksalsanalyse konfrontiert den Menschen mit den in seinem Innern noch bereitliegenden, nicht genutzten Schicksalsmöglichkeiten.* Der Regisseur des Schicksals ist das Ich, der Geist, und wir müssen unterscheiden zwischen dem *Zwangsschicksal,* wie es sich aus den Begegnungen und Beziehungen im sozialen Umfeld ergibt – ein Gegenstand der Forschung für die Soziologie und insbesondere die Medizinische Soziologie –, und dem *Wahlschicksal,* mit dem sich die Therapie zu beschäftigen hat: Hier kann sie bloßlegen und fördern. Es sind also nicht die Moiren, die Parzen, welche das Schicksal bauen, es ist keine dunkle Macht, kein Dämon, sondern es handelt sich um *ein System sich auswirkender Funktionen,* in das man hineinsehen und das man eben dadurch auch beeinflussen kann.

Schon die sich schicksalsmäßig stark auswirkenden Wahlentscheidungen in Liebe (Ehe), Freundschaft und Beruf werden nach Szondi von den latenten Genen her bestimmt. Die bewußte Wahl, wie sie der Mensch zu vollziehen glaubt, ist nur eine Schein-Wahl, in Wahrheit wählen für ihn die Ahnenansprüche. Diese richten sich nach Anziehungskräften, die ebenfalls in diesem familiären Unbewußten gegeben sind, von deren Dirigismus der Mensch aber nichts verspürt, sofern er sich dies nicht durch die Schicksalsanalyse bewußtmacht.

Um hier ganz exakt vorgehen zu können, muß man den Stammbaum des Patienten, aber auch die Stammbäume all der Menschen aufstellen, mit denen er zu tun hatte und die für ihn mehr bedeuteten als Zufallsbegegnungen. Dazu muß man die Berufe, die Lebensläufe, die Charaktere rekonstruieren und beurteilen. Szondi spricht von Schicksals-Genetik, von *Genotropismus,* aber er geht mit dieser Ahnenforschung weit über die eigentliche Genetik hinaus. In seiner »Schicksalsanalyse« gibt er ein schlagendes Beispiel dafür: *die Übereinstimmung der Stammbäume von Psychologen, Psychiatern und Therapeuten mit denen ihrer Patienten!* Wörtlich betont er, daß man in den Stammbäumen von hervorragenden Psychiatern und Psychotherapeuten »in überdurchschnittlichem Maße« psychotische und »des öfteren« schizophrene Bluts- und Wahlverwandte finde. Nach Szondi gibt es dies nicht nur in der Berufs- und Freundeswahl, sondern auch in der »Wahl« der Krankheiten, die auch ohne Infektiosität in den Stammbäumen wiederkehren, und sogar in der »Wahl« des Todes, wobei er allerdings an die Wahl des Selbstmords denkt.

Welche Instanz hat die Kraft, fragt Szondi, anstelle des Zwangsschicksals das freie Wahlschicksal durchzusetzen? Es kann nur das Ich sein, welches zu diesem Zweck folgende Eigenschaften aufweisen muß:

– *die Integration:* Das Ich muß sich zum Beispiel die verschiedenen, bisher unbewußten Ahnenansprüche bewußtmachen und sie darauf prüfen, wieweit sie bejaht und einverleibt werden können;
– *die Transzendenz:* Das Ich muß zum Geist transzendieren können, also beispielsweise die überpersönlichen Ordnungen und Werte erkennen und anerkennen;
– *die geistige Partizipation,* was bedeutet, daß das Ich mit diesen Ordnungen und Werten auf die Dauer eins sein muß.

Durch diese drei Faktoren gewinnt das Ich die erforderliche Kraft, Herr des eigenen Schicksals zu werden.

Praktisch ergibt sich für das therapeutische Vorgehen also eine Besonderheit. Der Therapeut baut seine Analyse nicht mehr nach eigenem Gutdünken, nach seiner Intuition oder Menschenkenntnis auf, sondern er geht an Hand der Kenntnis der Anlagen vor, die dieser Patient hat und die er, der Therapeut, natürlich erst feststellen muß. Dabei entdeckt er beispielsweise auch andere Wahlmöglichkeiten für Krankheiten: Es könnte statt einer Psychose auch eine Migräne eintreten, und der Therapeut muß versuchen, diesen Tausch der ernsteren gegen die weniger ernste, eher tolerable Krankheit herzustellen. Hierfür gibt es verschiedene, meist sehr abrupte, mit dem Schock (Szondi: »Hammerschlag«) arbeitende Methoden.

Bis hierher haben wir die Psycho-Landschaft durchstreift, keineswegs alle Sehenswürdigkeiten sind besichtigt worden. Bei manchen tut es mir leid, am liebsten möchte ich sie nachtragen. Aber es kommt auf etwas anderes an: Auf die Feststellung nämlich, daß keine der vielen, einander scharf widersprechenden – meist sich gnadenlos bekämpfenden – Psycho-Richtungen ganz ohne Erfolg ist. Andererseits hat keine das erreicht, *was wir erwarten müssen: die große Gesundheit inmitten sozialer Instabilität.* Dafür haben sie in ihrer Gesamtheit etwas verändert. Es wird nur selten darüber gesprochen, kaum publiziert. Um zu einem schonungslosen Urteil zu kommen, das dann ein vorurteilsloses Bild ergibt, müssen wir darauf eingehen.

Zunächst ist das Ergebnis die vermehrte Zuwendung zum Psychischen, das weithin einer Fixierung gleichkommt. Es hat eine Art Vorwelle gegeben, die wir kurz erwähnt haben: die Welle der Neurasthenie und der »Nervosität« gegen Ende des vorigen Jahrhunderts. Sie wurde eliminiert durch die »explosionsartige« Ausbreitung der Bakteriologie und der naturwissenschaftlich-klinischen Medizin sowie durch die Orientierung des deutschen Militärstaates auf das Äußere und Äußerliche. Es gebrach ihr aber auch an einer Voraussetzung des Überlebens: »Nervosität« war ein zu vager Begriff, um das landesweite, im Grunde schon weltweite Unbehagen (George Beards Buch, sein Hauptwerk, das sich mit diesem Thema befaßt, kam aus den USA) zu artikulieren. Mit Freud und den anderen analytischen Richtungen wurde eine breite, wissenschaftlichen Anspruch erhebende Grundlage geschaffen. Einschließlich obligater Scholastik konnte und kann die Psycho-Bewegung es mit der naturwissenschaftlich orientieren, organpathologisch denkenden Medizin voll aufnehmen.

Das war nur die erste Wirkung. Weitere folgten im Verlauf dieser Entfaltung. Freud brachte die bis dahin vernachlässigte Triebgrundlage der Persönlichkeit ins Spiel. Seine Interpretamente zeigten sie als gleichförmig für alle, so daß eben diese Basis der menschlichen Existenz und des menschlichen Handelns entpersönlicht wurde. Die gleichen Mechanismen laufen bei allen ab, im Grunde gibt es keine durchgreifenden Unterschiede. Wenn aber solcherart die Triebgrundlage des Menschen entpersönlicht wird, wird auch die Struktur der Persönlichkeit selber in Mitleidenschaft gezogen.[35]

Mit den Auswirkungen dieser Einflüsse haben wir es jetzt zu tun. *Der Mensch ist so, wie er behandelt wird, vor allem aber: wie er sich selbst behandelt.* Versteht er sich materialistisch (positivistisch), so wird er anders sein, als würde er sich idealistisch, geistbezogen sehen. Unsere Zeit ist generell positivistisch orientiert. Wer Zweifel hat, blicke in die Lehrbücher der Biologie und der Anthropologie aller Länder, sie zeigen in den USA wie in der UdSSR, in der BRD wie in Frankreich oder Italien das gleiche Gesicht.[36] Die Anthropologie als die Wissenschaft vom Menschen ist danach ein Teilgebiet der Zoologie, die ihrerseits mit der Subdisziplin der Ethologie, der Verhaltensforschung, die Grenzen zwischen den höheren Tieren und den Menschen auflöst. Das Psychische, mit soviel Emphase neu entdeckt, wird zum Epiphänomen des Zentralnervensystems. Damit sind aber alle Anschauungen, die im Menschen ein »Mehr« als die bloße materielle Konfiguration und deren mechanische Dynamik vermuteten, abgedrängt und als wissenschaftlich suspekt disqualifiziert worden.

Der Zustand der Gesellschaft selber, nach zwei Weltkriegen und einer anhaltenden politischen, sozialen und ökonomischen Instabilität, ist mit einem einzigen Wort bezeichnet, das der große französische Soziologe Emile Durkheim geprägt hat: Die Gesellschaft ist anomisch.[37] Anomisch heißt: im Grunde gesetzlos; zwar sind Gesetze gegeben, sie werden auch respektiert, weil jedoch die Staatsgewalt dahintersteht, sind sie für den einzelnen nicht mehr innerlich verbindlich. Sie sind von außen »aufgesetzt«, nicht mehr mit Wertvorstellungen verbunden. Das hängt damit zusammen, daß die Gesellschaft atomisiert ist: auf den je einzelnen zurückgeworfen, der demgemäß voll ausgelastet ist mit sich selbst, seinem Wohlbefinden, seiner Leidensfreiheit – wohlgemerkt: nicht etwa mit seinem Glück. Glück ist wie alles, was sich rational schwer determinieren läßt, aus dem Gesichtsfeld verschwunden. Weil alle in der Hauptsache an sich denken, fehlt es an gemeinsamen, vereinenden Gedanken und Idealen. Lasch hat deshalb mit vollem Recht für unsere Epoche den Oberbegriff des *Narzißmus* gewählt.[38]

Der Narzißmus ist eine Persönlichkeitsstörung, aber auch eine Störung der gesellschaftlichen Kohärenz. Im Vordergrund steht der Verlust einer »selbstverständlichen« Objektbeziehung: Der Anschluß an die Mit- und Umwelt fehlt, er ist nur soweit vorhanden, wie er für die narzißtische Selbstbefriedigung unerläßlich ist. In den sozialen Interaktionen stellt man gewaltige Anforderungen, die natürlich enttäuscht werden. Das Resultat solcher ständigen Frustrationen ist Aggression, in der Gestalt der Autoaggression, damit der Depression. Tatsächlich trifft kaum eine psychopathologische Bezeichnung unseren gesellschaftlichen Status präziser als die der Depression. Die narzißtische Neurose bedeutet ein nicht ausgefülltes Selbst, obgleich dieses Selbst vom Patienten her als (pathologisches) »grandioses« Selbst erscheinen mag.[39]

Dem entspricht eine *unübersehbare Konsenslosigkeit.* Diese Feststellung überrascht zunächst, denn die Zeit ist angefüllt von »festen« Auffassungen. Wer sich allerdings einmal die Mühe macht, verschiedene Jahrgänge einer Tageszeitung oder einer Zeitschrift durchzusehen, sieht, daß es sich in der Tat um bloße, aber unablässig indoktrinierte Meinungen handelt – doch wechseln sie von Jahr zu Jahr! Fände jemand Zeit zur Besinnung, würde er es auf der Stelle merken, nur läßt die hochindustrialisierte Gesellschaft für Besinnung keine Zeit. Sie hat, um Nachdenken nicht aufkommen zu lassen, auch die Freizeit voll verplant.

Noch etwas scheint der Diagnose des Narzißmus zu widersprechen: der gegenwärtig unverkennbare altruistische Zug. Sehen wir davon ab, wieweit er in den Bereich der eben genannten Modeströmungen gehören könnte. Tatsächlich sind Menschen heute leichter als je bereit, sich zusammenzutun und etwas für andere zu bewirken, zu helfen. Das ist sicherlich bemerkenswert, auch wenn man dabei mit Mißbehagen zwei Störmomente beobachten muß. Einmal wird die Hilfe vorwiegend weit von uns entfernt geleistet, extrem selten im eigenen Bereich, und zweitens ist sie immer mit einem starken Zug von Eigenwerbung versehen.

Hier stoßen wir übrigens auf die Schwierigkeit einer Therapie: Die Prognose einer narzißtischen Neurose ist weniger günstig als die anderer Neurosen. Der gute Ausgang hängt weitgehend davon ab, ob der Therapeut selber das Bedürfnis narzißtischer Bestätigung hat.[40]

Narzißmus bedeutet auch immer ein gestörtes Verhältnis zur eigenen – individuellen oder kollektiven – Geschichte. Der Erfolg Freuds und der Analyse beruhte ja durchaus auch darauf, daß versucht wurde, zerrissene Fäden wieder zu knüpfen. *Krankheit ist Zerrissenheit* – die Therapie soll die Verbindung neu bahnen: was ja auch heißt, die Geschichte bewußtmachen. Therapie ist, darüber ließ Freud keinen Zweifel, Erkenntnisaktivität. Lungwitz hat seinem Buch den Satz vorangestellt: »Eins ist not: Erkenntnis«,[41] und von V. E. Frankl stammt der Begriff der *Logotherapie.* Logos meint sowohl Vernunft als auch Rede. Frankl sagt: »Der Mensch ist ein Wesen auf der Suche nach Sinn.«

Ist dies wirklich seine Grundlage, der Wille zum Psychokosmos, dann wird ihr in der naturwissenschaftlich-klinischen Medizin ebensowenig entsprochen wie in den meisten Psychotherapien. Beide haben nämlich dasselbe Leiden: den Dogmatismus.

FÜNFTER TEIL
Volkskrankheiten werden inspiziert – Versuch einer Prüfung der angewandten Medizin

Behandeln heißt mit Menschen umgehen, auf sie einwirken, heißt also: ihr Schicksal verändern. Das schließt die Forderung ein, nichts als die richtige Methode anzuwenden. Methode heißt eigentlich »rechter Weg«, Galen schrieb den ersten ›Methodos medendi‹, ein riesiges, bis heute nicht übersetztes, unerschöpfliches Werk.

Man kann falsch behandeln: Der falsch behandelte Knochenbruch führt zu hinkendem Gang, der falsch behandelte arterielle Hochdruck zu Blindheit oder Siechtum infolge Nieren- oder Gehirnversagens, die falsch gesetzte intravenöse Injektion zu heftigen Schmerzen und Gewebetod. Es kann also, unter diesem Aspekt, nur eine einzige Methode in der Medizin geben: die richtige.

Aber die Medizin hat sich schubweise entwickelt, hat sich langsam vorgeschoben, Neuerungen wurden nur spärlich erarbeitet, über viele Jahrhunderte zeigt die Medizin das gleiche, starre Gesicht, und als dann plötzlich Innovationen immer häufiger erfolgen, stellt sich heraus, daß sie keineswegs von allen, die Medizin anwenden, gleichmäßig aufgenommen werden.

Noch nach Entdeckung der Narkose wurden, beispielsweise im Deutsch-Französischen Krieg 1870/71, Amputationen nach wie vor ohne Narkose vorgenommen. Noch um die Jahrhundertwende, 1900, und bis zum Ersten Weltkrieg war es nicht allgemein üblich, in den Kliniken die Körpertemperatur der Kranken zu messen. Noch 1900 wurde, wiewohl es bereits eine naturwissenschaftlich abgestützte Pharmakologie und damit Pharmakotherapie gab, noch oft nach Galen behandelt. Im Zeitalter der Bakteriologie und der Virchowschen Zellenlehre mischte noch immer dieser flinke Grieche der sinkenden Kaiserzeit die medizinischen Karten! Der gute alte Hausarzt wußte natürlich von dem, was sich da wissenschaftlich tat, er wandte es auch an, soweit es ihm vertretbar erschien, aber er blickte immer wieder in seinen Hufeland, dort stand er auf sicherem, nämlich altvertrautem Boden. Hufeland hatte Galen der Zeit angepaßt.

Das war die Zeit, da sich mindestens zwei Methoden, zwei große Wege des Behandelns anboten, so daß man, wollte man therapieren, sich zu entscheiden hatte. *In der Medizin ist Eklek-*

tizismus keine Schande, doch sie fordert die Fähigkeit, sich zu entscheiden.

Wenn wir das Beste wollen, steht es uns wohl an zu prüfen: Welche von diesen großen Richtungen ist die *bessere*? Vielleicht ist die Frage falsch gestellt, aber das wird sich zeigen, wenn wir den Dingen an Hand ganz konkreter Beispiele aus der ärztlichen Praxis nachgehen.

Zu diesem Zweck wollen wir am Beispiel einiger häufig vorkommender Krankheiten gegenüberstellen, was die moderne naturwissenschaftlich-klinische Medizin leistet und was die Naturheilkunde. Wir wollen diesen Ausdruck gebrauchen, der für alle Methoden steht, die die Volksmedizin, die Naturheilkunde im engeren Sinne und die außerschulische Medizin anbieten. Ein Naturarzt wird sich nicht mit jeder der hier aufgeführten Möglichkeiten identifizieren, das ist auch nicht notwendig. Vielmehr soll deutlich werden, ob mit Methoden, die nicht an den Universitäten gelehrt und in den großen Kliniken angewandt werden, etwas zu erzielen ist, das Hilfe und Heilung bringt.

Eine solche Gegenüberstellung kann sich für die naturwissenschaftlich-klinische Medizin leicht auf die wissenschaftlichen Veröffentlichungen und auf die Lehrbücher stützen. Für die naturheilkundliche Richtung ist dies weitaus schwieriger, weil es kein gemeinsames, quasi offizielles Lehrbuch gibt.[1] Einige Stützen gibt es freilich, nämlich Hufeland[2] selber, dann das von mir neu herausgegebene Lehrbuch von B. Aschner[3]; andere Veröffentlichungen sind von Fall zu Fall zu nennen.[4]

Es wird etwas irritieren, so unterschiedliche Behandlungsmöglichkeiten bei ein und derselben Krankheit kennenzulernen. Wer einige Lebenserfahrung besitzt, weiß, daß es selten für eine Aufgabe nur *eine* Lösung gibt. Krankheiten sind von verschiedenen Seiten angreifbar, weil sie selber selten ganz einheitlich sind: Immer gehen äußere und innere Störungen zusammen.

Unser kurzer Streifzug durch die Geschichte der Medizin, der immer wieder die Frage nach der jeweils typischen Therapie aufwarf, hat ja gelehrt, daß es im Grunde keine Therapie gibt, die ganz versagt hätte. Der Medizinmann, der Schamane, funktioniert in seiner Kultur problemlos. Noch heute könnte man, hat man sich entsprechend eingelesen, ohne weiteres nach Galen behandeln. Viele Heilpraktiker sind gar nicht so weit davon entfernt, und manche ihrer Erfolge sind galenischer Art, nur wissen sie es nicht. Hufeland ist jederzeit noch anwendbar; in vielen Fällen geht sogar die Schulmedizin beherzt zu ihm zurück, denken wir nur an die wieder in Mode gekommene Colchicin-Anwendung bei der Gicht (Arthritis urica).

Aber dann kommt die naturwissenschaftlich-klinische Medizin. Nehmen wir den Fall, ein Arzt der pharaonischen Zeit würde wiederauferstehen. Er könnte sich ohne große Anstrengungen in die Medizin bis 1850 hineinfinden. Für den Zeitraum danach würden die Schwierigkeiten für ihn zunehmen. Würde er heute wiedererweckt, er käme nicht mehr zurecht.

Der wahre Bruch in der Entwicklung der Medizin findet sich nicht um 1800, auch nicht um 1900, sondern nach 1945. Die Gegenüberstellung bringt also auch eine Konfrontation verschiedener Zeitalter mit sich.[5]

Jemand, der neben uns lebt, mit uns lebt, ein gewöhnlicher Gesunder (so kommt es uns vor) fängt plötzlich an zu röcheln, ringt nach Atem, das Gesicht wird blau, er zieht Luft ein, wie es scheint vergebens. Wir sprechen von Asthma, der anfallsweisen Atemnot. Sie hängt mit den Bronchien zusammen, die sich offensichtlich verkrampfen, so daß die Atmung immer schwerer fällt. Erstickung droht. Deshalb sprechen wir hier von Asthma bronchiale, denn Luftnot gibt es auch vom Herzen her, bei versagender Herzkraft. Dann würden wir von Asthma cardiale sprechen.

Die Krankheit ist sehr alt, Hippokrates hat schon einiges darüber gesagt, und Zyniker unter den Ärzten meinen, im Grunde wüßten wir heute, nach 2000 Jahren, auch nicht sehr viel mehr darüber. Das ist vielleicht sehr übertrieben, aber wir sollten wohl zugeben, daß es Asthma-Kranke gibt, denen wir noch immer nicht wirklich helfen können. Kliniker werden es abstreiten, da gebe es so viele Methoden, so viele Pharmaka, und Naturheilkundige werden es abstreiten, da gebe es genügend altbewährte und auch einige neue natürliche Mittel. Aber der Blick in eine jede Arztpraxis lehrt, daß der Doktor sich unendlich mit einem oder zwei Kranken müht, die einfach nicht aus ihrer Luftnot herauskommen. Sie sind für ein paar Tage beschwerdefrei, dann gehen sie umher, sind ohne Krankheitszeichen, doch plötzlich schlägt es wieder zu, der alte Zustand ist da, und nichts scheint zu helfen.

Was sagt die Schulmedizin?[6] Seit alters wurde diese Krankheit als ein Leiden aufgefaßt, das entsteht, wenn sich die feinen Muskelzüge der Bronchien und Bronchiolen verkrampfen, so daß die Luft nicht durchgehen kann. Man hat auch entdeckt, daß es sich dabei gar nicht um die Luft handelt, die hinein soll in die Lungen, sondern umgekehrt um die Luft, die die Lungen wieder ausstoßen. Der Asthmatiker kann nicht voll ausatmen, das ist sein Problem. Noch bevor er ausgeatmet hat, setzt schon das Einatmen ein – das ist ein zwangsweiser Reflex, er kann nichts daran ändern, und er glaubt, ersticken zu müssen: an zu viel Luft.

Wie hat man das früher erklärt? Schon immer hat man die Angst gesehen, die den Kranken befällt und nur allzu verständlich ist, das Ganze aber nur schlimmer macht. Irgendwie wurde in der Medizin stets das psychosomatische Modell zugrunde gelegt: Anfall – Angst – Abklingen des Anfalls – Angst vor dem neuen Anfall, ein Teufelskreis.

Ich denke an den Asthmatiker, der seinen Anfall bekam, wenn er Fisch aß, schließlich wenn er überhaupt mit Fischen zu tun hatte. Man machte mit ihm ein Experiment, um seine Angst vor Fisch ad absurdum zu führen. In ein Aquarium setzte man einen Plastikfisch. Dann wurde der Patient in das Zimmer mit diesem Glas geführt, er sah den Fisch, erschrak, erkannte aber sofort, daß es sich um eine Attrappe handelte, lachte befreit und – bekam seinen Anfall. Das Psychische, das hier beteiligt ist, reicht offenbar sehr tief hinab in unsere Physis. Die »Aufklärung« durch die korrigierende Großhirnerkenntnis, es handle sich gar nicht um einen lebenden Fisch, reicht hingegen nicht so tief.

Die Schulmedizin orientiert sich am Modell der Allergose und versucht herauszufinden, welcher Art das Allergen – die die Allergie erzeugende Ursache – sein könnte.[7] Hierfür hat man eine ganze Palette von Möglichkeiten gefunden: Hausstaub, Hausmilben (es ist übrigens der Kot der Milben, der die Allergie erzeugt), Katzen, Hunde, Vögel, Wolle, andere Stoffe, Blütenstaub, Pollen, bestimmte Nahrungsbestandteile, Eiweiße, Nüsse, Erdbeeren – es geht sehr weit.

Die Erforschung dient praktischem Zweck: Ist der Verursacher herausgefunden, dann muß man ihn nur ausschalten, und die Krankheit tritt nicht mehr auf. Das ist sehr einfach, doch so einfach läuft es nur äußerst selten. In jedem Fall ist es den Versuch wert, bei dem ausgetestet wird, auf welchen Stoff eine allergische Reaktion erfolgt. Natürlich arbeitet man mit äußersten Verdünnungen, die man auf die Haut bringt, und wenn dennoch eine Hautreizung erkennbar wird, ist man fündig geworden. Läßt sich das Allergen nicht ausschalten, kann man dagegen »impfen«. Man nennt die Methode *Hyposensibilisierung*. Sie besteht darin, daß man den betreffenden Stoff in großer Verdünnung einspritzt, so daß sich der Körper allmählich daran »gewöhnt«, dann die Verdünnung ganz langsam etwas mehr zurücknimmt, bis der Organismus tatsächlich nicht mehr auf das Allergen anspricht.

Man muß ein Jahr lang impfen, vorher ist ein Erfolg kaum zu erwarten. Man darf auch nicht störrisch fragen, was da eigentlich passiere – denn was wäre das, »Gewöhnung«? Die Wissenschaft ist sich da nicht völlig klar. Einige Forscher vermuten, daß die Impfung neue Antikörper schafft, die den alten Ablauf der Antigen-Antikörper-Reaktion blockieren, oder man nimmt an, daß das für eine solche Reaktion wichtige Gewebehormon Histamin sich infolge der Impfung nicht mehr voll durchsetzen kann, weil die Impfung die Histamin-Empfindlichkeit im Körper herabgedrückt hat. Andere Forscher glauben, daß die im Zusammenhang mit der Impfung sich im Körper bildenden neuen Lymphozyten, eine besondere Art weißer Blutkörperchen, die Produktion der die allergische Reaktion auslösenden Immunstoffe drosseln.

Was tut die Schulmedizin? Es muß erreicht werden, daß der Bronchialkrampf sich löst, die Luft wieder frei zirkulieren kann. Das ist allerdings nur der erste Schritt. Der zweite besteht darin, den Schleim, der sich inzwischen angesammelt hat, zu lösen und aus den Bronchien herauszubefördern. Im allgemeinen läuft das bei einem Anfall folgendermaßen ab:

Der Arzt spritzt einen chemischen Stoff, der diesen Zweck erfüllt, und zwar intravenös, damit er sogleich auf dem Blutwege an die Bronchien herangebracht wird.

Dafür stehen vor allem, zumindest im ersten Gang, drei Arzneistoffe zur Verfügung:

– Purinkörper, z. B. Euphyllin®, Afolinum®,
– Calcium,
– zur Sekretverflüssigung Bisolvon®.

Genau betrachtet, ist nur das sekretverflüssigende Bisolvon® reine Chemie, denn es besteht aus Bromhexin. Die Purinkörper, wie das Euphyllin® und Afolinum®, sind Dimethylxanthin, das heißt, chemisch vom Coffein abgeleitet, somit von einer Pflanze, der Kaffeebohne, wie denn auch eine Tasse heißen Kaffees beim Asthma-Anfall hilfreich ist und den Anfall sogar verhindern kann, wenn der Kranke sie früh genug, gleich zu Beginn, trinkt. Calcium endlich ist ein Element, ein Naturstoff.

Nun geschieht es, daß der Arzt spritzt, die Wirkung jedoch auf sich warten läßt. Der Asthmatiker will und kann aber nicht weiter warten. Das hat nichts mit Geduld oder Ungeduld zu tun, er fürchtet um sein Leben – Todesangst ist Erstickungsangst, das sollten wir uns dabei deutlich machen. Der Kranke hat Todesangst.

Der Arzt setzt jetzt ein neues Mittel ein, ein Steroidhormon.[8] Steroidhormone sind die Hormone der Nebennierenrinde, die den Körper auf Leistung umschalten. Sie sind bekannt unter dem Namen »Cortison«, obgleich reines Cortison heute nur selten angewandt wird. Die Pharma-Industrie hat inzwischen das ursprüngliche Molekül dieses Hormons so verändert, vor allem durch Einbau eines Fluor-Atoms, daß es dem natürlichen Hormon nicht mehr entspricht. Die wichtigste Eigenschaft der Steroidhormone ist die, jede Entzündung, gleich welcher Herkunft, abzubauen. So wird der entzündliche, das heißt im Resultat »aufgequollene« Zustand im Bronchialbaum ebenfalls eliminiert. Man weiß nicht genau, wie dieses Hormon im Asthma-Anfall wirkt, in jedem Fall bessert es den bedrohlichen Zustand sofort, und meist gelingt es, den Anfall abzufangen. Ist das nicht möglich, dann werden diese Stoffe nicht mit der Spritze, sondern mittels Infusion zugeführt. Das bedeutet: mehr Wirkstoff, verteilt auf längere Zeit. Also chemische Stoffe, die aber irgendwie mit dem lebendigen Organismus zusammenhängen, und dies gilt auch für das Cortison – »ohne Cortison geht es nicht«, heißt es in einem modernen Lehrbuch der Pulmologie.[9]

Früher hat man übrigens geglaubt, am Asthma selber würde niemand sterben. Das hat sich längst als Irrtum herausgestellt. Der Tod kann infolge Versagens des rechten, mit der Lunge zusammenarbeitenden Herzens eintreten. Die Angst des Kranken ist keineswegs unbegründet. Es handelt sich nicht etwa um eine Art »verkehrten Atmens«: Der Kranke ist direkt einer möglichen Katastrophe konfrontiert.

Nehmen wir an, der Arzt hat das Asthma im Griff, der Anfall ist überwunden, was folgt nun? Zunächst herrscht Erleichterung vor, ein Glücksgefühl, man ist dem Leben neu geschenkt, dann aber kriecht wieder die Angst hoch – was wird, wenn sich das alles wiederholt? Wird der Arzt es noch einmal schaffen? Angst verkrampft, und das kann auch allzuleicht die Bronchien erreichen.

Der Arzt stellt dem Kranken heute aber einige Möglichkeiten zur Verfügung, die, wenn richtig erklärt, diese Angst etwas einschränken, weil sie tatsächlich Hilfen sind. Am verbreitetsten sind die Handzerstäuber: sogenannte *Aerosole,* Patronen, die mit Treibgas gefüllt sind, das auf Fingerdruck den Wirkstoff heraussprüht. Der Kranke muß das Ansatzrohr nur in den Mund schieben und, wenn er drückt, tief einatmen, dann gelangt das Medikament mit dem Atemstrom in die Bronchien hinab. Bei den hier verwendeten Stoffen handelt es sich nicht um Bagatellen. Sie stehen jenen Mitteln nahe, die den Körper aufputschen, auf Leistung stellen, also entweder den Purinkörpern oder aber dem Adrenalin, einem Nervenerregungsstoff des Nebennierenmarks, der ebenfalls den Organismus hochschaltet, oder Cortison. Das bedeutet, daß man sie nicht beliebig oft anwenden kann – es wäre möglich, sich damit selbst umzubringen, wenn der Körper so hochgestellt wird, daß die Funktionen zusammenbrechen. Ein zweiter Gesichtspunkt: Bei bereits eingetretenem Bronchialkrampf ist die Wirkung fraglich, weil das Medikament infolge des Krampfes gar nicht bis in die Lungenbläschen gelangt.

Es gibt aber zwei weitere Möglichkeiten, die zum Zweck der Anfallsverhütung genutzt werden. Dazu gehört das *Dinatrium chromoglycicum* (DNCG), im Handel unter dem Namen Intal®. Es wirkt auf die sogenannten Mastzellen des Blutes, also auf diejenigen festen Blutbestandteile, die das Gewebehormon Histamin produzieren, das beim allergisch bedingten Asthma eine Rolle spielt. Das DNCG ist ungiftig, würde auch kausal, nicht nur symptomatisch wirken wie die anderen Asthma-Mittel, doch – es wirkt nicht immer. Vergleichbar ist das *Ketotifen*, Handelsname Zaditen®, das allerdings längere Zeit genommen werden muß, ehe es wirkt.

Was sagt die Naturheilkunde? Mit anderen Worten: Wie sind die alten Ärzte, wie ist die Volksmedizin vorgegangen? Bei Hufeland erscheint das Asthma bronchiale als Engbrüstigkeit, volkstümlich »Dampf« genannt. Hufeland unterscheidet eine allgemeine und eine spezielle Behandlung. Allgemeinbehandlung, das ist für ihn in erster Linie das Freimachen und Freihalten der Atemwege, die »Beförderung aller Sekretionen«, wohlgemerkt: aller, er denkt auch an die Nierensekretion, sorgt also für Entwässerung, Entwässerung auch der Lungen, Behebung der Stauungen. Der Körper soll warmgehalten werden, damit er gut durchblutet bleibt. Dann empfiehlt er, Gegenreize herbeizuführen. Was er damit meint, gibt er sogleich mit einem Vorschlag zu erkennen: Man solle Wachstuchsocken tragen. Die Füße werden dadurch ständig in Bewegung gehalten, weil sie glatt sind und kühl. Zur Abwechslung seien Senfbäder angezeigt, auch diese zur Verbesserung der Durchblutung. Das künstlich erzeugte Geschwür, die sogenannte Fontanelle, wird empfohlen – damit ist die Verbindung zur altchinesischen Medizin, dem *Moxen,* gegeben. Die altchinesische Medizin war Hufeland natürlich unbekannt, aber künstliche Geschwüre waren eines ihrer Hauptmittel. Die chinesischen Ärzte benutzten beim klassischen Vorgehen Beifuß (Artemisia vulgaris), der reich an ätherischen Ölen ist und gut riecht. Man formte daraus Kügelchen, legte sie auf die bloße Haut und zündete sie an. Um den Schmerz zu lindern, legte man auch wohl ein zartes, dünnes Blatt dazwischen. Die Kügelchen wurden vorwiegend dort aufgelegt, wo auch die Akupunktur ansetzen würde: auf der Leberader XII, zwischen I. Mittelhandknochen und dem Keilbein, und zwar zehn Atemzüge lang.[10]

Bei den Chinesen, wie auch bei den Ägyptern der pharaonischen Zeit, wurde viel mit *Massagen* gearbeitet, um den Kranken zu helfen, und Hippokrates hat erklärt, mit Massagen könne man »lösen und zusammenziehen«, womit die Indikation für das Asthma bronchiale gegeben ist. Das Christentum hat für lange Zeit die Massagetechnik als heidnischen Brauch geächtet, so daß sie aus der Medizin verbannt blieb. In der Volksmedizin überlebte sie allerdings und lief so als geheime Methode weiter, bis die Schulmedizin der alten, vornaturwissenschaftlichen Ärzte sie wieder aufnahm. Dazu gehört auch die Gymnastik, die vorzüglich günstiges, heilendes Atmen bei Asthma einüben kann, nämlich das forcierte Ausatmen, das Nach-vorn-Zusammenfallen beim Ausatmen, so daß der Brustkorb wirklich »ausgepreßt« wird. Der Kranke lernt dabei, das Atmen erleben, und kommt dadurch in die Lage, es zu steuern.

Es ist nicht überraschend zu sehen, wie eine so alte Methode, immer wieder abgedrängt, schließlich eine neue »Erfindung« erfährt, indem Massage nunmehr ganz auf das schwere Asthma bronchiale abgestellt wird. Der Erfinder war C. Baeckmann, ein aus Rußland stammender Arzt, der dann in Detuschland praktizierte, für seine neue Methode der Asthma-Behandlung eintrat und, weil Neider ihm dies als Werbung ankreideten, die ein Arzt nicht betreiben darf, ein kammergerichtliches Disziplinarverfahren zu bestehen hatte. In seinem klaren und hilfreichen Buch beschreibt er seine »kombinierte Atem-, Massage- und Psychotherapie«.[11] Im akuten Anfall, wenn der Kranke, schwer nach Luft ringend, hochzyanotisch, zu ihm geführt wurde, herrschte er ihn autoritär an, er möge sofort sein verhängnisvolles »falsches Atmen« einstellen, mit dem er sich ja bis zum Ersticken voll mit Luft pumpe. Eine harte Methode, die den Kranken meist so erschreckte, daß er tatsächlich versuchte, von sich aus weniger angestrengt zu atmen. Nun begann Baeckmann mit den Massagen: von der Magengrube aus, wie er sich überhaupt bei seinen Massagen auf die untere Brustkorböffnung konzentrierte. Dann schloß er eine sogenannte schwedische Massage an. Dabei kam es ihm darauf an, die meist verhärtete, verspannte seitliche Bauchmuskulatur zu lockern, wieder beweglich zu machen.

Darauf folgte eine regelrechte Atemschulung. Baeckmann legte dazu die rechte Hand des Kranken sich auf die Magengrube, die linke sollte der Patient auf dem eigenen Bauch haben, und dann wurde exerziermäßig gearbeitet, 1 bis 4, wobei 1 der Einatmung gilt, 2 und 3 der Ausatmung, also die doppelte Zeit, 4 der Pause zwischen den Atemzügen. Letzteres stößt zunächst auf die größten Schwierigkeiten, denn der Asthmatiker verfügt über keine Pausenzeit zwischen den Atemzügen.

»Nur der Erfahrene weiß, wie ungeheuer schwer es ist, einem seit langen Jahren falsch Atmenden die richtige Atemtechnik beizubringen. Daß es da nicht ohne Kampf zwischen Arzt und Patient abgeht, versteht sich ohne weiteres. Auch scharfer Kommandoton muß nicht selten angewendet werden. Im Notfall heißt es bei ganz Unbelehrbaren, die obere Brustpartie mit festem Händedruck daran zu hindern, daß sie beim Einatmen hochgezogen wird«, so Baeckmann dazu in seinem ausgezeichneten, heute leider völlig vergessenen Buch.

Kommen wir zu den Pflanzenheilmitteln.[12] Zunächst ist an spezielle Tees zu denken. Eibischwurzel und Thymian können bereits helfen. Das Rezept, korrekt für die Apotheke nach der Formel geschrieben, sähe dann folgendermaßen aus:

Rad. Althaeae
Herb. Thymi aa 50,0
M.f.spec.
DS 1 Teelöffel mit 1 Tasse Wasser kalt ansetzen
und aufkochen, 3 x tgl. 1 Tasse

Es gibt eine Reihe weiterer Pflanzen, die hier heranzuziehen wären. Man könnte Fichtennadelsprossen, Stiefmütterchen, Veilchenkraut und Isländisches Moos zusammentun:

Summitat. Piceae exc.	10,0
Herb. violae tricol.	20,0
Herb. violae odorat.	30,0
Lichenis. island.	40,0

Die wichtigste Pflanze aber, die in Betracht kommt, ist die Ephedra, das Meerträubchen, eine seltsame, uralte Heilpflanze, die schon in den altindischen Veden sowie in den altchinesischen Medikamentenbüchern genannt wird. Aus der Ephedra wurde vor 60 Jahren das Alkaloid Ephedrin gewonnen – eine Substanz, die sowohl den Blutdruck hebt als auch die Stimmung, wie man nun, da man isoliert über sie verfügte, feststellen konnte. Es ist aber nicht identisch mit dem echten Ephedra-Wirkstoff; dieser nämlich dreht, wie alle biologisch bedeutsamen Stoffe, bei Lichtbrechung durch das Prisma die optische Achse nach links; das Ephetonin®, der synthetische Wirkstoff, aber ist optisch neutral, weil er ein Gemisch aus gleichen Teilen rechts- wie linksdrehender Stoffe darstellt, ein sogenanntes Racemat. Nach R. F. Weiss kommen dem »natürlichen« Ephedrin denn doch einige Vorzüge zu, die der künstliche Stoff nicht aufweist; sie bestehen vor allem in viel besserer Verträglichkeit. Das bei Ephetonin® häufige Herzklopfen tritt nicht auf. Wirksam gegen Asthma sind an sich aber beide.

Wie wirkt die Ephedra? Sie erregt das sympathische Nervensystem, also den für den Antrieb, die Leistung verantwortlichen Teil des vegetativen, dem Willen und dem Bewußtsein nicht unterstehenden Nervensystems. Die Erregung des Sympathicus bedeutet: Verengung der Blutgefäße, daraus folgen Steigerung des Blutdrucks, Erweiterung der Bronchialmuskulatur. Man kann die Ephedra deshalb sowohl bei Kreislaufschwäche als auch bei Asthma verwenden. Eine weitere Indikation wäre die Wetterfühligkeit, der Föhn, und man könnte, um die Wirkung abzusichern, noch einen Stoff hinzutun, der den anderen Teil des vegetativen Nervensystems, den Parasympathicus, zusätzlich lähmt: den Stoff der Atropa belladonna, der Tollkirsche. Das Rezept sähe dann als Pulver folgendermaßen aus:

Ephedrini hydrochlorici	0,04
Fol. Belladonnae	0,06
Herb. Lobeliae	0,08

M.f.pulv. 3 x tgl. ½–1 Pulver

Obgleich die Pharmakologen dem Thymian keine besondere Wirkung zuschreiben, scheint mir eine Kombination damit doch glücklich zu sein:

Ephedrini hydrochlorici	0,25
Sir. Thymi comp. ad	100,0

Mehrmals täglich 1 Teelöffel voll

Die alten Ärzte bevorzugten – wie viele Naturheilkundige heute auch – Räuchermittel. Dazu ist es notwendig, sich mit einer anderen Pflanze vertraut zu machen, dem Stechapfel. Er ist ein

Nachtschattengewächs und enthält zwei Alkaloide, die ähnlich der Atropa belladonna, der Tollkirsche, wirken, also den Parasympathicus lähmen. Man verwendet für das Räuchern sowohl die Blätter des Stechapfels als auch den Samen. Einfachste Formel:

Fol. Stramonii pulv.	20,0
Kali nitrici	30,0

Einen Teelöffel voll auf einem Teller verbrennen und den Rauch einatmen

Hier ist also Salpeter zugefügt worden; man hatte entdeckt, daß er die Wirkung verstärkt. Die Mischung kann man als Folia Stramonii nitrata auch fertig kaufen. Man brennt im Anfall einen Teelöffel voll auf einem Teller ab; die Wirkung ist meist zuverlässig. Eine Kombination als Tee wäre:

Fol. Stramonii
Fol. Belladonnae
Herba Cannabis ind.
Kal. nitrici aa ad 100,0

Diese Mischung bringt die Tollkirsche mit dem Indischen Hanf zusammen, also mit Haschisch, das in dieser Dosierung nicht narkotisch wirkt, jedoch den erregten Asthmatiker auffängt und beruhigt. Ephedrin in Tropfenform:

Tinct. Stramonii	10,0
Tinct. Ephedrae ad	30,0

Im Anfall mehrmals 20 Tropfen,
zur Dauerbehandlung 3 x tgl. 20–30 Tropfen

Was wurde in der vornaturwissenschaftlichen Medizin gemacht? Die alten Ärzte empfahlen Kaffee, heiß und nicht zu schwach, und zwar sollte er gleich dann getrunken werden, wenn man verspürte, daß ein Anfall sich vorbereitete. Das ist auch heute uneingeschränkt zu empfehlen. Selbst wenn der Anfall schon durchgebrochen ist, hilft Kaffee.

Im Anfall hat man früher den Aderlaß angewandt. Ich vermute, daß man dabei nicht klar zwischen dem Bronchial- und dem Herzasthma unterschieden hat, denn zweifelsohne wirkt ein Aderlaß beim Herzasthma sehr gut, beim Bronchialasthma weniger. Die blutige Prozedur war aber hochpotente Psychotherapie. Grundsätzlich wurde früher abgeführt, das dürfte auch beim Asthma wichtig sein. Beim liegenden Asthmatiker überragt der Bauch meist die Brust in der Höhe; in diesem Fall sind sowohl Massage als auch Abführen angezeigt.

Hier sei noch ein Rezept mitgeteilt, das sich sehr gut bewährt, jedoch eine recht diffizile Mischung darstellt. Ich lasse es in der Komposition folgen, die der Kliniker F. Munk entworfen hat:

Tinct. Belladonnae	0,8	Tinct. Adonidis	8,0
Tinct. Stramonii	5,0	Tinct. Jodi gtt.	IV
Tinct. Lobeliae	3,0	Liqu. Fowleri ad	30,0

3 x tgl. 15–20 Tropfen

Zu den naturheilkundlich bewährten Stoffen tritt also das Jod, das vor allem die Schleimabsonderungen und die entzündlichen Reizungen beheben soll. Fowlersche Lösung enthält arsenige Säure, ein sehr starkes Gift mit einer ausgesprochen fäulniswidrigen Wirkung. Bei Asthma soll es günstig wirken, das verzeichnen schon Lehrbücher des vorigen Jahrhunderts. Arsenhaltige Medikamente dürfen nie auf leeren Magen genommen werden. Ich lasse diesen Bestandteil aber fort, hingegen bin ich von der Wirkung der vier Jodtropfen überzeugt.

Eine Pflanze mit ausgezeichneter Wirkung bei Asthma – sowie bei Herz- und vor allem Coronarschwäche – ist die Khella, die aus den östlichen Mittelmeerländern stammt (auch: Ammi visnaga). Die Pflanze ähnelt unserer Mohrrübe, allerdings nur äußerlich. In der Volksmedizin spielt sie nicht die Rolle, die wir vermuten würden. Sie wird als Tee bei Nierenkoliken genommen. Sie enthält zwei verschiedene Wirkstoffgruppen, nämlich das Khellin und das Visnagin. Während das Visnagin nachweislich die Coronargefäße erweitert, erweitert das Khellin auch die Bronchien, die Gallen- und die ableitenden Harnwege. Die Wirkung beim Asthma wurde erst 1946 entdeckt, durch den Pharmakologen Anrep in Ägypten.

Leider steht Khellin weder als Monosubstanz noch als Tee oder in Tropfenform zur Verfügung. Die Khella wird von der chemischen Pharmazie verarbeitet, und zwar in Kombination mit Aminen, deren Wirkung sie außerordentlich verstärkt (Germakellin® als Dragees und in Ampullen; Keldrin® in Form von Kapseln und Zäpfchen). In dem bereits erwähnten Intal® stellt Khellin die Hauptsubstanz; die Chromoglycinsäure ist nämlich ein Khellin-Derivat, das sich wie bereits festgestellt, zur Behandlung des akuten Anfalls im Gegensatz zu den eben genannten Khellin-Präparaten nicht eignet.

Reicht dies alles aus? Diese Frage wollen wir abschließend

stellen, denn es bleibt ja stets bei der Therapie einer ernsten Krankheit die Ungewißheit: Könnte man nicht sonst noch irgend etwas machen? Hier müssen wir zunächst nachtragen, was eigentlich am Anfang stehen müßte, was vielleicht auch immer am Anfang steht, jedoch nicht reflektiert wird: die Beschäftigung mit der Persönlichkeit des Asthma-Kranken. Ein Leiden, das mit Verkrampfung zu tun hat, dessen Behandlung in Entkrampfung besteht, muß auch innerlich entkrampfend behandelt werden. Der Begründer des Autogenen Trainings, J. H. Schultz, war selbst Asthmatiker, und das Autogene Training ist in der Tat geeignet, den Zustand des überwundenen Anfalls zu erhalten; es hilft auch beim »leichten« Anfall; den schwereren Anfall kann man mit dem Autogenen Training nicht abfangen.[13]

Im Grunde dreht sich alles um die Angst vor dem nächsten Anfall; es ist wichtig, diese Angst zu neutralisieren. Der Asthmatiker muß lernen, mit seiner Krankheit zu leben. Wenn er das will, muß er sie akzeptieren und damit die Angst beherrschen. Er muß sich *mit seiner Krankheit* kennenlernen, das heißt, er muß zu seinem eigenen Arzt für seine Krankheit werden. Dies bedeutet, daß er sich selber beraten muß, um zu sehen, was er verträgt, was er sich zumuten kann.[14]

Die moderne Naturheilkunde könnte allerdings noch etwas aufbieten, woran merkwürdigerweise bei uns kaum gedacht wird, nämlich das Naturheilmittel Ascorbinsäure, das Vitamin C. 1980 wurde eine sogenannte Doppelblindstudie durchgeführt, um herauszufinden, ob Vitamin C bei einer so massiven Erkrankung etwas bewirkt. »Doppel-Blind« heißt: Weder der Patient noch der Arzt wissen, was eingenommen wird. Da es sich beim Asthma um eine ernste Erkrankung handelt, ist dieses Vorgehen ethisch gesehen höchst bedenklich; denn man bildet dabei, auch wenn nur der Versuchsleiter es weiß, zwei Gruppen: Die eine erhält das Vitamin C, die andere ein Leerpräparat (Placebo). Dabei stellte sich heraus, daß die tägliche Gabe von 1 Gramm Vitamin C sowohl die Frequenz als auch den Schweregrad asthmatischer Anfälle eindeutig herabsetzt.[15]

Bei Asthma bronchiale handelt es sich um eine Krankheit, an der etwa 2 Prozent der Bevölkerung leidet. Sie setzt die Lebensqualität stark herab, ist mit Gefühlen von Todesangst verbunden, und die Medizin beschäftigt sich ernsthaft mit ihrer Behandlung, seit es Berufsmedizin gibt – also etwa seit Hippokrates. Was ist erreicht worden? Die Antwort fällt zurückhaltend aus. Vor allem müssen wir einräumen, daß es nicht möglich ist, die Krankheit zu heilen, sofern sie nicht ganz spezifisch auf eine bestimmte allergische Ursache zurückzuführen und diese zu hyposensibilisieren ist. Das betrifft immer nur einen kleineren Teil der Kranken. Die Zahl der Fälle ist nämlich nicht gering, bei denen zwar ein Allergenkomplex vorliegt – so gegen den immer wieder vorkommenden, »obligaten« Hausstaub und die Hausmilbe –, die Hyposensibilisierung aber nicht durchgreift. Was sich erreichen läßt, ist eine Milderung: Im allgemeinen können schwere Anfälle abgefangen, die kleineren unterdrückt werden.

Welche Wahl bleibt dem, der mit Asthma geschlagen ist? Es gibt keinen sehr eingreifenden Unterschied in der Pharmakotherapie, denn auch das eingreifende Cortison ist ja im Grunde ein Naturstoff, ein körpereigenes Hormon. Die Unterschiede liegen auf anderer Ebene. Ich möchte sie nachstehend erläutern und dabei noch einmal auf den großen, heute unbekannten Asthma-Arzt Baeckmann zurückkommen.

Die eine Methode ist *im Prinzip wortlos:* Der Arzt erkennt, um was es sich handelt, und dann greift er ein. In Deutschland wird er meist eine Theophyllin-Injektion ansetzen, einige werden Calcium wählen. Das Theophyllin, in welcher Form auch immer, ist nicht durchweg angenehm, der Atem wird schneller, das Herz schlägt schneller und drängender, es gibt bei der Injektion unangenehme Sensationen im ganzen Körper, Hitze zum Kopf hin durch die Blutgefäßerweiterung, unterschiedlich bei den Patienten – manche »vertragen« es einfach nicht. Calcium wirkt sehr gut, muß langsam und vorsichtig injiziert werden, kann das Herz in seltenen Fällen zur Entgleisung bringen, ist also mit äußerster Behutsamkeit anzuwenden, weshalb es vielfach nicht mehr angewandt wird.

Den akuten Anfall kann auch der naturheilkundlich eingestellte Arzt durchbrechen, entweder durch Räuchern, oder aber indem er ebenfalls den Naturstoff Theophyllin injiziert. Im ernsten Fall wird er wohl ebenfalls Cortison geben, denn er kann dem Kranken dann keine Hilfe vorenthalten, außerdem handelt es sich ja, wie gesagt, auch um ein »natürliches«, wenngleich chemisch durch die Molekül-Manipulation doch denaturiertes Mittel. Eventuell versucht er es mit dem Vitamin C.

Der Unterschied ist ein anderer. Wir sprachen ihn bereits an.

Auf dieser Ebene herrscht Handlung vor, Handlung bestimmt den gesamten Ablauf. Es wird, um es denn zu unterstreichen, nicht gesprochen, allein die Handlung »spricht« – wie in der Veterinärmedizin. Ein Gespräch mit dem Tier ist nicht möglich, der Arzt beurteilt die Symptome, dann handelt er. Dabei wissen beide, Arzt wie Tierarzt, was vorgeht, sie haben ihre naturwissenschaftlich-klinischen Theorien, an welchen sie sich orientieren. Auch der Naturarzt weiß, was vorgeht, doch auf andere Weise. Er benutzt nicht die Kriterien der Naturwissenschaft, sondern orientiert sich am Leben selber: am Ablauf des Lebens, der gestört ist und wieder ins Gleichgewicht und Gleichmaß gebracht werden »will«. Er weiß damit, daß ihm nichts gelingt, was die Natur nicht selber ansteuert.

Er weiß aber auch, daß der Unterschied zwischen Tier und Mensch *nicht graduell ist, sondern qualitativ.* Bei aller Übereinstimmung in Biochemie und in großen Zügen der Morphologie fällt doch der Mensch aus dem zoologischen Netz heraus. Er hat eine Psyche, genauer gesagt: Geist und Seele. Nicht nur Emotionen sind wirksam, die auch das Tier aufweist, es gibt eine Ebene über den Emotionen und über dem Körper, die zusätzlich anzusprechen ist. Der Arzt als vernünftiges Wesen tritt mit dem Patienten als vernünftigem Wesen in Kommunikation. Er nimmt Einfluß nicht nur durch die Gabe von Materie, sondern auch durch die Macht des Logos.

Psychotherapie also, aber das trifft es nicht ganz. Natürlich wird dem Kranken Autogenes Training erläutert und, wenn möglich, mit ihm eingeübt, damit er in den Zeiten »zwischen« den Anfällen Herr seiner Angst vor dem nächsten Anfall wird. Ich erinnere an den Psychiater Ernst Kretschmer, der bei seinen täglichen Visiten grundsätzlich positiv sprach und dies eindringlich wiederholte. Er nannte dies »nützliche vegetative Bahnungen zur Überwindung greifbarer körperlicher Leiden setzen«. Baeckmann begann immer mit der Zauberformel: »Ich bin ganz ruhig« – fürwahr etwas, das dem Asthmatiker absolut fehlt. Er ist aufgeregt, hat große Angst, Ruhe ist weit von ihm.

Baeckmann übernahm viel von Schultz und dessen Autogenem Training. Er wußte aber, daß das Autogene Training nur hinausschieben und womöglich einen leichten Anfall, eine sich zuspitzende Anfallsneigung abfangen, niemals aber den großen Anfall beenden kann. Baeckmann wollte eine Methode finden, auch und gerade dann eingreifen zu können.

Ihm war das »Theatralische« des großen Anfalls aufgefallen. Welchem Arzt fällt das nicht auf, aber wer würde wagen, von da aus eine Behandlung aufzubauen? Baeckmann sprang über diese Klippe, indem er den Kranken von der ersten Sekunde an zum Subjekt machte. Wie schon erwähnt, schrie er ihn an: »Was machen Sie da? Was soll diese verkehrte Atmung? Hören Sie sofort auf, Sie pumpen sich ja voll Luft, so viel Luft kann gar nicht mehr raus aus Ihren Lungen! Wollen Sie ersticken an zuviel Luft? Sofort aufhören!«

Der Kranke stockte in jedem Fall, meist stellte er damit das entsetzliche Ziehen ein, wenigstens für eine Minute. Klappte es nicht, fing Baeckmann zu massieren an. Damit veranlaßte er den Kranken wiederum, etwas für ihn höchst Ungewöhnliches zu tun, nämlich sich hinzulegen. Der Asthmatiker, der sich im Anfall hinlegt, glaubt, er müsse sofort ersticken. Er wird sich also sträuben, aber Baeckmann verstand es, ihn zum Sichhinlegen zu bringen. Sofort fing er an zu massieren, vom Bauch her, der unteren Thoraxöffnung zu, wie bereits besprochen, und unablässig redete er dabei mit dem Kranken.

Nun wäre es falsch anzunehmen, Baeckmann habe in jedem Fall souverän geholfen. Auch er hatte seine Fehlschläge, das ist keine Frage. Er verweist in seinem Buch auf die tiefe Neurotisierung der chronischen Asthmatiker, denen man »ihre« Krankheit nicht wegtherapieren kann. Man kann es allenfalls auf dem Umwege der Eliminierung der Neurose. Niemand macht so deutlich, was es heißt, »krank *sein*« und/oder »eine Krankheit *haben*«, wie der Asthmatiker.

Hier beginnt, in unmittelbarem Anschluß an die Schwierigkeit, Patient zu sein, die Schwierigkeit, Therapeut zu sein.

Ein Weg, der sich inzwischen gebahnt hat, besteht darin, eine Gruppe von Asthmatikern in einer Gesprächsrunde über ihre Krankheit sprechen zu lassen, als Selbsterfahrungsgruppe. Das geschieht inzwischen in den Kurkliniken der Rentenversicherungsträger, in vielen Kliniken und vereinzelt in Praxen. Atemübungen, Atemgymnastik, Übungen für Fortgeschrittene in Psychotherapie schließen sich an.

Das macht das Leben mit dieser Krankheit leichter. Die Krankheit selbst aber wird nicht behoben: weder auf diese noch auf jene Weise.

Auf die Frage, welche Krankheiten häufiger geworden seien als früher, würde ich unter den ersten, die zu nennen sind, die Herzrhythmusstörungen aufführen. Dafür spricht, daß die alten Ärzte sehr genau den Puls gefühlt und beispielsweise viele verschiedene Pulsarten unterschieden haben, die wir heute gar nicht mehr identifizieren könnten. Sie haben also auf die Unregelmäßigkeiten der Schlagfolge geachtet, und wenn diese sehr häufig gewesen wären, hätten sie an entsprechender Stelle darüber berichtet. Hufeland lehrte, nicht nur die Frequenz der Pulsschläge zu registrieren, wie wir es heute ausschließlich tun, *sondern auch ihre Art.* Damit sollte auch die unvollkommene Zusammenziehung des Herzmuskels erkannt werden. Beim ungleichen Puls unterschied er die Unregelmäßigkeit des Rhythmus und außerdem die Verschiedenheit in Größe, Fülle und Stärke der einzelnen Schläge. Letzteres können wir heute nur an Hand der elektrischen Stromkurve feststellen, die vom Herzen abgenommen wird (Elektrokardiogramm, EKG), es zu fühlen lernt der Arzt längst nicht mehr. Demgemäß kann man auch heute noch aus diesem Kapitel bei Hufeland lernen. Indes hat er die Pulsunregelmäßigkeiten nicht durchweg auf bestimmte Herzkrankheiten bezogen, sondern auf Fieber, Altern, bevorstehenden Schlaganfall, Hirntumor usw., was alles für sich richtig ist, jedoch die eine Möglichkeit, die spezielle Herzkrankheit, nicht erkennt.

Eine Bemerkung zuvor: Das Herz als der zentrale Motor der Blutversorgung des Körpers hat seine eigene Energiemaschine und ist dadurch vom Körper weitgehend unabhängig, denn auch sich selbst versorgt das Herz ja mit seiner eigenen Pumpanlage durch die sogenannten Coronararterien. Die »Zündkerzen« für diese wunderbare, nie pausierende Maschine ist ein eigenes Nervensystem, das aus gänzlich anderem Gewebe besteht als das Herz. Diese Zellen unterscheiden sich von den übrigen Herzmuskelzellen durch zwei Eigenschaften: sie können

- Nervenimpulse, also Reize, schneller leiten und
- dabei als Schrittmacher fungieren.

Ihre grundlegenden Eigenschaften sind also Reizbarkeit – wofür man auch Rhythmizität sagen könnte, denn der Rhythmus bezieht von hier seine Gesetzmäßigkeit – und Leitfähigkeit: Die Impulse werden in das Muskelgewebe weitergeleitet, dessen Fähigkeit darin besteht, sich daraufhin zusammenzuziehen, kontrahieren zu können. Ein Energiezentrum hierfür, der Sinusknoten, liegt im rechten Vorhof, ist 2 bis 4 Millimeter dick und 2 Zentimeter lang. Der Sinusknoten ist der führende Schrittmacher. Das Herz verfügt also über eine Automatie, die von der Außenwelt unabhängig ist. Dennoch ist sie beeinflußbar, sie wird gefördert durch Wärme, unterdrückt durch Kälte, und Mittel, die man beim Asthma anwendet, nämlich die aus dem Nebennierenmark stammenden Adrenalin-Körper regen es an, ebenso wie ein calciumfreies Milieu um die Zellen herum anregend wirkt. Umgekehrt hemmen Stoffe, welche die Adrenalin-Wirkung aufheben, die Herzschlagfolge. Wir registrieren bei der Gelegenheit, wie unerbittlich Mittel, die bei Asthma günstig wirken, sich ungünstig auf das Herz und seinen normalen Rhythmus auswirken.

Natürlich sind Unregelmäßigkeiten der Herzschlagfolge insoweit normal, als sie bei jedem Herzgesunden immer wieder vorkommen, etwa dann, wenn er sich aufregt oder anstrengt, beim Laufen, bei schnellem Treppensteigen. Außerdem gibt es eine sogenannte respiratorische Arhythmie: Bei manchen Menschen nimmt die Pulsfrequenz beim Einatmen zu, beim Ausatmen ab. Man schließt daraus auf eine gewisse vegetative Übererregbarkeit. Drückt man auf beide Augäpfel – gleichmäßig, nicht zu stark, aber eben doch mit deutlichem Druck –, so verlangsamt sich das Herzschlagtempo sofort. Damit läßt sich die gefährliche Tachykardie, das Herzjagen, auf der Stelle unterdrücken. (Der große Bernhard Aschner hat diese Entdekkung gemacht und 1915 publiziert.) Es wird dadurch der andere Nerv des vegetativen, unwillkürlichen Nervensystems stimuliert, der parasympathische, der nicht leistungssteigernd, sondern erhaltend, ernährend, ausruhend umschaltet.

Das Herzjagen, das uns hier beschäftigen soll, wurde zuerst 1900 in einer Studie von Erich Hoffmann über ›Paroxysmale Tachykardie‹ beschrieben. Darin berichtete er, er habe in der gesamten ihm zugänglichen internationalen wissenschaftlichen Literatur nur 137 solcher Fälle mit Herzjagen auffinden können. Er selbst berichtete über 7 weitere Kranke mit diesen Beschwerden. Heute könnte jeder praktizierende Arzt leicht, ohne seine Kartei bemühen zu müssen, 10 bis 20 Patienten mit paroxysmaler Tachykardie nennen. Die Zahl der Rhythmusanomalien unter seinen Patienten wäre mit 50 anzugeben. Wir wollen uns hier aber nicht auf Arhythmien überhaupt, sondern auf die unregelmäßigen schnellen Formen konzentrieren.

Was geschieht beim Herzjagen, *was merkt der Kranke?* Es ist, als würde der Mund trocken, ein harter Schmerz zieht den Hals hinunter, in der Herzgegend hat man einen undeutlichen, dumpfen Schmerz. Lange Zeit weiß der Kranke womöglich gar nicht, womit das zusammenhängt, er wundert sich nur, daß er ab und zu von diesen unangenehmen Sensationen überfallen wird. Eines Tages fühlt er sich oder ein anderer ihm den Puls und stellt fest, daß der Puls ganz unregelmäßig und viel zu schnell läuft. Er überlegt, woran das liegen könnte – nicht selten kann er keinen Grund dafür angeben. Es kam wie von selbst. In anderen Fällen war er aufgeregt, hatte er Angst, plötzlich setzte dann das Herzrasen ein. Tritt es nach körperlicher Beanspruchung auf, muß man sich fragen, ob hier nicht eine Herzkrankheit anderer Art vorliegen könnte. Das Herzjagen kommt in vielen Familien gleichmäßig vor, es muß nicht ernster Natur sein, kann es aber sein, weil selbstverständlich alles, was den zentralen Motor unserer Blutversorgung alteriert, bedrohliche Auswirkungen haben kann. Der bekannte Straßburger Frauenarzt W. A. Freund, der zum ersten Mal routinemäßig die Herausnahme der Gebärmutter einführte, erzählt in seiner Autobiographie, er sei als junger Mann so heftig von tachykarden Anfällen heimgesucht worden, daß er nachts oft stundenlang aufrecht im Bett saß, um Luft zu bekommen. Er ist trotzdem fast 90 Jahre alt geworden.[16] Immerhin müssen wir bedenken, daß eine zu schnelle Herzfunktion ein zu schnelles Pumpen bedeutet, und bei zu schnellem Pumpen wird zu wenig gefördert, das Herz wird also auf die Dauer mit Blut unterversorgt. Es kann dadurch zu einer Schädigung sowohl des Herzens selbst als auch einzelner Organe kommen.

Was denkt die Schulmedizin?[17] Sie sieht in den Herzrhythmusstörungen den Schlüssel für den sogenannten plötzlichen Herztod, für das sogenannte Kammerflimmern, wenn die Frequenz auf 200 und darüber steigt und nicht mehr zu messen ist, bis der Motor plötzlich aussetzt. Ein Kurzschluß hat die Maschine, die bei dieser Frequenz nicht mehr genug fördert und damit sich selbst nicht mehr ausreichend versorgt, stillgelegt. Zu diesem Kurzschluß kann es kommen, wenn man den unregelmäßigen Lauf der Maschine zu lange ignoriert. Vermutlich wird durch den rasenden Gang schließlich jener andere Nerv, der Parasympathicus, angeworfen. Wir machten uns ja schon mit dem Umstand vertraut, daß diese parasympathische oder, wie man sie auch nennt, vagische Reizung die Herzschlagfolge verlangsamt, sie kann in so extremem Fall den Motor wohl auch einfach abstellen. Wir wollen aber auf weitere Erklärungsversuche und auf Theorien zu diesen dringenden Fragen hier nicht eingehen, auch nicht auf die genauere Unterscheidung der verschiedenen Formen der schnellen Arhythmien, da unser Zweck ein anderer ist.

Die Schulmedizin versucht, die Ursachen herauszufinden. Auch wenn dies im Betrieb einer großen Klinik nicht immer befriedigend möglich ist, haben die Ärzte doch einen »Eindruck«, woran es liegen könnte. Auch streng naturwissenschaftlich eingestellte Kliniker werten den Streß, die berufliche Überforderung als möglichen Auslöser. Dabei können sie sich übrigens auf eine Reihe streng wissenschaftlicher Arbeiten stützen. Lown und Mitarbeiter haben 1980 nachgewiesen, daß zwischen der »psychischen Gesamtsituation«, die auch die Einwirkungen aus dem sozialen Bereich einschließt, und der elektrischen Stabilität des Herzens eine direkte Verbindung besteht. Auf die Cannonsche Konzeption bezogen, ist hier derjenige Streß gemeint, bei dem es sich nicht allein um höchste Anstrengung und womöglich Überanstrengung handelt, sondern der mit der emotionalen Erkenntnis des Ausweglosen, Übermächtigen verbundene Streß, der nur Kampf oder Flucht übrigläßt und dabei die massive Ausschüttung des die Leistung hochpeitschenden Hormons Adrenalin auslöst.

Gern wird heute auf die Auswirkungen des griechischen Erdbebens von 1981 hingewiesen: Es tötete zweimal. Nach dem Hauptbeben folgten in den Tagen darauf kleinere, harmlose Nachbeben. Die Erarbeitung des Gipfels der Todesfälle durch Herztod – nicht durch Unfall infolge Häusereinsturz usw. – erbrachte aber eine Überraschung. Der Gipfel dieser Todesfälle lag nämlich nicht im Bereich des Hauptbebens, sondern am dritten Tag danach: Zu diesem Zeitpunkt, als nur noch kleinere Nachbeben auftraten, war die Mortalität bei der Athener Bevölkerung doppelt so hoch wie am Tage des Hauptbebens. Wie Trichopolus 1983 veröffentlicht hat, nahmen andere Krankheiten zu diesem Zeitpunkt nicht zu. Die Arhythmien, die zum Tode führten, hingen also mit der emotionalen Erkenntnis der Unfähigkeit, etwas ändern zu können, direkt zusammen.

Es gibt noch andere Untersuchungen, die in die gleiche Richtung weisen. 1969 hatten Parkes und Mitarbeiter ihre Untersuchungsergebnisse bei 4486 Witwern veröffentlicht. Sie hatten diese Witwer insgesamt neun Jahre lang beobachten können. Bei der Auswertung der Ergebnisse stellte sich heraus, daß 213 von ihnen bereits während des ersten halben Jahres nach dem Tode ihrer Frauen gestorben waren. Diese Rate liegt 40 Prozent über der zu erwartenden Sterblichkeit in einer solchen Gruppe. Nach dem ersten halben Jahr sank die Sterblichkeit der Witwer wieder und näherte sich der Sterblichkeitsrate der normalen Bevölkerung. Übrigens fiel noch auf, daß 23,5 Prozent der im ersten halben Jahr Verstorbenen an derselben Todesursache gestorben waren wie ihre Frauen. Das liegt mit 21,9 Prozent über der nach den Gesetzen der Statistik zu erwartenden Koinzidenz.[18]

Das Ergebnis besagt vieles über diese gefährliche Krankheit, die meist leichtgenommen und als situationsbedingtes »Herzklopfen« – was es natürlich auch sein kann – abgetan wird. Die Schulmedizin ist durch diese soziologischen, epidemiologischen Studien jedenfalls in Kenntnis des Umstands, daß die Krankheit der »Auslöser« bedarf, auch daß es sich dabei um eine diese Funktion ausübende Gesamtsituation handeln kann. Wir fragen uns nun, was die Schulmedizin an Hilfe zu leisten vermag.

Was kann der Arzt tun?

Es stellt sich heraus, daß leicht zugänglich nur jene Faktoren sind, die sich »außerhalb« des Herzens befinden: falsche Ernährung, Genußmittelmißbrauch, dann »die Nerven«, also die Überbeanspruchung, der Streß. Die psychovegetativen Emotionen und die physischen Forderungen, wenn sie über ein bestimmtes Maß hinausgehen, erhöhen die Anfallsbereitschaft des Herzens. Es wird also wichtig, ruhigzustellen. Aber wie stellt man ruhig, wenn der Patient im Arbeitsleben steht, es sich gar nicht erlauben kann zu pausieren, wenn Ermüdung, die dabei leicht entsteht, für ihn untragbar wäre – vom Kranführer bis zum Manager?

Zunächst erinnern wir uns an das, was wir bereits erwähnt haben: Wenn der Patient über den Aschnerschen Augapfeldruck aufgeklärt worden ist, könnte er versuchen, den Anfall selber zu unterbrechen. Er kann außerdem sich aufsetzen und sich mit gesenktem Kopf langsam nach vorn beugen. Wenn er steht, kann er sich in die Hocke begeben oder sich bücken, auch dann wird häufig der Anfall unterbrochen (Erbensches Phänomen; Kittsteiner beschrieb es später irrtümlich als neu). Der zu Hilfe gerufene Arzt kann durch sofortigen Druck auf die rechte Halsschlagader in der Mitte des Halses, wo sich ein parasympathischer Nervenknoten befindet, der sogenannte Karotissinus, den Anfall abbrechen. Gelingt es rechts nicht, kann er dasselbe links versuchen – jeweils nicht länger als fünf Sekunden. Früher haben die Ärzte dabei gleichzeitig mit dem Stethoskop das Herz abgehorcht, um rechtzeitig aufhören zu können und die Prozedur nicht etwa versehentlich so lange fortzusetzen, bis der Patient das Bewußtsein verliert. Man kann auch ganz anders vorgehen, indem man die Halsschlagader nicht am Hals drückt, sondern sie vom Brustbein aufwärts abtastet und dabei massiert, und zwar so, daß sie auf diese Weise gegen die Wirbelsäule gedrückt wird. Auch dabei muß man aufpassen, daß man nicht zu lange manipuliert. »In der Regel«, so in einem alten Lehrbuch, »stellt sich der Rhythmus dann wieder her« – es kann aber auch ausbleiben und der Tod eintreten.

Man ist heute nicht mehr so auf dieses persönliche Vorgehen mit eigener Hand eingestellt – zu leicht könnte man ja im Falle des Mißlingens dem Vorwurf ausgesetzt werden, man habe den Patienten erdrosselt. Der Arzt wird in jedem Fall aber versuchen, auf den Kranken beruhigend einzuwirken. Das kann sowohl durch gutes, tröstliches Zureden erfolgen, durch kühle Umschläge auf die Pulsgegend beider Unterarme, kühle Fußbäder oder kühle Kompressen auf die Brust, jedoch auch durch Medikamente. Früher gab man das bekannte Luminal®, meist in der schwächeren Form als Luminaletten®, also Barbitursäure; das Schlafmittel wurde unterdosiert und wirkte nur noch sedierend. Heute bedient man sich der zahlreichen Psychopharmaka, allen voran derzeit immer noch die Benzodiazepine (Valium®, Multum®, Neurolytril® usw.). Ein Medikament, das zu den am häufigsten verordneten Herzmitteln zählt, ist das Persumbran®, es verbindet ein auf die Blutgefäße des Herzens wirkendes Medikament, das Persantin®, mit einem Benzodiazepam. Näher an das Leiden führt ein Medikament namens Ethon®, das ein antiarhythmisches Medikament, das Isoptin®, mit Diazepam verbindet.

Der Arzt wird im übrigen versuchen festzustellen, wie es mit dem Kaliumspiegel des Kranken im Blut steht. Kalium ist ein Element, das in der gesamten lebenden Natur vorkommt, bei den Pflanzen wie bei den Tieren. Dieser Kaliumspiegel darf weder zu hoch noch zu niedrig sein. Dann treten nämlich Unregelmäßigkeiten des Herzschlags auf. Arhythmien können also Ausdruck eines nicht ausgeglichenen Kaliumspiegels sein. Man weiß außerdem, daß es in diesen Fällen gar nicht so sehr auf den Kaliumwert an sich ankommt, sondern auf das Verhältnis des Kaliums zum Calcium. Ist der Kaliumspiegel tatsächlich zu niedrig, lassen sich die Arthythmien durch Kaliumgabe beenden.

Die medikamentöse Behandlung

Nun weiß man, daß das kardinale Herzmedikament, das Digitalis mit all seinen Abkömmlingen und Weiterentwicklungen, den Herzschlag verlangsamt – an dieser Verlangsamung läßt sich ablesen, ob der Patient optimal »digitalisiert« ist oder nicht. Die Digitalisierung des kranken Herzens – sie wirkt übrigens nur beim kranken Herzen, sonst nicht – ist heute etwas aus der Mode gekommen, aber an der Methode ist im Grunde keine Kritik zu üben. Man wäre also legitimiert, Herzglykoside anzuwenden. Hufeland tat es, indem er Digitalis in Form eines Aufgusses der Blätter gab – das war ein riskantes Unterfangen, und zwar insofern, als niemand hätte angeben können, wieviel Glykosid die Blätter jeweils enthielten. Man war also nicht sicher, ob man den Patienten richtig auf Digitalis einstellte oder – tötete. Denn es handelt sich immerhin um das Alkaloid des Roten Fingerhuts. Inzwischen wird das Alkaloid ganz oder teilweise synthetisch hergestellt, was den unbedingten Vorteil hat, daß man von nun an wirklich dosieren kann. In den zwanziger und dreißiger Jahren wurde in diesen Fällen das Cedilanid® angewendet, das ziemlich schnell wirkte, intravenös gegeben und rasch ausgeschieden wurde.

Eine zweite Möglichkeit besteht in der intravenösen Verabreichung von *Procainamid.* Man kann es auch intramuskulär spritzen, und es gibt das Mittel in Kapselform. Es ist bekanntlich ein Lokalanästheticum, seine Wirkung hängt hier aber wohl weniger mit dem anästhesierenden Effekt zusammen als damit, daß die Substanz in einen Stoffwechsel eingreift, der für das vegetative Nervensystem Voraussetzung ist. Es können bei Überdosierung Extraschläge auftreten, die den Rhythmus ganz durcheinanderbringen, so daß am Ende der Tod eintritt.

Ein anderer beliebter Stoff ist das *Chinidin*. Es wirkt ziemlich zuverlässig, allerdings dadurch, daß es die Leitungsgeschwindigkeit und damit auch die Erregbarkeit des Herzmuskels herabsetzt. Im Grunde handelt es sich dabei um einen massiven Eingriff in die Herzphysiologie. Ist das Herz bereits geschädigt, kann es, da Chinidin die Kontraktionskraft mindert, entgleisen. Die Gefahren entsprechen im übrigen etwa denen des Procainamids.

Zwischen den Kriegen und nach dem Krieg haben die Ärzte Kaliumsalze gegeben, besonders wenn es sich um Arhythmien nach zuviel Digitalis handelte. Seit den siebziger Jahren gibt es jedoch eine Reihe anderer pharmakotherapeutischer Möglichkeiten, und heute stehen wir vor einem wirklich überwältigenden Angebot. Nur einige Mittel, die in Frage kommen, sollen hier genannt werden. Als erstes möchte ich das *Aimalin* und das *Prajmaliumbitartrat* nennen, die stark antiarhythmisch wirken, und zwar auf die elektrischen Polarisierungsvorgänge, die beim Herzschlag von Bedeutung sind. Sie setzen wie das Chinidin die Kontraktionskraft des Herzens herab und können die elektrische Aktivität zusammenbrechen lassen. Es gibt die Substanzen auch als Tabletten; diese werden jedoch vom Körper schlecht aufgenommen, so daß Fülgraff nur die intravenöse Verabreichung für gerechtfertigt hält.

Von anderer Seite greift das *Verapamil* an, Handelsname Isoptin®. Es hemmt den Calciumstrom, der durch das Herz geht. Wir haben bereits besprochen, daß die Frequenz des Herzens durch ein calciumfreies Milieu seiner Zellen gebremst wird. Allerdings senkt Verapamil den Blutdruck, wie dies die meisten antiarhythmischen Substanzen tun. Das hat man bei der Therapie zu berücksichtigen, wenn gleichzeitig eine Herzschwäche mit niedrigeren Blutdruckwerten vorliegt.

Eine weitere neue Substanz ist das *Propafenon*, Handelsname Rytmonorm®, das die Erregbarkeit vermindert und die Refraktärzeit der Zellen verlängert, also jene Zeit, in der sie unmittelbar nach einem Schlag nicht ansprechbar sind. Diese Verlängerung besteht vor allem in einem Fernhalten von vorzeitig einfallenden Impulsen, wie sie beim Herzjagen auftreten. Gleichzeitig wird die Flimmerschwelle des Herzmuskels erhöht. Man erklärt sich die Wirkung so, daß eine allgemeine Abdichtung der Membranen der Herzmuskelzellen stattfindet; außerdem wirkt die Substanz auch gegen die Einflüsse, die in Richtung auf eine Umschaltung zur Leistungssteigerung gehen, also antiadrenergisch. Das Medikament wird sehr schnell ausgeschieden, so daß man, wenn eine Dauertherapie notwendig ist, alle 6 Stunden 150 Milligramm zuführen müßte. (Die Behandlung mit den ebenfalls im Handel befindlichen 300-Milligramm-Tabletten halte ich für bedenklich, sie wird auch schlechter vertragen.)

Dann folgen zwei große Gruppen, die derzeit nicht nur in der Bundesrepublik Deutschland im Mittelpunkt jeder Herztherapie stehen: die Beta-Rezeptorenblocker und die Calcium-Antagonisten. Die *Beta-Rezeptorenblocker* wurden als erste eingeführt. Sie blockieren jene Stellen der Zellen, an welchen die adrenergischen, leistungsauslösenden Impulse ansetzen. Wo das Herzjagen auf diese Einflüsse zurückgeht, wirken sie prompt. Sie beeinflussen übrigens auch das Zentralnervensystem beruhigend, was hierbei nicht übersehen werden sollte. Außerdem haben sie eine chinidinartige Wirkung, also eine zweite antiarhythmische Wirkungskomponente. Da sie die adrenergische, also energisierende Wirkung blockieren, gefährden sie im Ernstfall das Herz, das manchmal, bei Herzschwäche, auf sie angewiesen sein kann.

Etwas anders steht es bei den *Calcium-Antagonisten.* Sie blockieren die Kanäle der Zellmembran, durch die Calcium durchtritt, und lassen so jenes calciumfreie Zellmilieu entstehen, das für die Herzaktion günstig ist. Dabei vermindern sie die Herzfrequenz und den Sauerstoffverbrauch. Sie können alle gut in Tablettenform genommen werden. Als Nebenwirkung ist vor allem die Blutdrucksenkung zu beachten.

Die Aufzählung der pharmakotherapeutischen Möglichkeiten soll hier nicht weitergeführt werden. Es ist schon deutlich geworden, daß der Arzt über eine sehr breite Palette von Mitteln verfügt, die er einsetzen kann. Die Auswahl wird ihm nicht leichtgemacht, da die Pharma-Industrie in ihrer Werbung für ihre eigenen Produkte natürlich besonders die Vorzüge herausstellt, so daß von diesem Standpunkt aus alle Präparate die gleichen Vorzüge haben. Entsprechend gibt es von jeder Kategorie verschiedene Produkte – mindestens 30 bis 40 verschiedene Beta-Rezeptorenblocker, um nur dieses Beispiel zu geben.

Operatives Vorgehen

Die Schulmedizin verfügt noch über andere Methoden, und zwar solche technischer Art. So wurde eine kleine, einpflanzbare Vorrichtung erfunden, den Vagusnerv zu stimulieren *(vagal turning)*, ebenso eine außen am Körper zu tragende. Das Herzjagen soll dadurch beherrscht werden, daß man eine künstliche Langsamfrequenz, eine Bradykardie, herstellt. Wir sind damit beim Thema der *Schrittmacher.*[19] 1958 wurde der erste künstliche Herzschrittmacher einem Menschen operativ eingepflanzt. (Der erste Patient, ein Schwede, trug im Jahr 1986 bereits das 24. Gerät.) Der Schrittmacher, den inzwischen so viele Patienten tragen (die ebendadurch keine Patienten mehr sind!), ersetzt die natürliche »Zündkerze« des Herzens, den Sinusknoten, durch ein elektronisches System. Er ist allerdings für das Gegenteil dessen gedacht, was uns hier interessiert, nämlich für die krankhafte Verlangsamung und das gefährliche Aussetzen der Herzaktion. Man hat inzwischen auch Möglichkeiten gefunden, das zu schnell arbeitende Herz zu bremsen. Dabei wird die Natur überlistet: Der Schrittmacher gibt eine Impulsfrequenz ab, die langsamer ist als die gerade laufende herzeigene. Nach einigen Minuten paßt sich das Herz dieser künstlichen Frequenz an. Weshalb das geschieht, ist noch nicht ausreichend geklärt.

Man kann auch das Gegenteil machen, dem Herzen nämlich künstlich eine noch viel schnellere Frequenz elektrisch vorgeben, als es selbst gerade hat. Tatsächlich »merkt« das Herz dadurch, daß es zu hoch geschaltet hat, und dreht zurück.

Eine dritte Möglichkeit wäre die chirurgische: Es müßten in einer schwierigen, jedoch technisch möglichen Herzoperation die Verbindungen vom Sinusknoten zum Herzen durchtrennt werden.[20] Übrig bliebe dann die Notfallsautomatie, über die das Herz verfügt, aber damit wäre der Mensch zwar lebens-, jedoch nicht leistungsfähig. Er wäre wahrscheinlich immer einer Ohnmacht nahe, denn dieser langsame Herzschlag würde nicht ausreichen, das Gehirn ständig mit der erforderlichen Blutmenge zu versorgen. Aber im Zuge der Operation würde sofort ein Schrittmacher eingebaut, der dem Herzen die benötigte Frequenz vorgibt.

Was macht die Naturheilkunde? Angesichts dieses imponierenden An- und Aufgebots erwartet man nicht gerade viel. Das ist jedoch falsch. Wir dürfen nicht ignorieren, daß die Krankheit ja in keiner Weise geheilt wird, wenn wir einmal von der Herzoperation absehen. Alle diese großartigen Mittel schalten die Krankheit lediglich so lange aus, wie die Tabletten eingenommen werden. Das ist eine reichlich bittere Einsicht, die denn auch von der Klinik leicht verdrängt wird.

Betrachten wir die naturheilkundlichen Angebote, so stehen die allgemeinen Maßnahmen, wie in der Schulmedizin, im Vordergrund. Sie überdecken sich auch weitgehend, wie wir sogleich sehen können. Man wird annehmen, daß die Naturheilkunde als erstes die manuellen Eingriffe empfehlen würde, die der Patient selbst vornehmen kann, wie den Aschnerschen Augapfeldruck, doch in dieser Hinsicht übt sie Zurückhaltung. Das Hinhocken und Vornüberbeugen wird empfohlen, aber die anderen Manipulationen, Karotissinusdruck eingeschlossen, sind doch nicht ohne Risiko – sie sollten dem Arzt überlassen werden. Die Lebensberatung wird etwas eingehender und ausführlicher sein. Generelle Ratschläge nach Art von »ausreichend schlafen, mäßig belasten, angemessene Ruhepausen« bringen nicht viel. Man wird sich schon verständigen müssen, wieweit die bisherige Lebens- und Arbeitsweise beibehalten und wieweit sie verändert werden muß. Ganz im Vordergrund steht die Aufklärung des Patienten über die Natur dieses Leidens: Daß er nicht wirklich »herzkrank« ist, wenn sich dafür kein Anhalt gefunden hat, kann nicht dringlich genug vermittelt werden. Auf andere Leiden, die hier ursächlich mit hineinspielen können, ist einzugehen. Also etwa Erhöhen des Kopfendes des Bettes durch Klötze, wenn außerdem ein Zwerchfellbruch (Hiatushernie) oder ein Zurückfließen von Mageninhalt in die Speiseröhre (ösophagealer Reflex) gegeben sind. Gallenblasenentzündungen, Leberleiden, Magengeschwüre können ebenfalls eine Rolle spielen. Diätetische Beratung gehört dazu, ebenso wie die Regulierung der Verdauungstätigkeit. Seelische Belastungen in der Familie oder am Arbeitsplatz, falsche Erlebnisverarbeitung sind ein weites Feld. Nikotin, Kaffee und Alkohol sind abzuraten, aber das weiß der Patient meist schon selbst, hält sich nur nicht an diese Erkenntnis.

Eine große Bedeutung kommt der Atemtechnik zu, und der Patient sollte lernen, wie er solche Anfälle von Herzjagen »wegatmen« kann. Wenn er übt und seine Übungen bei einem neuen Anfall anwendet, merkt er in jedem Fall, daß er die Tachykardie damit beeinflußt. Unter balneologischem Aspekt würde ich kühle – jedenfalls keine heißen – Rosmarinbäder, auch Baldrianbäder, empfehlen.

Was kann der Patient außerdem noch selber machen – sozusagen im Augenblick, da das Leiden eintritt? Es »überfällt« ihn ja plötzlich, aus dem Wohlbefinden heraus – auch wenn es direkt auf eine Aufregung oder Anstrengung folgt, ist es unerwartet »da«. Ganz sicher ist es hilfreich, wenn man das *Autogene Training* anwendet, soweit man es gelernt hat. J. H. Schultz war so sehr von der Wirksamkeit überzeugt, daß er auch den umgekehrten Weg empfahl, um das Herz zu testen. Er führte dann gleichsam eine psychotherapeutische Herzfunktionsprüfung durch, indem er durch Autosuggestion die Herzfrequenz auf Verlangsamung stellte. Übrigens warnte er davor, dies zu intensiv zu machen. Er hatte beobachtet, daß bei Einleitung einer Hypnose häufig zunächst eine Beschleunigung des Pulses eintritt, daß das Herz also in seiner Aktivität von der Psyche her zu beeinflussen ist. Im Autogenen Training geht man so vor, daß man dem Patienten als erstes das Erlebnis seiner Herztätigkeit vermittelt. Er muß seine rechte Hand auf die Gegend des Spitzenstoßes legen und beschreiben, was er fühlt. »Ich fühle einen dumpfen Stoß«, so oder ähnlich wird er antworten. Auch: »Mir ist, als wäre der Brustraum sehr groß, und in diesem weiten dunklen Raum schlägt ein großer weicher Ball gegen die Wand.«

Dann kommt das Pulserleben hinzu. Der Patient sagt: »Mein ganzer Körper, mein Ich, wird abwechselnd größer und kleiner.« Mit dieser Entdeckung wird ein Ruheerlebnis verbunden, es wird suggeriert: »Mein Herz schlägt ganz ruhig, regelmäßig.« Wer diese Übungen erlernt hat, kann sie im Ernstfall anwenden. Ähnlich wirkt auch die *Meditation.* Nach 20minütiger Meditation verringern sich die gefährlichen Extrasystolen von 11 in der Minute auf 3. Man kann das sehr schön im Elektrokardiogramm zeigen.

Kommen wir zur *Phytotherapie,* so sehen wir, daß sich hier die Bereiche überschneiden. Vieles von dem, was die Schulmedizin anbietet, ist pflanzlicher Herkunft. Dazu gehört vor allem das schon erwähnte *Chinidin* aus der Chinarinde, das für viele Ärzte als wichtigstes antiarhythmisches Medikament galt und weiterhin gilt. Es macht allerdings bei längerer Einnahme unangenehme Magen-Darm-Beschwerden und kann, überdosiert, neue Arhythmien hervorrufen. In der Naturheilkunde wird man davon eher absehen. Das gleiche gilt für den Naturstoff *Ajmalin.*

Die Naturheilkunde verfügt über zwei wichtige Mittel, die hier in Betracht kommen. Das erste, das speziell auf den Rhythmus des Herzens wirkt, ist das *Spartein aus dem Besenginster.* Das Spartein wirkt milder als das Chinidin, wirkt allerdings auch kürzer, man muß es öfter einnehmen, am besten in Tropfenform: 0,3 Spartein sulf. zu 30,0 destilliertem Wasser, als Grundlage täglich 3- bis 4mal 15 bis 20 Tropfen, aber im Ernstfall auch 5- bis 6mal täglich. Eine Verbindung mit dem Digitalis, das ja ebenfalls frequenzdämpfend wirkt, ist möglich. Man sollte die Mischung aber nur gebrauchen, wenn man gleichzeitig eine Schwäche des Herzens zu berücksichtigen hat. Ein ordnungsgemäß für den Apotheker geschriebenes Rezept sähe folgendermaßen aus:

Spart. sulf.	0,15
Tinct. Digitalis	15,0
Aq. dest. ad	30,0

3 × tgl. 15–20 Tropfen

Die zweite Möglichkeit ist der *Weißdorn, Crataegus oxyacantha.* Der Weißdorn greift in den Stoffwechsel des Herzens ein, und er senkt schädliche Anreicherungen von Laktat und Pyruvat im Blut. Ferner konnte man im Experiment am isolierten Meerschweinchenherzen nachweisen, daß die Wirkstoffe aus dem Weißdorn die arhythmischen Schläge korrigieren. Man nimmt an, daß dieser »chinidinartige« Effekt auf einer Verlangsamung des Natrium-Einstroms beruht, da Weißdorn die Membranen der Herzmuskelzellen stabilisiert. Das mit Weißdorn-Extrakt versorgte Herz ist außerdem gegen Sauerstoffmangel wesentlich widerstandsfähiger, als es das Herz und insbesondere das kranke Herz im übrigen ist.

Weiter kommt das *Gelsemium aus dem gelben Jasmin* in Betracht. Die Wirkstoffe, Alkaloide, setzen die Erregbarkeit des vegetativen Nervensystems herab, sowohl des Parasympathicus, des Vagus, als auch des Sympathicus. Das Reizleitungssystem wird aber, anders als beim Besenginster, nicht angesprochen. Sehr gut wirkt es auf Extrasystolen, also irreguläre Schläge, die oft ein Herzjagen einleiten oder im Zusammenhang mit einer Tachykardie vorkommen. Man könnte das Gelsemium zusammenmischen mit Baldrian, am besten von beiden die Tinkturen; das sähe dann für den Apotheker so aus:

Tinct. Gelsemii	10,0
Tinct. Valerianae aeth. ad	30,0
3 × tgl. 20–30 Tropfen	

Ebenso könnte man den gelben Jasmin zusammengeben mit Weißdorn; das ergäbe folgendes Rezept:

Tinct. Gelsemii	12,0
Extr. Crataegi fluid. ad	30,0
3 × tgl. 20 Tropfen	

Naturheilkundlich werden auch spezielle Tees empfohlen. Man sollte sie kühl trinken und nach Möglichkeit Baldrianzusatz dabei vermeiden. Des weiteren stellt die Naturheilkunde externe Mittel zur Verfügung, also Salben, die auf die Haut aufgetragen werden. Hier ist für den engagierten Naturarzt ein weites Feld gegeben, denn die Salben wirken durch ihre ätherischen Öle durchblutungsfördernd. Man könnte also die Durchblutungssteigerung dort ansetzen, wo *Headsche Zonen* eine Verbindung zwischen Haut und inneren Organen herstellen. Im allgemeinen wird dafür die Herzgegend ausreichen. An Bestandteilen empfehlen sich Kampfer und Rosmarin. Der Kranke wird die Einreibung als günstig empfinden, dennoch handelt es sich nicht um Psychotherapie. Die Wirkung der sogenannten cutivisceralen Reflexe ist nachgewiesen.[21]

Auf welcher Seite liegen die Vorteile? Zwei Antworten sind möglich. Einmal muß man feststellen, daß kein Mittel, gleich welcher Richtung, die Arhythmie für immer beseitigt. Es wird lediglich geholfen, die Arhythmien werden für die Zeit der Medikation und eine verschieden lange Zeit danach abgestellt. Für die Seite der Schulmedizin müßte man dann als zweite Antwort etwas aussprechen, das jeder Arzt weiß: Es gibt kein antiarhythmisches Medikament, das nicht ebenso Arhythmien zu erzeugen in der Lage wäre. Das kann man von der naturheilkundlichen Phytotherapie nicht sagen. Weißdorn erzeugt keine Arhythmien von sich aus. Hier ist also die Naturheilkunde überlegen, doch kommt gleich etwas hinzu, das diese Feststellung kritisch ergänzt: Es ist nicht sicher, daß der Weißdorn tatsächlich immer antiarhythmisch wirkt. Er wirkt nicht bei jedem so, nicht bei jeder Form der Arhythmie, und er benötigt längere Zeit.

Der Anfall selbst ist so unangenehm, auch gefährlich, daß jeder Kranke nach schnellster Hilfe verlangt. Es ist ihm im Augenblick gleichgültig, was an Warnendem auf dem Pakkungsprospekt aufgeführt wird. Die Tablette, die er schnell schluckt, um dem Anfall abzuhelfen, benötigt etwa 20 Minuten, ehe eine Wirkung eintreten kann. Merkt der Kranke keine Erleichterung, so muß er eine weitere Tablette schlucken, dadurch verdoppelt sich die Zeit bis zum Wirkungseintritt um noch einmal 20 Minuten, insgesamt auf 40 Minuten. Weißdorn in Tropfenform wirkt schneller, aber er wirkt nicht unbedingt im akuten Anfall. Man müßte ihn schon intravenös injizieren.

Für die Langzeit- oder Dauermedikation ist es sicherlich angenehmer, einen pflanzlichen Wirkstoff zu sich zu nehmen als ein Patentprodukt der Pharma-Industrie. Dennoch soll man sich nicht von solchen »äußerlichen« Eindrücken leiten lassen. Chinidin wäre ja ebenfalls ein ordentliches Naturprodukt, und doch werden manche davon Abstand nehmen – in erster Linie wegen der Unverträglichkeit und dann wegen der zu befürchtenden Nebenwirkungen.

Wir müssen uns darüber im klaren sein, daß wir uns hier *unmittelbar an den Grenzen der Medizin* befinden. *Wirklich geheilt hat nichts von dem,* was wir anwenden, weder das schulmedizinische noch das naturheilkundliche Mittel. Sie alle lindern, und auch die sogenannten Allgemeinmaßnahmen lindern, sind hilfreich; im übrigen läuft die ärztliche und therapeutische Haltung darauf hinaus, daß wir auf ein Abklingen der Übererregbarkeit vertrauen und hoffen, mit dem dann die Tachykardien von selbst verschwinden. Tatsächlich können wir diese Hoffnung hegen, denn bei einer biographischen Betrachtung ergibt sich fast immer, daß es Zeiten derartiger Tachykardien im Leben gibt und dagegen sehr lange Zeiten völliger Freiheit von Gesundheitsstörungen solcher Art. Es ist also wirklich so, wie Hippokrates gesagt hat: Die Natur heilt, der Arzt hilft nur. Er sagte »die Naturen«, gebrauchte also den Plural, um auszudrücken, daß es viele Faktoren, weil viele Kräfte sind, die die Selbstheilung herbeiführen.

Noch ein anderes sollte nicht übersehen werden. Die moderne Medizin unterstellt, daß die Arhythmien es sind, die zum Herztod beitragen. Die durch sie herbeigeführten Verwirbelungen im Blutstrom könnten einmal zu einer Asystolie, einem Herzstillstand, führen. Wenn man sich nun die führenden Geriatrica ansieht, also jene Mittel, die von der Industrie und den Apotheken »gegen das Altern« angeboten werden, fällt auf, daß sie durch ihren Procain-Bestandteil vom KH 3 bis zu den verschiedenen Versionen der Aslan-Kur eine gewisse antiarhythmische Wirkung haben dürften. Dieser Effekt tritt »nebenher« auf, ist aber doch in jedem Fall deutlich, so daß ich annehmen möchte, die eigentliche Wirkung auf den Alterungsprozeß beziehe sich auch darauf, daß das »Altersmedikament« die Arhythmie beeinflußt.

Wir wollen hier nicht über den Infarkt sprechen, er ist für eine Gegenüberstellung vielleicht auch nicht geeignet. Die am Infarkt Erkrankten sterben entweder gleich (30 bis 40 Prozent) oder überleben (60 bis 70 Prozent) und kommen ins Krankenhaus. Für eine Überlegung, wie wir sie hier anstellen, kämen Infarktpatienten erst dann in Betracht, wenn sie nicht nur das Krankenhaus, sondern auch die Rehabilitationsklinik wieder verlassen haben.

Aber da gibt es etwas ganz anderes, das mit vollem Ernst auf jeden zukommt: das Nachlassen der Herzkraft, die Coronarinsuffizienz. Von diesem Schicksal ist niemand ausgenommen. Eben konnte man noch mühelos viele Kilometer laufen, ohne nach Luft ringen zu müssen, plötzlich hört es nach einigen hundert Metern auf, ja, die Strecke des mühelosen Laufens und mühelosen Atmens wird immer kürzer. Dann beginnt das Treppensteigen Schwierigkeiten zu machen. Schließlich das Gehen, man ist gezwungen, stehenzubleiben, wenn man versehentlich etwas zu schnell gegangen ist, so wie man früher zu gehen pflegte. Man kann das heute nicht mehr. Die Luft bleibt weg, das Herz schlägt schnell.

Es hat nichts mit Bronchien und Lungen zu tun, sondern mit dem Herzen. Das Herz ist nicht mehr stark genug, die Sauerstoffversorgung des Körpers auch unter Bedingungen der Anstrengung aufrechtzuerhalten. Die Luft bleibt weg, die Lippen, die Fingernägel, das Gesicht werden bläulich, nach einiger Zeit der Erholung kehrt die gewohnte Farbe wieder. Die Atmung geht schneller, der Brustkorb hebt und senkt sich, das Herz rast, und es dauert immer länger, bis sich alles beruhigt hat.

In der naturwissenschaftlich-klinischen Medizin sprechen wir von *Coronarinsuffizienz.* Die Coronarien sind jene feinsten Adern, die das Herz selber mit Blut versorgen. Das Herz braucht wie jedes Organ Sauerstoff, also Blut. Hiermit hat es seine besondere Bewandtnis:

Die Adern, die dem Herzen Blut und damit den unentbehrlichen Sauerstoff zuführen, werden durch das Herz selber behindert. Nämlich genau dann, wenn das Blut zuströmt, zieht sich das Herz zusammen und drückt die Coronarien ab. Kolibriherzen schlagen bis zu 1000mal in der Minute. *»Weshalb ist der*

Mensch coronarmäßig so schlecht abgesichert?«, fragte der große Pathologe Wilhelm Doerr.[22] Und es kommt noch etwas hinzu: Die Coronararterien können wie alle Arterien sich zusetzen, es tritt »Verkalkung« auf, Sklerosierung. Die Coronarsklerose bis zum völligen Verschluß des Gefäßes gibt es offensichtlich nur beim Menschen. Auch bei Tieren kennen wir Arteriosklerose und Coronarsklerose, doch scheint es bei ihnen nicht lebensgefährlich zu sein.

Beim Menschen gibt es verschiedene Dinge, welche die Coronarsklerose und die Coronarinsuffizienz fördern: körperliche Anstrengung, Magenfülle, Alkoholexzeß, Nikotinmißbrauch, Wettersturz, Wetterfrontenwechsel, Kältereiz (eiskaltes Bad), Streß, psychische Belastung. Dazu aber oder im Zusammenhang damit: plötzliche Veränderungen der Blutdruckverhältnisse, also Abfall oder Anstieg.

Herzversagen ist mithin zum einen altersbedingt: Im Alter läßt die Kraft der Organe, also auch die des Herzens, nach. Aber der Beginn dieses Versagens hängt nicht nur von den Organen ab, sondern auch von Faktoren der Umwelt: Das Versagen kann von »außen« gefördert und bewirkt werden und tritt dann früher ein, als es normalerweise sich durchsetzen würde.

Beide Aspekte legen es nahe anzunehmen, daß die Coronarsklerose und die Herzinsuffizienz zahlenmäßig zunehmen. Die Menschen werden heute im Durchschnitt 30 Jahre älter, als sie es 1876 wurden, also kommen mehr Menschen als früher in die Jahre, in welchen die Sklerose und die Insuffizienz aufzutreten pflegen; außerdem sind die Umweltbedingungen aggressiver geworden. Nach Morgan haben die Coronarverschlüsse, welche die Katastrophe bedingen, in den letzten Jahren um 30 Prozent zugenommen.

Was unternimmt die naturwissenschaftlich-klinische Medizin dagegen?[23] Früher war die Antwort klar – »früher« heißt: noch vor wenig mehr als zehn Jahren. Es wurde Digitalis verordnet, ein Präparat aus dem Roten Fingerhut. 1979 und noch 1980 standen die Digitalispräparate, vor allem die synthetischen Novodigal® und Lanitop®, an der Spitze der »Bestsellerliste« der Pharma-Industrie. Man will die Leistungsfähigkeit des Herzmuskels verbessern, und das Digitalis verbessert die Kontraktionsfähigkeit des Herzmuskels; außerdem verlangsamt es den Herzschlag, was bedeutet, das Herz arbeitet ökonomischer. Digitalis wirkt nur beim wirklich geschädigten, geschwächten

Herzen. Die Glykoside, zuckerartige Gebilde, dringen in den Herzmuskel ein und führen dort zu einer Kräftigung der Muskelzellen. Man erkannte aber, daß Digitalis auch den Sauerstoffverbrauch des Herzens ansteigen läßt, daß es außerdem die Arterien und Venen verengt. Bei ausgeprägter Coronarinsuffizienz und speziell nach einem Infarkt gibt man heute kein Digitalis mehr. Die moderne Klinik setzt statt dessen Beta-Blocker ein, Calcium-Antagonisten, Nitrokörper, entwässernde Mittel (sog. Schleifendiuretica) und Beruhigungsmittel (Sedativa, Psychopharmaka).

Über einige von ihnen haben wir bereits im voraufgehenden Kapitel gesprochen. Sie alle sind mit der Gefahr unerwünschter Wirkungen belastet.

Beginnen wir mit dem bereits angesprochenen *Schrittmacher.* Bei ihm handelt es sich – im Jargon der Kfz-Mechaniker gesprochen – nicht um einen neuen Motor, sondern um neue Zündkerzen. Es wird vorausgesetzt, daß der Motor noch einigermaßen leistungsfähig ist, nur arbeitet er nicht mehr schnell genug. Pro Jahr werden in der Bundesrepublik Deutschland 500 von 1 Million der Bevölkerung mit einem Schrittmacher versehen. Man ist in der Indikationsstellung großzügig geworden. Zum einen will man auf diese Weise Patienten helfen, die von Ohnmachten infolge Aussetzens der Herztätigkeit bedroht sind; die zweite Indikation besteht darin, die Herzfunktion des Patienten überhaupt zu verbessern, wodurch denn auch eine heraufziehende oder schon bestehende Insuffizienz abgefangen werden kann.[24] Es sind also im Grunde zwei verschiedene Ursachen: einmal die Reizleitungsstörung, wenn die Herzschlagfolge gestört ist, der Puls immer langsamer wird, schließlich aussetzt (sog. *Adams-Stokes-Syndrom*), zum andern die eigentliche Herzinsuffizienz. Der Erfolg liegt auf seiten der Pulsverlangsamung: Früher starben Patienten nach einem Adams-Stokes-Anfall meist innerhalb eines Jahres, heute überleben sie dank des Schrittmachers, der das Herz elektrisch zum Schlagen anregt, sobald der Puls sich unter einer bestimmten Grenze befindet (meist bei 72 Schlägen pro Minute). 40 Prozent dieser Patienten überleben 10 Jahre! Das ist nicht eben viel, nicht einmal jeder zweite Patient, aber früher war es gar keiner. Nebenwirkungen? Eine fatale Möglichkeit besteht, die auch unmittelbar lebensbedrohlich ist: die Infektion des Systems. Da der Draht des Schrittmachers, der meist rechts auf der Brust implantiert wird, bis ins Herz reicht, ist die Infektion sogleich mitten im Herzen, also eine Endokarditis. In einer einzigen Klinik wurden innerhalb von drei Jahren 77 Patienten wegen infizierten Schrittmachersystems aufgenommen, bei 42 von ihnen mußte das gesamte System entfernt werden. Man geht heute davon aus, daß es bei 3 bis 4 Prozent aller Schrittmacher-Operationen vorkommt. Das würde in der Bundesrepublik Deutschland bei jährlich etwa 30000 Neueinpflanzungen und 10000 Auswechslungen *im Jahr 1200 bis 1600 Infektionen* bedeuten! Die meisten Infektionen (74 Prozent) treten später als sechs Monate nach der Operation auf.[25]

Nehmen wir als nächste operative Möglichkeit die *Bypass-Operation.* Dabei wird eine oder werden mehrere Coronararterien operativ durch ein dem Oberschenkel entnommenes Stück Vene ersetzt. Der Eingriff ist nicht einfach, es muß der Brustkorb nach Spaltung des Brustbeins und der Rippen geöffnet werden. Es wird also am offenen Herzen operiert, und zu diesem Zweck muß das Herz stillgestellt werden. Dazu wird eine kalte, kaliumhaltige Lösung verwandt. Einige Autoren meinen, es komme dabei gar nicht auf die spezielle Zusammensetzung der Lösung an, sondern einzig und allein auf den Kälteschock. Tatsächlich muß der Herzmuskel nicht nur seine Tätigkeit einstellen, er muß auch soweit unterkühlt bleiben, daß keine elektrischen Aktionen mehr in ihm auftreten. Die verbrauchte, verschlossene Coronararterie wird dann durch eine kleine Vene ausgetauscht.[26]

Man stellt fest, daß 60 bis 90 Prozent aller so operierten Patienten sechs bis zwölf Monate nach der Operation beschwerdefrei sind. Dabei besteht eine eindeutige Abhängigkeit der Beschwerdefreiheit – oder Besserung – von der Durchgängigkeit des neuen Blutgefäßes, der ehemaligen Oberschenkelvene.

Wie geht es dann weiter? Hat der Patient vorher Digitalis erhalten, so gibt man es ihm weiter, mindestens sechs Monate lang. Acht Wochen lang erhält er außerdem ein thrombosehemmendes Mittel, ein Antikoagulantium, meist Marcumar®. Unter Marcumar® muß die Gerinnungsneigung des Blutes ständig kontrolliert werden (= *Quick-Wert;* er sollte zwischen 20 und 26 liegen, nicht höher, nicht niedriger).

Eine Auswertung weltweiter Resultate nach Bypass-Operation ergab nach 14 Jahren, daß über 30 Prozent aller Patienten einen einfachen, 40 Prozent einen zweifachen Bypass erhalten hatten. Die Patienten mit einem drei- oder mehrfachen Bypass lagen unter einem Drittel aller Operationsfälle. Inzwischen hat sich die Einstellung geändert, man geht heute doch entschieden weiter, und drei- und mehrfache Bypass-Versorgungen sind keine Seltenheit mehr. Nach M. Schmuziger machen die Dreifach-Bypässe heute schon 60 Prozent aller Fälle aus. Die Sterblichkeit im Zusammenhang mit dieser Operation ging von 3,92 Prozent auf 3,5 Prozent zurück.

Aber etwas anderes fiel in der Statistik auf: Hatten die vollen Erfolge vorher bei 72 Prozent gelegen, so sank dieser Prozentsatz auf 64,9, allerdings sank auch die Zahl der Totalversager, die heute noch 5,13 Prozent ausmachen.

Um zu einem Urteil zu kommen, unterscheiden wir Kurzzeit- und Langzeitergebnisse. Die Kurzzeitergebnisse sind eindrucksvoll, sie liegen bei 90 Prozent Besserung. Zwei Drittel der Patienten werden gänzlich beschwerdefrei. Eine Studie aus Montreal gab als Kurzzeitergebnis – innerhalb eines Jahres – 62 Prozent der Patienten als beschwerdefrei an, nach 7 Jahren waren es aber nur noch 37 Prozent. Pro Jahr seien jeweils 4,4 Prozent Angina-pectoris-Beschwerden wieder neu aufgetreten. Ernst sind auch folgende Zahlen: Man muß damit rechnen, daß nach einem Jahr in 10 bis 20 Prozent aller Fälle Verschlüsse des Bypasses auftreten und in den darauffolgenden Jahren etwa 2 Prozent weitere Verschlüsse pro Jahr. 1 bis 2 Prozent Infarkte pro Jahr bei den Operierten muß man ebenfalls einkalkulieren. Dieser Wert scheint niedriger zu liegen als der bei nichtoperierten Herzkranken.

Es ist hier wie überhaupt in der Chirurgie: Operiert ist nicht gleichbedeutend mit geheilt. Was geschieht, wenn der Bypass nachweislich geschlossen ist? Kann man eine zweite Operation durchführen? Das kann man zweifellos. Man nimmt heute – unterschiedlich zwischen den verschiedenen Herzzentren – zwischen 1 bis 7 Prozent Zweitoperationen an, teils weil sich der Bypass zugesetzt hatte, teils aber auch, weil die Grundkrankheit inzwischen weiter fortgeschritten war.

Blicken wir auf die dritte Möglichkeit: die *Transplantation* eines anderen Herzens. 1967 wurde sie zum ersten Mal ausgeführt. Man versuchte es daraufhin sofort an vielen Herzzentren, aber die Ergebnisse waren im ganzen nicht günstig. Schritt für Schritt gelang es jedoch, die Resultate zu verbessern, vor allem durch eine strengere Indikationsstellung. Heute kann man sagen, daß *nach einem Jahr noch 80 Prozent der Operierten mit dem neuen Herzen leben,* nach fünf Jahren noch 60 bis 70 Prozent (geschätzt). Die Überlebenden sind soweit rehabilitiert, daß 90 Prozent von ihnen als wieder voll körperlich leistungsfähig bezeichnet werden können.[27]

Wann wird transplantiert? Beim versagenden Herzen, wenn keine medikamentöse und keine konventionelle operative Therapie, also Bypass-Operation, mehr möglich sind. Wie sollte der Empfänger beschaffen sein? Im Herzzentrum Stanford/Kalifornien hat man festgestellt, daß er nicht älter als 50 Jahre und der Spender nicht älter als 35 Jahre sein sollte.

Ein Beispiel aus einem bundesdeutschen Herzzentrum: In Hannover wurden zwischen 1983 und 1986 an 37 Patienten Herztransplantationen durchgeführt. Von ihnen lebten 1985 noch 30 Patienten, 5 Patienten starben 6 bis 14 Tage nach der Operation an akuten »Abstoßungsreaktionen«, an Blutungen oder Lungenentzündung. Zwei entlassene Patienten starben, der eine nach 3 Monaten (wegen Arhythmie), der andere nach 5 Monaten (Abstoßungsreaktion). Bis 1985 waren 28 Patienten zu Hause, voll rehabilitiert: 4 von ihnen seit mehr als einem Jahr, 12 haben ihren Beruf oder die Schulausbildung wiederaufgenommen, 10 hatten dies vor, und 6 führen »ein aktives Rentnerdasein«.

Insgesamt wurden bis 1986 in der Welt 1100 Herztransplantationen durchgeführt, davon knapp 80 in der Bundesrepublik Deutschland. Man rechnet im allgemeinen, in den USA wie auch in der Bundesrepublik Deutschland, mit einem Bedarf für diese Operation von 10 auf 1 Million Einwohner pro Jahr; das würde für uns bedeuten: etwa 600 Transplantationen im Jahr.

Ich habe hier nur den Zahlenhintergrund gegeben, den man sich freilich genau ansehen muß. Dann ist zu bedenken, daß es sich sowohl beim Bypass, aber vor allem bei der Transplantation um sehr aufwendige und schwierige Operationen handelt. Den Bypass könnte man noch, wie dies auch anfänglich gemacht wurde, ohne Anschluß an die Herz-Lungen-Maschine durchführen, bei der Transplantation ist dies nicht mehr möglich. Für beide Operationen gilt, daß der seelische und körperliche Zustand des Patienten nach der Operation außerordentlich angegriffen ist. Manche empfinden schon nach der Bypass-Operation die Wunden als extrem schmerzhaft, vor allem die am Brustbein, jedoch auch die an der Entnahmestelle der Venen, also am Oberschenkel, und jedes Husten und Lachen wird zur fürchterlichen Qual. Das Befinden nach der Transplantation mit der extremen Abschirmung, um Infektionen zu vermeiden, und den eingreifenden ständigen Kontrollen, um zu sehen, ob keine Abstoßungsreaktion beginnt, ist mehr als unangenehm. Dennoch empfinden die Patienten, wenn das Gröbste erst einmal überwunden ist, das neue Leben als ein großes Geschenk. Sie wissen, daß sie »eigentlich«, ohne die moderne Medizin, längst tot wären.

Was kann die Naturheilkunde dagegen aufbieten? Man wagt es kaum, sich umzuschauen, und doch sollte man nicht kleinmütig sein. Als erstes wird man sich klarmachen, daß jede Herzinsuffizienz anders beschaffen ist und daß es darauf ankommt, die jeweils besonderen Verhältnisse und Abhängigkeiten genauestens zu erfassen. Das geschieht natürlich auch im klinischen Bereich. Wir sind zunächst darüber hinweggegangen, wollen uns hier aber die Stadieneinteilung vergegenwärtigen, an die sich die Klinik hält:

Stadien der Herzinsuffizienz nach der Belastbarkeit:

I Keine Einschränkung, jedoch kein Leistungssport.
II Keine Anstrengung, also kein Sport, Heben usw.
III Sehr langsames Treppensteigen, kein Heben und Tragen, keine Berufsausübung.
IV Nur sitzen, höchstens langsam umhergehen.

Für die Naturheilkunde wird es darauf ankommen, möglichst früh mit der Behandlung beginnen zu können. Sie besteht vor allem darin, den Patienten vor den nächsthöheren Stadien zu bewahren. Infolgedessen müssen von vornherein mehrere Methoden angewandt werden:

- Diät, Vermeiden von Fettleibigkeit, keine Stauungen,
- Bewegung, beginnend mit langsamem Langlauf, steigern,
- wenn nötig entwässern,
- Beginn mit Phytotherapie,
- Beginn mit Physiotherapie.

Zu den einzelnen Punkten einige kurze Anmerkungen. Selbstverständlich ist Fettleibigkeit eine Belastung, trotzdem darf man nicht glauben, daß Fett allein wichtig wäre. Der weibliche Körper ist ungemein fettreicher als der männliche, dennoch sind Frauen bis zu den Wechseljahren vor dem Herzinfarkt geschützt – das sollte man nicht übersehen.

Ganz besonders wichtig ist die Bewegung, denn sie muß ja in den höheren Stadien der Herzinsuffizienz völlig aufhören (siehe Stadium IV). Am meisten dürfte sich das Lauftraining empfehlen. Man beginnt sehr vorsichtig, mit Laufen auf der Stelle, steigert es dann ganz langsam. Das Laufen muß nach den Erfahrungen von E. van Aacken grundsätzlich so erfolgen, daß man sich dabei mit seinem Kollegen, der mitläuft, ruhig unterhalten kann. Atemnot darf nicht eintreten.[28]

Ergeben sich Anzeichen von Stauung, dann muß man entwässern, das gilt für die Naturheilkunde wie für die Schulmedizin. Wasser zeigt sich an den abhängigen Stellen, also in den Beinen, die besonders abends dick werden; es kann sich aber auch in der Lunge sammeln, so daß das Atmen schwerfällt, der Patient viel hustet (»Herzhusten«). Wie entwässert man? Das bereits erwähnte Digitalis fiel dadurch auf, daß es, wenn es in einem Tee vorhanden war, entwässernd wirkte. Digitalis entwässert also, aber es gibt auch andere Pflanzen, die auf das Herz wirken und entwässern. Dies gilt vor allem für die Meerzwiebel, von der noch zu sprechen sein wird. Im übrigen ist das erste entwässernde Mittel, an das der Naturarzt denkt: das Wasser. Da die Niere nicht automatisch arbeitet, sondern des Flüssigkeitsdrucks bedarf, ist das Trinken selber das erste wassertreibende Mittel. Dann kommen die Pflanzen. Weiss sagt: »Die Zahl der wassertreibenden Mittel ist sehr groß.« An erster Stelle steht der Wacholder; seine Früchte werden als Teeaufguß (nicht kochen!) verabreicht: 1 Teelöffel auf 2 Tassen Wasser, heiß überbrühen, dann stehen lassen und morgens und abends je 1 Tasse trinken. Liebstöckel und Petersilie gehören gleichfalls hierher. Besonders die Petersilie wirkt sehr stark; man muß aber vorsichtig mit ihr umgehen; vor allem sollten Schwangere keine Petersilie zu sich nehmen, da sie abtreibend wirkt. Es gibt auch ein Petersilienwasser, das wie folgt zusammengesetzt ist:

Liquoris Kalii acetici	30,0
Aqua Petroselini ad	200,0
3 × tgl. 1 Eßlössel	

Wenn man aus Petersilie einen Tee machen will, darf man sie wegen ihrer ätherischen Öle ebenfalls nicht kochen, sondern nur überbrühen. Am besten wirkt die Frucht (Samen) von Petersilie, am schwächsten die Wurzel.

Dann ist noch der Ackerschachtelhalm zu nennen. Mit ihm sind auch Sitzbäder günstig. Sie werden nicht nur zu diesem Zweck, sondern auch bei Hämorrhoiden (kühl) und in der Frauenheilkunde empfohlen, besonders bei den Unterleibsverkrampfungen, oft fälschlich »Eierstockentzündung« (Adnexitis) genannt. Bei Wasseransammlungen infolge eines versagenden Herzens ist auch an die Meerzwiebel (Scilla maritima) zu denken. Sie gehört zu den »Digitaloiden«, den digitalisähnlichen Pflanzen, hat also eine herzstärkende Wirkung, außerdem eine wassertreibende. Die einfachste Form der Darreichung ist die Aufbrühung (Infusion):

Infus. Bulbus Scillae	5,0/200,0
5 × tgl. 1 Eßlöffel	

In den ›Deutschen Rezeptformeln‹ findet sich folgende Vorschrift:

Tinct. Scillae	5,0
Tinct. Crataegi	10,0
Tinct. Valerian. ad	30,0
3 × tgl. 15 Tropfen	

Hier hat man zur Meerzwiebel den Weißdorn (Crataegus) gemischt, der, ebenfalls ein Digitaloid, eine nachweislich gute Herzwirksamkeit hat, außerdem – alles als Tinktur – Baldrian zur Dämpfung der meist aufgeregten Kranken.

Das nachlassende Herz kann sehr gut mit den eben erwähnten Digitaloiden behandelt werden. Genannt wurde bereits der Weißdorn, dann folgt mit gleichem Rang das Maiglöckchen (Convallaria majalis), schließlich der Oleander und das Adonisröschen. Der Weißdorn wird besonders bei den »degenerativen Herzkrankheiten« angewandt, also bei »nachlassender Herzkraft« infolge Alters (»Altersherz«) und Schwäche nach langdauernder anderer Krankheit. Moderner Auffassung zufolge sollte man den Weißdorn nicht zu den Digitaloiden im strengen Wortsinne zählen, denn er soll keine digitalisähnlichen Glykoside enthalten. Er zählt aber doch zu den herzwirksamen Mitteln, die man als Digitaloide II. Ordnung bezeichnet. Dabei ist er absolut unentbehrlich für die Herzbehandlung, und zwar ausdrücklich auch dann, wenn eine Therapie mit Digitalis angezeigt ist und durchgeführt wird. Der Weißdorn ist, wie dies auch von Weiss unterstrichen wird, wahrscheinlich eine herzwirksame Heilpflanze von eigener Stellung. Seine Wirkstoffe nach chemischer Analyse sind Flavone und Flavane, und wir unterscheiden drei Wirkungen auf das Herz:

- Besserung der koronaren Durchblutung,
- Steigerung der Aktivität der Herzmuskelzellen,
- Rhythmisierung der Herztätigkeit.

Nach Weiss können wir folgendes Schema aufstellen:

Herzwirksame Pflanzen

schwach bis mittel — stark

Weißdorn ←——→ Digitalis, Strophanthin

Maiglöckchen, Adonisröschen

Wie bei den schulmedizinischen Mitteln können auch die naturheilkundlichen injiziert werden, der Weißdorn intravenös, und in schweren Fällen ist es möglich, ihn mit Strophanthin, besser mit einem Scilla-Präparat, in der Mischspritze zu verabreichen. Diese wirkt nach meiner Erfahrung besser als Strophanthin allein.

Die Palette der pflanzlichen Herzmittel ist damit keineswegs erschöpft, auch ist deutlich, daß Digitalis selber sowie Strophanthus zu den Phytotherapeutica gehören, selbst wenn dies dadurch etwas verdeckt wird, daß die chemisch-pharmazeutische Industrie sie in ihre Obhut genommen hat und die Wirkstoffe synthetisch darstellt, sie teilweise auch rein chemisch weiterentwickelt und völlig umgebaut hat. Trotz aller Chemie ist auch den modernen Cardiaca, wie Lanitop® oder Novodigal®, die Herkunft vom Roten Fingerhut, den William Withering im 18. Jahrhundert in dem Kräuterteegemisch einer alten Heilpraktikerin entdeckte, ohne weiteres anzusehen, dem Clift® die von der Meerzwiebel.

»Physiotherapeutisch« bedeutet Bäder und Massagen, beides sehr genau abgestimmt und dosiert, dem Kräftezustand des Patienten entsprechend. Mit Bädern kann man jemand genauso umbringen wie mit einem Medikament: Beides muß nur falsch ausgewählt oder überdosiert sein. Beim schwer Herzkranken muß man demgemäß von heißen Anwendungen absehen, natürlich ebenso von kalten. Es empfehlen sich Rosmarinbäder und Sauerstoff-Perlbäder. Die Temperatur sollte wirklich nur »medium« sein, obgleich ja nicht nur von der Bibel, sondern auch von vielen Bademeistern der Standpunkt vertreten wird, das Laue tauge nichts. Beim schwerer Herzkranken ist es jedoch die einzige Möglichkeit für physiotherapeutische Anwendungen. Alle, einschließlich der Massagen, dienen der Verbesserung der Durchblutung.

Zunächst müssen wir uns an dieser Stelle klarmachen, daß die naturwissenschaftliche Abklärung dessen, was beim versagenden Herzen geschieht und wie einige der dabei automatisch angewandten Mittel überhaupt wirken, noch keineswegs beendet ist. Das heißt, wir sehen hier wie bei manch anderem Kapitel der Medizin noch nicht so klar, wie es vielleicht manche Ärzte glauben, die auf ihre schulmedizinische Einseitigkeit schwören. Ich möchte nur ein einziges Beispiel anführen. M. Prinzmetal hat 1942 und 1948 mit seinen Mitarbeitern bemerkenswerte Untersuchungen vorgenommen, denen allerdings gewisse inhumane Züge anhaften. Diese Ärzte haben nämlich Schwerkranken kurz vor ihrem Tode rote Blutkörperchen eingespritzt, die mit radioaktivem Phosphor gewaschen waren. Nach ihrem Tode hat man dann untersucht, wie diese roten Blutkörperchen im Herzen verteilt waren. Man hätte erwartet, daß sie sich in den Infarktstellen nicht finden würden, da diese ja als nicht durchblutet gelten. Die Überraschung war um so größer, als Prinzmetal nachweisen konnte, daß auch diese an sich »toten« Stellen des Herzmuskels genauso die gerade erst frisch zugeführten radioaktiv besetzten roten Blutkörperchen aufwiesen wie das übrige Muskelgewebe! Das ergab sich auch bei einer ausgedehnten Arteriosklerose. Wird eine Coronararterie abgebunden, so daß ein künstlicher Infarkt eintritt, zeigt sich, daß nach 1½ Minuten und noch nach 30 Minuten diese praktisch abgestorbenen Stellen weiterhin normal durchblutet sind! Diese irritierenden Ergebnisse hat man später durch noch feinere Untersuchungen bestätigt. Die Deutung ist natürlich ganz verschieden. Das Inhumane liegt für mich darin, daß die Sterbenden sicherlich geglaubt haben, sie erhielten hier noch einmal ein letztes, vielleicht endlich hilfreiches Mittel. Statt dessen wurden sie nur zu experimentellen Zwecken gebraucht, oder deutlicher: mißbraucht.[29]

In der Interpretation des Herzinfarkts hat sich, ebenfalls in den letzten Jahren, eine bemerkenswerte Wandlung ergeben. Bis dahin hatte man angenommen, der Infarkt entstünde durch einen Thrombus, der eine Coronararterie verschließt. Coronarthrombose und Infarkt galten als austauschbare Begriffe, und wer hier Zweifel hegte, erschien als Außenseiter und Ignorant.

Inzwischen weiß man aber – einfach durch Auswertung der Sektionsprotokolle in den Pathologien –, daß bei den an Herzinfarkt Verstorbenen nur in 9 Prozent der Fälle tatsächlich eine Coronarthrombose vorgelegen hat! Auch die Arteriosklerose scheint nicht ausschlaggebend zu sein, so daß die Gleichung Arteriosklerose gleich Infarktentstehung ebenfalls nicht mehr voll aufgeht. Nach einer anderen Auffassung (W. H. Hauss) spielen nicht die arteriosklerotischen Auflagen auf den Coronarinnenwänden die entscheidende Rolle, sondern mit Verquellungen zusammenhängende Veränderungen in der Durchlässigkeit der Wände der Coronarien. Durch solche Verquellungen wird die Blutzirkulation an diesen Stellen gedrosselt, so daß zugehörige Bereiche nicht mehr ausreichend mit Sauerstoff versorgt werden. Für diese Verquellungen, die immer nur an bestimmten Stellen auftreten, also lokal begrenzt sind, scheinen besonders jüngere Menschen anfällig zu sein.[30] Nebenbei bemerkt stellt sich dabei heraus, daß die Blutfette in ihrer Bedeutung für dieses krankhafte Geschehen bis dahin wohl erheblich überschätzt wurden. Man konnte ja eine Zeitlang durchaus von einer Blutfett-Neurose, ja -Hysterie sprechen.[31] Hochkarätige Wissenschaftler erhoben das Cholesterin zum Risikofaktor Nummer 1 des Herzinfarkts – etwa T. R. Dawber 1977 auf einem Ärztekongreß: »Ein hoher Cholesterinwert hat – ich beschwöre Sie! – einen ungeheuren Aussagewert«, obgleich doch der Körper das Cholesterin selber ständig im intermediären Stoffwechsel entstehen läßt, so daß schon deshalb cholesterinfreie oder wenigstens -arme Ernährungsformen etwas Sinnloses haben mußten. Diese Ärzte wollten nicht einsehen, daß es einen schwer verständlichen Widerspruch bedeutet, wenn der Körper selber ständig 200000 Milligramm Cholesterin speichert und dann Bruchteile dieser Menge, nämlich 250 Milligramm, als Gefäß- und Herzgift erscheinen sollen, die an allem schuld sind ... Damit fällt natürlich auch die Therapie der hohen Blutcholesterinwerte dahin. Der Körper verfügt über einen Rückkopplungsmechanismus, der ihn vor einer zu hohen Cholesterinansammlung schützt. Mit der neueren Auffassung, wie sie Hauss 1963 entwickelt hat, ist allerdings weniger Geschäft zu machen, deshalb ist sie nicht so bekannt geworden wie die Cholesterin-Saga, der noch heute viele Ärzte und Laien unbeirrt anhängen.

Wir müssen damit leider zugeben, daß wir aus diesem Grunde nach wie vor nicht wirklich wissen, weshalb eine Arteriosklerose entsteht. Das ist ein schwerer Mangel des naturwissenschaftlichen Verständnisses unseres Lebenslaufs. Die Arteriosklerose ist nämlich die Schicksalskrankheit des Menschen. Wenn sie sich in den Gehirnblutgefäßen festsetzt, verblödet er (Cerebralsklerose), wenn im Herzen, wird er leistungsschwach und -schwächer, bis er am Herztod stirbt. Mittel, die die Arteriosklerose mit Sicherheit aufhalten oder sogar die bereits eingetretene mit ebensolcher Sicherheit rückgängig machen, gibt es offenbar nicht. Es werden verschiedene Stoffe versucht, immer wieder werden von diesen allen, welche es auch seien, große Erfolge gemeldet, aber eine wirkliche Sicherheit haben wir, nochmals gesagt, nicht. Sehr viel hat man eine Zeitlang vom Vitamin E erwartet, das in einer Einzeldosis von 70 Milligramm gegeben wurde, zusammen mit Vitamin A (Präparat Rovigon®). Schon war es relativ still darum geworden, da kam aus den USA die Megatherapie mit Vitamin E herüber, Einzeldosen von mindestens 300 Milligramm, und brachte den herstellenden Firmen ein großes Geschäft (u.a. Evit®, Taxofit E®). Günstig ist vielleicht eine Kombination mit Vitamin C, wahrscheinlich genügt aber auch das Vitamin C allein.[32]

Da fast alle Menschen im Laufe ihres Lebens irgendwann einmal Rheuma haben, in welcher Form auch immer, ist eine These des Pathologen v. Albertini (1944) interessant. Er vertrat die Auffassung, daß es entzündliche, jedoch milde verlaufende sogenannte Arteriopathien gebe, also Erkrankungen der Innenwand der Arterien, die mit rheumatischen Erkrankungen zusammenhängen und ein der Arteriosklerose sehr ähnliches Bild auf der Arterieninnenwand erzeugen können. W. Doerr hat diese These, wenn auch mit Einschränkung, als möglichen Grund für verschiedene Formen von Coronarsklerose angeführt.

Auf diesem Gebiet bietet nun die Naturheilkunde eine ziemlich große Palette therapeutischer Möglichkeiten. Sie beginnen mit der Physiotherapie, vor allem den Wechselbädern, die ja ein »Gefäßtraining« darstellen, und Massagen bis hin zu diversen Phytotherapeutica.

Da die Arteriosklerose im Zusammenhang mit dem versagenden Herzen steht, sollten wir sie kurz repetieren. An erster Stelle würde ich noch immer das Jod nennen. F. Munk hat in seinem ›Organon‹ von einer »Belebung durch Jod« gesprochen.[33] Man darf nicht übersehen, daß das im Jahre 1830 durch einen Apotheker in die Therapie eingeführte Jod als das Medikament gegen Syphilis galt, solange es die spezifischen antiluetischen Mittel noch nicht gab. Die Syphilis macht bekanntlich auch erhebliche Blutgefäßveränderungen, und bei diesen erwies sich Jod als sehr wirksam – dies könnte der Grund für seine Anwendung bei der Arteriosklerose sein. Man gibt das Jod in kleinen Dosen, und zwar als Kalium-, Natrium- oder Calciumlösung in Tropfenform. Auch die Pharma-Industrie hat, als diese Therapie in Mode war, diverse fertige Jod-Präparate hergestellt, bei denen Jod meist an Eiweiß gebunden und übrigens sehr schwach dosiert war. Mit dem Präparat Endojodin® kann man Jod intravenös verabreichen, übrigens nicht nur bei Angina pectoris und Coronarsklerose, sondern auch bei Asthma bronchiale, was wir hier anmerken wollen. Man kann aber auch einfach die Jodtinktur aus der Apotheke beziehen und in mehrtägigen Abständen einen Tropfen in einem Glas Wasser zu sich nehmen.

Unter den Phytotherapeutica wurde der Weißdorn bereits genannt. Er sollte eigentlich bei keiner Herztherapie fehlen. Wird das Herz schwächer, dann kommt der Patient meist in die Klinik, wo man aber sofort auf schulmedizinische Medikation umstellt. Da Digitalis heute abgedrängt ist, wird er in der Mehrzahl der Fälle die bereits genannten neuen Arzneien erhalten – in erster Linie Beta-Blocker, Calcium-Antagonisten, Diuretica, vor allem aber Nitro-Körper und ganz besonders die heute absolut im Vordergrund stehenden Isosorbid-Verbindungen: nicht mehr wie früher Nitroglycerin oder Amylnitrit, sondern Salze oder Ester der salpetrigen Säure oder der Salpetersäure. Die von der salpetrigen Säure herkommenden Nitrite wirken direkt, sie senken die Spannung der glatten Muskulatur, also auch die des Herzens (aber auch in der Lunge), die Gefäße erweitern sich, der Blutdruck sinkt etwas, vor allem im Lungen-Kreislauf. Im Gegensatz zu der geradezu inflatorischen Verordnung der Nitro-Körper in Klinik und Praxis der Ärzte ist die Beurteilung durch Kardiologen, die die Wirkung über längere Zeit verfolgt haben (Bussmann, Anschütz, Hanrath, Strauer, Wirtzfeld), doch überraschend zurückhaltend. Die Arbeitsgruppen von Rudolph, Blasini und Mitarbeitern haben in den ersten Tagen der Medikation eine gewisse Besserung angegeben, wie Bussmann und Anschütz auch, jedoch keinen Grund für die heute geübte Langzeitanwendung bei chronischer Herzschwäche gefunden.

Beim völlig versagenden Herzen bietet sich die Herzchirurgie an. Sie wird in vielen Fällen eine letzte Hilfe darstellen, die aussichtsreich ist, wenn ein Schrittmacher genügt, aber riskant, wenn ein Bypass gelegt werden muß, und sie grenzt ans Inhumane, wenn der Schritt zum Herzaustausch, die Transplantation, gewagt wird.

10 Prozent der Bevölkerung erkranken bis zum 60. Lebensjahr einmal an einem Magengeschwür, das nur zu einem Drittel der Fälle wirklich im Magen lokalisiert ist, zu zwei Dritteln sich im Zwölffingerdarm befindet. Demgemäß unterscheiden wir das *Ulcus ventriculi,* das Magengeschwür, vom *Ulcus duodeni,* dem Zwölffingerdarmgeschwür. Die Beschwerden, die das Geschwür bereitet, gehen zum großen Teil von der mitlaufenden Entzündung der Schleimhaut des Magens oder Zwölffingerdarms aus, der Gastritis oder Duodenitis, da beide im allgemeinen zusammen alteriert sind: Gastroduodenitis, Magen- und Zwölffingerdarm-Schleimhautentzündung.[34] Von diesen Erkrankungen unterscheiden wir die akute Gastritis, die akute Magenschleimhautentzündung. Sie ist ungemein häufig, und praktisch macht sie jeder Mensch mehrfach in seinem Leben durch. Meist spricht man vom *verdorbenen Magen.* Der Gründe sind vielerlei, darunter häufig Infektionen, etwa im Zusammenhang mit einer »Grippe«, meist aber toxisch, nach übermäßigem Alkoholgenuß, zu fettreicher (»schwerer«) Mahlzeit usw. Diese Krankheit ist so häufig, daß es darüber keine Statistiken zu geben scheint; es sind auch alle Altersklassen befallen, wobei Kinder und das mittlere Erwachsenenalter bevorzugt zu sein scheinen. Bei der regulären Geschwürskrankheit scheinen die Stadtbewohner zu dominieren. Im übrigen weiß man, daß alle Schichten der Bevölkerung betroffen werden, sobald sie Belastungen ausgesetzt sind, also etwa Menschen mit starker beruflicher Belastung ebenso wie Menschen in Scheidungs- und in Trennungssituationen überhaupt: Heimatvertriebene, Flüchtlinge, Ausgesiedelte, Asylierte, Rekruten, Internatsschüler usw. Das weist auf die große Bedeutung hin, die bei den Magenkrankheiten dem Nervensystem zukommt.

Wieder ist es die Schulmedizin, die sich mit den entsprechenden theoretischen Aufarbeitungen beschäftigt. Sie tut sich allerdings bei dieser Urkrankheit des Menschen doch sehr schwer. Die Theorien gingen früher in Richtung Durchblutungsstörung und Gefäßkrampf, durch die sich an einer umschriebenen Stelle der Magen »selbst verdaut«, was die Geschwürentstehung erklären würde.[35] Nach L. Demling halten sich beim Gesunden aggressive und defensive Faktoren im Magenbereich die Waage.

Sobald die aggressiven Kräfte überwiegen, beginnt die Erkrankung. Aggressiv wären danach der Salzsäure- und der Pepsingehalt im Magensaft und dessen vermehrte Produktion, aber vielleicht auch der Rückstrom von gallehaltigem Zwölffingerdarmsaft in den Magen. Defensiv sind dagegen die Durchblutung und der Schleim, und beide sind psychischen Einflüssen ausgesetzt. Außerdem scheinen auch immunbiologische Vorgänge eine Rolle zu spielen, da man zwei verschiedene Antikörper bei Magenkrankheiten gefunden hat, die beim Gesunden nicht vorkommen.

Wie merkt man die Magenkrankheit? Wer viel getrunken hat, wundert sich am nächsten Morgen nicht, wenn der Magen versagt, und füllt ihn mit Wässern auf, die die Magensäure neutralisieren (Alkaselzer usw.). Man hat nämlich einen Druckschmerz in der Magengegend (im »Rippenwinkel«), ab und zu krampfartige, zusammenziehende Schmerzen, keinerlei Appetit, und selbst wenn man ein Glas Wasser trinkt, muß man es erbrechen. Fast immer bestehen Kopfschmerzen dabei, allgemeine Übelkeit, Schwindel, die Zunge ist weißlich belegt (meist wird ja die Zunge im Spiegel betrachtet), kurz: Man fühlt sich »überhaupt nicht wohl«, »krank«.

Der Gang zum Arzt ist ein selbstdiagnostischer Schritt, man nimmt nämlich an, daß es mehr als eine Magenverstimmung sein könnte. Sonst sind ja die Magenerkrankungen Domäne der »Hausmedizin«, der auch die Industrie auf ihre Art Rechnung trägt. Sie produziert alkoholische Getränke, die Pflanzenauszüge enthalten, als sogenannte Magenbitter, um die Verdauung zu erleichtern, vor allem: das Völlegefühl nach zu reichlichem und fettem Essen zu beheben. Der Alkohol regt tatsächlich die Tätigkeit der Magendrüsen an, insofern ist ein solcher Trunk sinnvoll, provoziert aber darüber hinaus neue Magensaftproduktion, so daß die Magenbeschwerden schnell wiederkehren – irgendein therapeutischer Effekt ist durch Alkohol im Hausgebrauch nicht zu erzielen.

Wer jetzt zum Arzt geht, wird heute damit rechnen müssen, daß ihm niemand mehr die einfache Magenverstimmung abnimmt, gegen die man einen Säureblocker und Diät verordnen könnte. Vielmehr wird er schnell einer großen Untersuchung zugeführt, die etwa folgendes umfaßt: Ultraschalluntersuchung des Oberbauchs, damit auch des Magens; Röntgenuntersuchung des Magens nach Trinken eines Kontrastmittels, durch dessen Schattengebung der Magen im Röntgenbild überhaupt erst sichtbar wird; dann *meist automatisch* endoskopische Untersuchung, das heißt, es wird ein biegsames Rohr durch die Speiseröhre in den Magen, bis in den Zwölffingerdarm, eingeführt, das eine Optik enthält, die die Betrachtung des Magens »von innen« erlaubt. Gegebenenfalls wird durch dieses Rohr auch ein Stück Magenschleimhaut entnommen und der mikroskopischen Untersuchung zugeführt (sog. Biopsie). In den Lehrbüchern steht: »Bei einer akuten Gastritis ist eine endoskopische Untersuchung nicht angezeigt«, dennoch wird sie meist vorgenommen.

Vorgeschützt wird dabei das Interesse an der exakten wissenschaftlichen Abklärung. Dabei handelt es sich jedoch um eine fromme Täuschung. Der Internist Gerhardt Katsch hat in der alten Auflage des ›Handbuchs der Inneren Medizin‹ die Hoffnung ausgedrückt, durch Ausbau dieser Methoden werde es einmal möglich sein, das klinische Bild mit dem anatomischen zur Deckung zu bringen und so den Grad der Erkrankung nach der Mikroskopie beurteilen zu können. Dies hat sich leider überhaupt nicht erfüllt. Es hat sich vielmehr, so der entsprechende Beitrag von F. Bolck im neuen Handbuch der Allgemeinen Pathologie, ergeben, daß die mit diesen modernen Methoden gewonnenen Resultate »sich einander nicht so zuordnen ließen, daß ein allgemeiner abgrenzbarer Begriff von Gastritis davon abzuleiten wäre«: »Selbst die morphologischen Methoden unter sich, wie etwa die röntgenologische, gastroskopische und histologische Morphologie, lassen sich nicht zur Deckung bringen.«[36] Man kann also weder durch das Röntgen noch durch direkte Betrachtung der Schleimhaut mittels Endoskopie, noch durch die Mikroskopie des gewonnenen bioptischen Materials exakt sagen, was für eine Art von Magenschleimhautentzündung vorliegt.

Diese Irritation der Wissenschaft – sie wird allerdings von der praktizierten Medizin der Gastroenterologen, Internisten und der endoskopierenden Praktiker ausgeklammert – hat dazu geführt, daß an der Interpretation der »Magen«beschwerden als »Entzündung« der Magenschleimhaut – sie geht auf François Boussais (1800) zurück, der übrigens seine Untersuchung an der Leiche vornahm und Auflösungsvorgänge des Magens falsch deutete – nicht länger festgehalten wird. Bei manchen ist *der Fachausdruck »Gastritis« schon obsolet,* man spricht statt dessen vom *epigastric distress syndrome,* abgekürzt EDS, mit welchem Terminus nur noch vage auf den Magen verwiesen und ganz offengelassen wird, was es damit auf sich haben könnte, abgesehen von den dort ungefähr lokalisierten Beschwerden. Auf »deutsch« müßte man von »Epigastralgie« sprechen, womit nur auf den Schmerz im Rippenwinkel hingewiesen würde. Wenn man nicht veranlaßt ist, eine schwere Magenkrankheit, also den Krebs, auszuschließen, kommt danach dem gesamten diagnostischen Aufwand der Gastroenterologen und Internisten nur noch wirtschaftliche Bedeutung zu. Sie alle müßten nämlich wissen, daß nach den Untersuchungen der finnischen Gastroenterologen Siurala und der Gruppe um Villako in Estland *die Diagnose »Gastritis« mit all diesen Methoden in gleich hoher Frequenz auch bei völlig Magengesunden gestellt werden kann.*[37]

Man wird in diesem Fall kaum sagen können, daß die Schulmedizin die Wissenschaft voll für sich habe. Mit ihrer Wissenschaft hat sie vielmehr den Boden, auf dem sie steht, in diesem Bereich unsicher gemacht. Wie sieht es da mit der Therapie aus? Die Frage ist berechtigt, vor allem die Unsicherheit, die wir zunehmend darin spüren! Schon vor zwanzig Jahren hat man sich Gedanken darüber gemacht, wie denn die tragende Säule der Therapie, die Diät, eigentlich wissenschaftlich zu fassen ist, da es auf diesem Gebiet so gut wie gar keine Einheitlichkeit des Vorgehens gibt. Nicht einmal in dem Punkt gibt es Übereinstimmung, daß der Magen ruhiggestellt und geschont werden müßte. Wir stellen nur einmal, H. Fritsche folgend, gegenüber:[38]

- *H. Kalk:* vorsichtige Schonkost,
- *E. Meulengracht:* Beibehaltung des bürgerlichen Küchenzettels,
- *M. Bircher-Benner:* pflanzliche Rohkost,
- *B. Aschner:* rohe Eier, starken Kaffee, Schinkenbrot und Bittermittel.

Man könnte hier noch Arthur Jores anschließen, der 150 bis 200 Stunden Psychotherapie fordert (wobei, mit Fritsche, »gelegentlich das Magengeschwür als der Klügere nachgibt«). Es ist also »alles offen«. Das betrifft allerdings nur die diätetische Behandlung.

Medikamentös sieht es anders aus. Man hat früher Atropin gegeben, das Alkaloid der Atropa belladonna, der Tollkirsche, da es den Hauptnerv des Magens lähmt, den Vagus (= Parasympathicus). Mit der nervösen Versorgung des Magens hat es allerdings seine Bewandtnis. Ein einfacher Gegensatz zwischen dem fördernden Parasympathicus und dem hemmenden Sympathicus besteht nicht, denn beide Nerven können gleichzeitig auf den Magen einwirken, dann heben sie sich in ihrer Wirkung nicht etwa auf, was bei wirklicher Gegensätzlichkeit angenommen werden müßte, sondern es kommt zum Erbrechen. Katsch hat dazu 1953 geschrieben, die Art des Zusammen- und Gegeneinanderwirkens sei uns »großenteils noch undurchsichtig«. Es ist nämlich auch so, daß der Magen, dem operativ seine parasympathische Versorgung fortgenommen wurde, dennoch wie ein normaler Magen weiterarbeitet – er ist allerdings nicht mehr flexibel, kann beispielsweise bei zu starkem Essen seine Funktion dieser Belastung nicht anpassen. Die Nerven des Magens sind außerdem abhängig vom Gleichgewicht der Hormone und – von der Psyche, damit auch wieder von der Umwelt, die ja ständig über die Psyche auf den Organismus einwirkt.

Was verordnete man landläufigerweise bisher? Entweder das Atropin, das den Vagus lähmt und damit die Säureproduktion größtenteils – nicht komplett – abbremst, oder sogenannte Antazida, also säurebindende Stoffe, Aluminium- und andere Gele, das einfache Natriumbicarbonat, Magnesium, schließlich Kartoffelkochbrühe und seit dem Kriege Süßholzsaft, denn ein gut beobachtender holländischer Apotheker hatte herausgefunden, daß Kranke, die bei ihm gegen ihren Husten Süßholzsaft gekauft hatten, durch dieses Mittel gleichzeitig ihre Magenbeschwerden loswurden.

Zu den Säurehemmern, den Antazida[39], ist allerdings kritisch anzumerken:

- Je mehr Säure neutralisiert wird, desto mehr wird produziert,
- und es kann, wenn aus der Hyper- eine Hypoacidität wird, also eine Untersäuerung, das System zusammenbrechen.

Beim Süßholz, bekannt durch die Lakritze, hat man herausgefunden, daß es eine den Steroiden ähnliche hormonale Struktur und Wirkungsweise hat, so daß es zu unerwünschten und bedenklichen Wasseransammlungen kommen kann – wie beim Cortison.

Inzwischen hat die Pharma-Forschung und -Industrie jedoch einen weiteren Schritt getan, so daß in den meisten Arztpraxen die Antazida verdrängt sind. An ihre Stelle sind die sogenannten H_2-Blocker getreten. Was die Antazida und das Atropin nur teilweise können, führen sie ganz durch: Unter H_2-Blockern gibt es »so gut wie keine« Salzsäure mehr im Magen. Infolgedessen verschwindet der Magenschmerz, soweit er durch Übersäuerung bedingt ist, und ein Magengeschwür kann besser und, wie man meint, auch schneller abheilen. *Normalerweise bleibt ein Geschwür sechs Wochen,* wobei es gleichgültig ist, was man dagegen tut – lediglich der Schmerz läßt sich zuverlässig beheben. Mit den neuen H_2-Blockern soll es schneller gehen. Chemisch handelt es sich um Histamin-Hemmer, sie blockieren also das Gewebehormon, das an der Säureproduktion mitbeteiligt ist. Am bekanntesten sind das *Cimetidin* und das *Ranitidin* (im Handel als Tagamet® und Sostril®).

Ihre Wirkung ist in der Tat verblüffend, nur haben sie einige Nachteile. Es sind weniger die Nebenwirkungen – Durchfälle, Muskelschmerzen, Schwindel – als vielmehr zwei Komplikationen, die mit dieser Medikation verbunden sind:
- die Beeinflussung anderer Medikamente,
- die Abhängigkeit, in die der Patient gerät.

Die H_2-Blocker beeinflussen Antikoagulantien, also Medikamente zur Hemmung der Blutgerinnung, indem sie selber gerinnungssenkend wirken, so daß die Dosis herabgesetzt werden muß, und sie beschleunigen den Abbau einer ganzen Reihe der verschiedensten Medikamente, wie Diazepam (Valium® usw.), einiger Rheumamittel, Beta-Blocker, Theophyllin, so daß deren Wirkung verlängert wird. Es kann demgemäß zu Überdosierungen kommen, ohne daß man es zunächst merkt!

Schlimmer ist *die Abhängigkeit:* Ein Magenkranker, der durch die H_2-Blocker Linderung und Hilfe erfahren hat, ist schwer dazu zu bringen, sie wieder abzusetzen. Ohne süchtig zu machen, erzeugen die H_2-Blocker eine starke Abhängigkeit, *so daß die Medikation auf eine lebensbegleitende Einnahme hinausläuft.* Dies ist aus vielen Gründen unerwünscht, denn dann wirkt sich das Medikament schädlich auf verschiedene Stoffwechselvorgänge im Körper aus. So kann zum Beispiel die alkalische Phosphatase im Serum erhöht sein, was an Krebs denken läßt, ohne daß es sich wirklich um Krebs handelt, und es kann infolge hormonaler Einflüsse zu Brustdrüsenveränderungen kommen, die die gleiche Besorgnis auslösen können.

Die Schulmedizin ist deshalb seit längerem wieder bemüht, den Anschluß an die Antazida-Therapie neu zu gestalten und die H_2-Blocker zurückhaltender einzusetzen.

Nun sind Magenkrankheiten meist chronisch: Wer ein Geschwür gehabt hat, neigt dazu, ein weiteres zu produzieren, meist im Frühling oder Herbst, sie kommen aber auch im Sommer vor, und Klagen wegen »gastritischer« Beschwerden gibt es zu allen Jahreszeiten. Nicht immer laufen die Geschwüre »normal« ab, sie können einen ernsten Prozeß auslösen, bluten, und die Blutung kann über einer größeren Ader liegen, die vom Geschwür angefressen wird, so daß Lebensgefahr eintritt. Man wird in solchen Fällen den Chirurgen hinzuziehen. Für diesen bieten sich drei Operationsverfahren an:

- die Vagotomie, das heißt die Ausschaltung des Vagus,
- die ⅔-Resektion des Magens nach Billroth,
- kombinierte Operationsverfahren.

Wir sehen vom Vorgehen im akuten Fall ab, wenn beispielsweise ein Geschwür durchgebrochen ist. Hier handelt es sich um chirurgische Maßnahmen im Zusammenhang einer Therapie chronischer Ulcuskrankheit. Die Vagotomie besteht darin, daß der Vagus, der die Säureproduktion anregt, operativ durchtrennt wird – eine Operation, die schon in den zwanziger Jahren versucht worden war und von Dragstedt 1943 neu gestaltet und standardisiert wurde. Die Operation – sie schaltet nur die Magennerven aus, diese allerdings radikal – ist inzwischen so ausgearbeitet, daß das Risiko nur 0,5 bis 0,8 Prozent beträgt. Die Rückfallquote, also die Wiederkehr, beläuft sich allerdings auf 6 bis 8 Prozent, ist mithin doch recht hoch. Bei der ⅔-Resektion nach Billroth werden zwei Ziele erreicht: Es wird sowohl der Teil des Magens fortgenommen, der die Anregung für die Magensäureproduktion liefert, als auch der größere Teil der Produktionsstätte selber. Der Magenrest wird mit einer heraufgezogenen Dünndarmschleife verbunden, der Zwölffingerdarm wird stillgelegt. Die Sterblichkeit an dieser Operation liegt zwischen 3 und 5 Prozent, die Rückfallquote bei 2 bis 5 Prozent. Bei den kombinierten Verfahren wird im Prinzip die Vagotomie zur resezierenden Methode hinzugenommen. Die Operation hat eine geringere Komplikations- und Sterblichkeitsrate, sie liegt bei 1 bis 2 Prozent.

Ein besonderes Kapitel für die Schulmedizin stellt die Behandlung der *Beschwerden des operierten Magens* dar: Eine Reihe von Störungen hängen mit den neuen Wegen zusammen, die durch die Operation für den Durchlauf des Speisebreis geschaffen wurden. Überall können Geschwüre auftreten, es kann sogar – und noch sehr spät – zu einem Krebs an den vernarbten Anschlußstellen kommen. Es kann zu dem sogenannten Dumping-Syndrom kommen, wobei dann speziell Bouillon und süße Getränke nicht vertragen werden. Die Störung ist sehr unangenehm, und unter Umständen sind regelrechte Mangelerscheinungen die Folge. Bereits erwähnt wurde, daß nach der Ausschaltung des Vagus der Magen Schwierigkeiten hat, sich anzupassen.[40]

Was macht die Naturheilkunde? Aschner meint, daß der Säureüberschuß, mit dem man meist rechnet, gar nicht ausschlaggebend sei, sondern eine »neuromuskuläre Innervationsstörung«, was bedeuten würde: Der Magen ist nicht genügend angespannt, wird nicht genügend aktiv, sondern bleibt schlaff, untätig, erweitert sich, so daß Völlegefühl, Magenplätschern, zu langes Verweilen der Speisen im Magen die Folge sind. Aschner sprach nicht von Gastritis, sondern von einem »gastrischen Symptomenkomplex«, weil seiner Meinung nach verschiedene Faktoren zusammenwirken.[41] Zu den wichtigsten Magenstärkungsmitteln rechnete er den Bohnenkaffee, der morgens nüchtern genommen werden sollte: 2 Tassen, jeweils pro Tasse ein gehäufter Eßlöffel (also etwa 10 Gramm) Kaffeepulver, mittags und nachmittags weniger stark und mit Zucker. Er lehnte den koffeinfreien Kaffee ab, es komme gerade auf das Koffein an, allerdings *auch auf die aromatischen Bitterstoffe*. Man solle eine gute Qualität wählen. Malzkaffee, Feigenkaffee, Zichorie usw. seien minderwertig. Das gelte auch dann, wenn der nervöse Einfluß unübersehbar sei: Der starke Kaffee würde nämlich beides heilen, sowohl den kranken Magen als auch die Nervosität. Wenn man morgens nüchtern als erstes schwarzen Kaffee trinke, so werde die Magen- und Darmtätigkeit angeregt, der Kaffee selber passiere aber den Magen schnell. Würde man Gebäck dazu nehmen, bliebe der Kaffee zum großen Teil wie in einem Schwamm festgehalten, könnte die erwünschte Wirkung also nicht entfalten. Vollkorn- und Vollweizenbrot sind nach Aschner allerdings für den kranken Magen ungeeignet, weil sie wie das Schwarz- und Bauernbrot Blähungen und Säurebeschwerden hervorrufen. Frische, gut gebackene Semmeln, Weißbrot, braunes Bäckermischbrot seien dagegen nützlich und verträglich. Vom Fleisch empfahl Aschner vor allem den gekochten Schinken als das am besten verträgliche Fleisch. Der übersäuerte Magen verträgt nach Aschner Eiweißnahrung am besten, es könnten also Zunge, auch geräucherte, magere Wurst, kaltes Fleisch, magerer, weicher Käse angeschlossen werden. Milch pflegte er zu verbieten.

An Arzneimitteln kommen vor allem die sogenannten Amara in Betracht, die Bitterstoffe. Sie kräftigen den Magen, wirken appetitanregend, und man gibt sie zu jedem Essen, wobei allerdings auf mehrere kleine Mahlzeiten anstelle der klassischen »drei großen« Mahlzeiten Wert gelegt wird. Zu den Bitterstoffen gehören das Tausendgüldenkraut – aus den Blättern kann man einen Tee bereiten, den Extrakt täglich einnehmen –, dann der Enzian (Weiss warnt, Enzian beim ausgesprochenen Reizmagen zu geben), ebenfalls als Tee, als Extrakt oder als Tinktur.

Den Schwerpunkt bilden natürlich Kamille und Pfefferminze. Besonders wirkstoffhaltig ist die deutsche Kamille, die man ohne weiteres mit Zucker oder Honig als Tee trinken kann. (Man darf sie natürlich, wenn man selber sammelt, nicht mit der Hundskamille verwechseln.) Das Öl der Kamille ist blau, wird deshalb auch Kamillenblauöl oder Azulen genannt und hat die gleichen guten Eigenschaften; man kann es also dem Kamillentee noch hinzusetzen, um ihn zu verstärken. *Die Kamille wirkt entkrampfend und entzündungswidrig,* übrigens auch wundheilend, so daß man sie äußerlich bei Verletzungen als Wundauflage verwenden kann. Ihre gute Wirkung ist allerdings immer an eine längere, wie man gerne sagt: *kurmäßige Anwendung* gebunden.

Die Pfefferminze enthält ätherische Öle, vor allem Menthol, das aber den Gebrauch der ganzen Pflanze ebensowenig ersetzen kann wie das Azulen den der Kamille. Die Pfefferminze wirkt gegen Brechneigung, sie anästhetisiert die Magenschleimhaut etwas, wirkt also beruhigend auf den gereizten Magen, und sie regt die Gallen- und Lebertätigkeit an. Die Naturheilkunde rät davon ab, Kamillen- oder Pfefferminztee ständig, als Haustee, zu trinken, denn es handelt sich bei beidem um echte Medikamente.

Als weitere Pflanze ist die Melisse zu nennen. Sie wirkt in erster Linie krampfstillend und beruhigend, und zwar nicht nur auf den Magen, sondern, wie Weiss betont, auch auf die Herznerven: »Daher gebraucht man sie auch bei funktionellen Herzbeschwerden.«

Folgende Rezepturen sind empfehlenswert:

Fol. Menthae pip.
Fol. Melissae aa ad 30,0
2 Teelöffel auf 1 Tasse Wasser, kochend überbrühen, 15 Minuten ziehen lassen

Flor. Chamomillae 50,0
1 Teelöffel auf 1 Tasse, mit kochendem Wasser übergießen, mehrmals täglich 1–2 Tassen

Man kann auch Weißdorn hinzunehmen, wenn der geblähte Magen auf das Herz drückt (Roemheldsches Syndrom):

Fol. Melissae	10,0
Fruct. Crataegi	15,0
Fol. Menthae pip.	10,0
Hb. Thymi	20,0
Fruct. Foeniculi	20,0

Mit der Kamille läßt sich auch eine Rollkur durchführen, wobei morgens nüchtern eine Tasse getrunken wird und man sich dann abwechselnd für je fünf Minuten auf jede Seite, auf den Rücken und auf den Bauch legt.

Zur Behandlung des kranken Magens bedient sich auch die Naturheilkunde der Atropa belladonna, also der Tollkirsche, etwa als Tinktur, mit 3 × 5 Tropfen beginnend, schließlich 3 × 15 Tropfen. Dann treten allerdings schon Nebenwirkungen auf, nämlich Mundtrockenheit, eventuell Pupillenerweiterung, die sich als Beeinträchtigung des Sehvermögens bemerkbar macht. Weiss hat sich für die Langzeitmedikation mit der kleinen Belladonna-Dosis ausgesprochen. Während des Krieges wurde in den stets überfüllten Magen-Fachlazaretten der Wehrmacht vorzugsweise Atropin in Tablettenform verabreicht: mit sehr gutem Erfolg.

In der Naturheilkunde versucht man, die Behandlung durch Injektionsmaßnahmen zu unterstützen, etwa Impletol®-Injektionen unter die Haut im Gesamtgebiet des Rippenwinkels, unter das Brustbein, zweimal wöchentlich, ferner Heublumensäckchen auf die Magengegend, schon morgens vor dem Aufstehen, außerdem:

Heilerde, 1–3 × 1 Teelöffel
Kartoffelkochwasser, 1/2 Liter täglich
frischer Weißkrautsaft, 1 Liter täglich

Sodann wird die Lebensweise besprochen: Es sollen öfter kleine Mahlzeiten gegessen werden, niemals kalt oder zu heiß, nicht hastig (in den Wehrmacht-Fachlazaretten wurde prämiiert, wer am langsamsten aß!), alles Fette meiden, kein Mastfleisch, keine scharfen Gewürze, kein saures Obst – und diejenigen, die keine Aschner-Anhänger sind, untersagen auch den starken, schwarzen Kaffee und empfehlen statt dessen Tee, wobei hinzuzusetzen ist: Es kann auch schwarzer Tee sein, allerdings kein parfümierter.

Auch hier ist an die wohltuende Wirkung des Autogenen Trainings zu denken. Der »typische Magenkranke« erscheint neurotisiert, auf bestimmte, manchmal verschrobene und widersprüchliche Eßgewohnheiten festgelegt, wobei wir uns allerdings hüten sollten, von oben herab zu belehren – das hat uns ja die Diskussion um den schwarzen Kaffee gezeigt. Es sollte versucht werden, nicht das Symptom in den Griff zu bekommen, sondern die Persönlichkeit des Kranken zu erkennen und zu verstehen. Ist er

– passiv, abhängig, depressiv, mehr zum *Magengeschwür* tendierend
– oder ehrgeizig, aktiv, vital, mehr zum *Zwölffingerdarmgeschwür* neigend?

Tatsächlich gibt es diesen eigentümlichen Unterschied bei den Magenkranken; dabei liegt zwischen den Stellen, an denen sich das Magengeschwür bildet, und der Stelle, wo das Zwölffingerdarmgeschwür sich einfrißt, nur eine sehr geringe, in Zentimetern zu messende Distanz, während die »Träger« dieser Erkrankung ganz verschieden strukturiert zu sein scheinen.

Ist der kranke Magen zu heilen? Ich möchte mit der Beantwortung sehr vorsichtig sein! Der Geschwürskranke (Jargon: »Ulcusträger«) wird *plötzlich* beschwerdefrei! Jahrelang entwickelte er jedes Jahr eine, »seine« Ulcusgastritis, dann plötzlich hört es auf. Nichts geschieht mehr, er kann nun »alles« essen und trinken, und Frühjahr und Herbst gehen spurlos vorüber. Was hat geholfen? Natürlich wird er annehmen, daß es dasjenige war, was zuletzt angewandt wurde ... Aber sollte man nicht etwas zweifeln dürfen und einräumen, daß das Geschwürsleiden sich zurückgezogen hat? Es trat aus den uns unbekannten Hintergründen der Konstitution hervor, dann verschwand es wieder dort, genauso plötzlich.

Was bis dahin geschehen ist, ist eine Sache ganz für sich. Die Schulmedizin stellt derzeit – noch immer – die H_2-Blokker in den Vordergrund. Eine hochdosierte Tablette, am Abend genommen, macht, so der Slogan der Werbung, über Nacht den kranken Magen gesund. Aber diese Tablette macht noch etwas anderes, nämlich abhängig. »Abhängigkeit«, im Angloamerikanischen als *addiction* gleichbedeutend mit Sucht gebraucht, ist etwas anderes als »Sucht«. Der auf einen H_2-Blocker eingestellte Magenkranke ist auf ihn nicht süchtig, er ist von ihm abhängig. Er hat nämlich Angst, daß die Schmerzen wiederkehren, sobald er aufhört, das Medikament zu nehmen. Das Medikament leistet, was man von der Schulmedizin erwartet: Es hilft schnell und prompt. Aber gerade das ist das Verhängnis, es geht zu schnell, zu sicher, der Kranke ist nun geschützt, und diesen Schutz will er nicht mehr missen. Der Arzt wird sich außerdem fragen, ob es unbedenklich ist, auf lange Zeit hinaus die Magensäureproduktion so massiv zu blockieren.

Natürlich bietet das schulmedizinische Vorgehen der Gewöhnung und Bequemlichkeit des Patienten Vorteile: Im Grunde ist eine Diät nicht mehr so wichtig. Dagegen verlangt die Naturheilkunde dem Kranken etwas ab: Er muß nachdenken über seine Lebens- und auch über seine Eßgewohnheiten. Das Nachdenken ist manchmal schmerzlich, viele Fehler werden entdeckt, aber man gewinnt dadurch die Überzeugung, daß sie, da sie nun erkannt wurden, auch abgestellt werden können. Der Kranke beginnt sein Leben zu ändern – ein Entschluß, der große, aufbauende Emotionen mit sich bringt.

Eine »Ulcus-Persönlichkeit« gibt es nicht, wird er erkennen, denn das Schicksal liegt in seiner Hand, *auch* in seiner Hand! Er hat bisher zuwenig für sich getan, nun weiß er, worauf es ankommt.

An den Anfang müssen wir wohl die Überlegung stellen, wie denn der lebendige Organismus existieren kann, wenn er doch, um zu existieren, unablässig aus der Umwelt Stoffe aufnehmen muß, die ihm zum größten Teil nicht adäquat sind und die sämtlich bis zu ihren elementaren Bestandteilen abgebaut werden müssen. Diese Stoffe sind für ihn fremd, insofern giftig, und es ist notwendig, sie sowohl abzubauen als auch zu entgiften. Dies alles vollzieht sich im Stoffwechsel, dem kardinalen Kriterium des Lebens. Für den Abbau der fremden Stoffe sind die Systeme der Enzyme da, die wie ein Katalysator die komplexen Molekülverbände aufspalten, und für die Entgiftung ist ein eigenes Organ vorhanden, die Leber.[42]

Die Leber ist aus dem Darm hervorgegangen, aus einer besonderen Ausstülpung desselben, und hat sich zu einer Drüse aufgebaut, der größten des Körpers. Sie übernimmt alles Blut, enthält sowohl arterielles, sauerstoffreiches, als auch venöses, verbrauchtes. Noch die Leichenleber wiegt 1500 Gramm, beim Lebenden ist sie, infolge der Blutfüllung, noch schwerer.

Sie stellt das zentrale Labor dar. Die aufgespaltenen Stoffe werden von ihr nicht einfach gespeichert, sondern vollkommen umgebaut, dann erst gespeichert und danach je nach Bedarf bei Abruf durch die Hormone abgegeben. Aus den Zuckern, den Kohlehydraten, macht die Leber das Glykogen, das sie einlagert, und aus den Aminosäuren, zu denen die Eiweiße abgebaut wurden, zieht sie den Harnstoff heraus. Sie speichert Fett, aber geht diese Fettspeicherung über ein gewisses Maß hinaus, ist sie krank geworden: Sie hat dann nicht gespeichert, sondern selber *eigene* Zellen in Fettzellen umgewandelt. Außerdem ist die Leber eine Drüse, die direkt in den Verdauungskanal abgibt, nämlich Galle, während Harnstoff und Glykogen in das Blut abgegeben werden, wie es die Drüsen mit »innerer« Sekretion machen.[43]

Wenn ein solches Organ erkrankt, wird die Situation ernst, daran kann kein Zweifel sein!

Durch eine sehr verfeinerte und ausgedehnte Diagnostik ist es möglich, die Leberkrankheiten bis in einzelne kleine Unterschiede hinein zu verfolgen und sie auf diese Weise neu zu klassifizieren. Man hat außerdem festgestellt, daß die Leberkrankheiten in der Neuzeit zugenommen haben. Seit 1950 haben allein die alkoholtoxischen Leberschäden um das 2½fache sich vermehrt. Rund 8 Prozent der Bevölkerung lassen erkennen, daß sie einmal Kontakt mit dem Erreger einer Leberentzündung, der Hepatitis B, gehabt haben müssen, auch wenn sich der einzelne dabei keiner Lebererkrankung bewußt ist. Die Hepatitis B ist eine akute Lebererkrankung, die wie alle diese Erkrankungen in eine chronische Form übergehen kann. Chronische Lebererkrankungen bedeuten meist Siechtum. Dies, um zu unterstreichen, welche Bedeutung den Leberkrankheiten für die Gesundheit der Bevölkerung zukommt und welche Rolle sie für die Medizin und ihre kritische Beurteilung spielen müssen!

Bei den akuten Leberentzündungen unterscheiden wir die Hepatitis A und die Hepatitis B, außerdem eine dritte Form, die weder A noch B zugehörig ist. (Non A/Non B), von manchen Autoren Hepatitis C genannt. Erreger sind Viren, und zwar recht widerstandsfähige, beispielsweise vertragen sie Hitze bis 56 Grad. Offenbar rufen sie aber nur beim Menschen und bei den höheren Affen eine Leberentzündung hervor.

Die Hepatitis A ist die klassische, die ansteckende Leberentzündung, wie sie sich im Kriege und nach dem Kriege, vor allem in Massenunterkünften, weithin ausbreitete. Sie wird direkt übertragen: durch Berühren und durch die Ausscheidungen des Menschen, auch durch Lebensmittel, wie Austern, Milch. Erst 1964 lernte man die Hepatitis B von der Hepatitis A unterscheiden. Man fand heraus, daß sie ein Antigen aufweist, das man bei den australischen Ureinwohnern entdeckt hatte, das Australia-Antigen. Das Merkmal eines Antikörpers weist schon darauf hin, daß die Immunlage hier im Spiele ist. Die Übertragung erfolgt indirekt, etwa durch Verletzung an Spritzen, die Kranke erhalten haben, durch Blutübertragungen, aber auch durch Speichel, also etwa durch Benutzung derselben Zahnbürste. Kleinste Verletzungen der genannten Art sind nicht auf Krankenhäuser oder Arztpraxen beschränkt, sie können auch in Tätowierstuben zustande kommen, ebenso wenn Drogenabhängige sich Injektionen setzen und dabei die Spritze der Einfachheit weiterreichen. Im Gegensatz zur Hepatitis A, die sich in 14 Tagen offenbart, versteckt sich die Hepatitis B: 30 Tage und länger kann es dauern, ehe sie zutage tritt. Es sind sogar schon 250 Tage nachgewiesen worden!

Rund 80 Prozent der Infekte werden der Non A-/Non B-Hepatitis zugerechnet. Sie dauert zwei bis sechs Monate, und Todesfälle sind selten. Bei der Hepatitis A kommt es vor, daß sie einen bösartigen Verlauf nimmt und zur *fulminanten Hepatitis* wird. Sie schlägt dann in eine Form um, die man auch als akute gelbe Leberatrophie bezeichnet. Atrophie bedeutet Schwund. Woran es in diesen Fällen liegt, ist nicht sicher bekannt. Auffällig ist, daß dann das Befinden buchstäblich von einem Tag zum andern radikal umschlägt.

Dauert die Leberentzündung länger als sechs Monate, sprechen wir von *chronischer Hepatitis.* Eine besonders schwere Form stellt die *Zirrhose* dar. Der Name besagt, daß das produktive Gewebe der Leber sich in zirrhotisches, bindegewebiges, nicht mehr produktives Gewebe umwandelt. Die Leber verliert dann allmählich ihre Funktionsfähigkeit. Das »Zentrallabor« des Körpers wird immer leistungsschwächer, bis es schließlich ganz versagt. Die Zirrhose ist in der Gegenwart häufiger geworden, besonders bei Männern. Das hängt mit dem Alkoholkonsum und sicherlich auch mit der Umweltvergiftung zusammen. Man kann verschiedene Arten der Zirrhose unterscheiden, darauf müssen wir hier aber nicht eingehen.

Was kann man tun? Zunächst die Schulmedizin

Hepatitis-Kranke werden in aller Regel ins Krankenhaus geschickt. Dort werden sie so behandelt, wie es die großen Lehrbücher der Inneren Medizin fixieren.[44] Nur angedeutet sei, daß die Meinungen der führenden Ärzte sich wandeln, die Bücher deshalb gewisse Modetrends erkennen lassen. Früher – noch vor zehn, fünfzehn Jahren – mußten die Kranken lange liegen, erhielten eine durchdachte Diät, Infusionen und viele Medikamente, die man unter dem sehr allgemeinen Begriff von »Leberschutzpräparaten« zusammenzufassen pflegte. Darunter spielten die B-Vitamine eine besondere Rolle, die Orotsäure (die Jahre vorher noch als Lebergift gegolten hatte!), als Patentpräparat zum Beispiel Hepsan®. Auch die Infusionen, in denen die Medikamente verabreicht wurden, reicherte man mit Vitaminen des B-Komplexes an.

Martini beginnt jetzt das Hepatitis-Kapitel im Lehrbuch von Gross und Schölmerich mit folgender Feststellung: »Die Behandlung der akuten Virushepatitis besteht in erster Linie in Bettruhe und Diät ... Eine spezifisch medikamentöse Behandlung gibt es nicht.«

Inzwischen hatte sich eingebürgert, den Infusionen außer Vitaminen auch noch das Hormon der Nebennierenrinde (Cortison und dessen Abkömmlinge) zuzusetzen oder getrennt das ACTH, jenes Hormon der Hirnanhangdrüse, das wiederum die Nebennierenrinde dazu anregt, ihr Hormon auszuscheiden. Dazu Martini: »Die Erfahrungen mit der Verwendung von ACTH und Nebennierenrindenhormon kann man dahin zusammenfassen, daß die akute Virushepatitis durch ACTH und Steroide nach Krankheitsdauer und Verlauf kaum verändert werden kann ... Bei der fulminanten Hepatitis haben weder der Einsatz von hohen Hydrocortisondosen (bis zu 1000 mg am Tag) noch Blutaustauschtransfusionen, noch Affen- bzw. Schweineleberperfusionen eine entscheidende Verbesserung in der Behandlung dieses schwersten Krankheitszustandes gebracht. Bei der chronischen Hepatitis ... hat sich in vielen Fällen der Einsatz von Kortikosteroiden als nützlich erwiesen, (aber) etwa 20 Prozent (der Kranken) sprechen nicht an.«

Das ist kein besonders erfolgversprechender Aspekt. Die Kortikosteroide, also die Hormone der Nebennierenrinde, haben die Eigenschaft, jede Entzündung, gleich welcher Ursache, niederzuschlagen. Hier gelingt es ihnen offensichtlich nicht oder nicht zuverlässig. *Blutwäsche* sowie die Umlenkung über eine zwischengeschaltete Affen- oder Schweineleber erweisen sich ebenfalls nicht als wirklicher Rettungsanker. Sehen wir in einem anderen Werk nach: Im ›Therapie-Handbuch‹ (1983) lesen wir: »Die Mehrzahl aller akuten Virus-Hepatitiden heilt innerhalb von 3 bis 6 Wochen spontan aus«, und: »Nicht jeder Hepatitis-Kranke gehört bei komplikationsfreiem Verlauf ins Krankenhaus«. Dann: »Eine Hepatitis-Diät gibt es nicht«, auch sei »eine ursächliche Behandlung der Hepatitis durch Medikamente nicht möglich«. Für die bösartige Form, die fulminante Hepatitis, wird angegeben, daß Steroidhormone nicht helfen, doch kommen bestimmte Antibiotica und Aminosäuren, also Eiweißbausteine, in Betracht. Für die chronische Hepatitis werden die Steroidhormone empfohlen und eine Immunbehandlung, zum Beispiel mit Imurek®. Bei der Zirrhose wird Wert auf Bettruhe und Diät gelegt, wobei aber die Diät ganz offen bleibt, nämlich nur vage: »schmackhaft, kalorisch ausreichend«, also: wie man will; die Leberschutzstoffe werden als überflüssig bezeichnet: »Eine echte Pharmakotherapie ist mit diesen Medikamenten nicht zu erwarten.« Das bezieht sich ausdrücklich sowohl auf Pflanzenextrakte und Vitamine als auch wiederum auf die Orotsäure, aber auch auf die ungesättigten Fettsäuren und Leberextrakte.

Man hat doch das bestimmte Gefühl, daß die klinische Medizin – mehr, als man ihrem eigenen Selbstverständnis nach erwarten würde – die Behandlung dieser schweren Krankheit zu einem gewissen Teil den Heilkräften des Organismus, sofern er über solche verfügt, überläßt. Über Diät nichts zu sagen, ist sicherlich leichtfertig: denn mindestens müßte doch angegeben werden, daß Fette bedenklich sind, daß Eiweiße zu empfehlen sind (allerdings: welche und in welcher Form) und Zucker förderlich wirkt. Die Abqualifizierung aller medikamentösen Hilfen, auch der pflanzlichen und der Vitamine, geht an der Erfahrung der alten Ärzte vorbei. Diese haben ja auch vor hundert und mehr Jahren häufig mit Leberentzündungen zu tun gehabt und sie behandelt, und sie waren damit – das muß immer wieder betont werden – keineswegs erfolglos.

Aktiver wird die Schulmedizin, wenn es sich um mögliche Eingriffe bei der schweren chronischen Form, der Zirrhose, handelt. Wir wollen einige von diesen sich hier stellenden Aufgaben besprechen. Dazu gehört der sogenannte *Pfortader-Hochdruck.*[45] Der Pfortader-Kreislauf nimmt das fett- und nährstoffreiche, jedoch sauerstoffverarmte Blut aus dem Darmkanal auf und führt es nicht, wie eine normale Vene, zum Herzen zurück, sondern zunächst in die Leber, von dort aus erst kommt es dann zum Herzen zurück. Das Labor ist zwischengeschaltet, und wenn es erkrankt, wenn es schrumpft, steigt in der Pfortader der Blutdruck, wodurch es zu Krampfadern in der Speiseröhre kommen kann. Mit den Krampfadern verhält es sich an dieser Stelle wie an anderen auch: Sie werden größer und dicker und können platzen. Aber während dies am Bein schnell behebbar ist, wegen der leichten Zugänglichkeit, sind blutende Speiseröhrenkrampfadern (Ösophagusvarizen) lebensgefährlich. Zudem sind diese Krampfadern außerordentlich dünnwandig, also leicht verletzlich – sowohl bei Untersuchungen, wenn ein Instrument in die Speiseröhre eingeführt wird, als auch beim Essen. Etwa 40 Prozent der Leberkranken mit Ösophagusvarizen sterben bei der ersten Blutung, 50 Prozent bei der zweiten.

Die Chirurgen haben einen Weg gefunden, vorbeugend oder wenigstens nach der ersten Blutung operativ einzugreifen. Sie stellen einen sogenannten Shunt her, eine Kurzschlußverbindung zwischen Pfortader und unterer Hohlvene. Damit hört der Druck auf, die Varizen verlieren ihre Füllung, Blutungen treten nicht mehr auf. Der Patient ist aber nur vor der Blutung gerettet, im übrigen hat er nun eine neue, schwerwiegende Krankheit, die dann zu dem Leberleiden noch hinzutritt. Das im Labor zu entgiftende Blut gelangt durch den Shunt großenteils gar nicht mehr in die Leber, sondern geht an der Leber vorbei. Damit kommt es in den Körperkreislauf und in das Gehirn. Durch seinen Ammoniakgehalt wird das Gehirn jedoch schwer beeinträchtigt. Der Patient, der nicht mehr verblutet, verblödet: Das Bewußtsein trübt sich, der Kranke kann sich nichts mehr merken, zittert, wird hinfällig, es kann zu Wahnvorstellungen kommen, zu Delirien, das Ende ist schrecklich. Um es zu vermeiden oder hintanzuhalten, muß der Arzt versuchen, die Toleranz für das Nahrungseiweiß vorher exakt zu ermitteln und womöglich durch bestimmte Antibiotica die Zusammensetzung der Darmflora, also der die Darmwand bewohnenden Bakterienpopulationen, zu verändern (siehe S. 258 ff.).

Die Operation selbst hat eine relativ hohe Sterblichkeit, sie wird zwischen 7,8 und 23,9 Prozent angegeben, doch rechnet man auch vielfach mit höheren Werten. Wie sind die Erfolge? Untersuchungen haben ergeben, daß die Operierten, sieht man vom ersten Jahr ab, nicht besser daran sind als die Nicht-Operierten. Nach einer Kasseler Studie über 1000 Zirrhotiker leben nach sechs Jahren noch 37 Prozent der Nicht-Operierten, allerdings 50 Prozent der Operierten.

Wenn die Leber gänzlich ausfällt, kann man den Versuch machen, das Blut zu filtrieren, es von den Giftstoffen zu befreien: Zu diesem Zweck muß das Blut alle acht Stunden dialysiert, das heißt durch eine Ersatzleber (Schwein) geleitet werden. Die Ergebnisse haben jedoch nicht wirklich die in sie gesetzte Hoffnung erfüllt, denn offensichtlich lassen sich nicht alle Giftstoffe durch eine Ersatzleber erfassen. Angesichts dieser Schwierigkeit liegt es nahe, den Ersatz der Leber zu versuchen, die kranke durch eine gesunde auszutauschen. Dies wurde 1954 zum ersten Mal am Tier versucht, 1963 erfolgte die erste Lebertransplantation am Menschen durch Starzl und sein Team in Denver/USA. Man operierte damals ein dreijähriges Kind, das den Eingriff jedoch nicht überlebte. Danach dauerte es vier Jahre, bis der erste Patient mit einer neuen Leber tatsächlich überlebte. Es handelte sich wiederum um ein Kind, ein 18 Monate altes Mädchen mit einem inoperablen Lebertumor.[46] In Deutschland wurde 1968 die erste Lebertransplantation durch Gütgemann in

Bonn vorgenommen. Patient war ein Student, der mit der fremden Leber nur ein Dreivierteljahr weiterlebte. Gütgemann hat insgesamt neun Lebertransplantationen ausgeführt. Im ganzen sind in der Welt derzeit weit über 1000 Transplantationen vorgenommen worden, gut die Hälfte in Denver durch Starzl. In der Bundesrepublik Deutschland hat man in Hannover 134mal eine Leber transplantiert. Bis 1978 lag die Erfolgsquote bei 30 Prozent, seither hat sie sich verbessert und dürfte heute schon 60 bis 70 Prozent Ein-Jahres-Überlebensraten erreichen. Diese Verbesserung hängt damit zusammen, daß 1978 das Cyclusporin eingeführt wurde, das die Abwehrreaktion des Körpers gegen das fremde Organ wirkungsvoll unterdrückt. Natürlich hängt der Erfolg in erster Linie vom Grund für die Transplantation ab: Wird sie vorgenommen, weil die Leber krebsig entartet ist, dann sind die Aussichten schlechter als bei gutartigen Lebererkrankungen. Am besten sind die Aussichten bei Kindern; insofern waren die ersten Operateure gut beraten, als sie ihre Versuche bei leberkranken Kindern durchführten.

Was rät die Naturheilkunde?

Noch einmal gesagt: Im Grunde ist das Resümee dessen, was die Schulmedizin bei dieser wichtigen Krankheit anbieten kann, nicht so, daß es Zuversicht vermitteln könnte. Vor allem ist ja zu bedenken, daß die Krankheit weiterhin laufend zunimmt. Heute dürften auf 100000 Einwohner 30 bis 35 Patienten mit Leberkrankheiten kommen. Dabei wird ein größerer Teil der Erkrankungen gar nicht erkannt, nämlich wenn keine Gelbsucht auftritt und die Patienten nur Beschwerden haben, die sie selber als allgemeine, »übliche« Störungen des Befindens oder der Verdauung verstehen.

Dazu eine Illustration, die für sich spricht: Von 83 in der Münchener Universitätsklinik verstorbenen Zirrhosekranken waren nur 15, also 18,1 Prozent frühdiagnostiziert worden!

Für die Naturheilkunde wie für die alternative Medizin überhaupt liegt die Priorität bei den Maßnahmen des Vermeidens und Verhütens. Was läßt sich prophylaktisch in unserer Zeit tun?

Erste Forderung: Ansteckung vermeiden. Das gilt besonders denen, die beruflich mit Kranken zu tun haben, einschließlich derjenigen, die beratend zur Seite stehen, wie Pfarrer, Psychologen, Sozialarbeiter. Infizieren kann man sich, wie schon gesagt, überall da, wo kleine Verletzungen vorkommen, auch beim Sport, auch als Arbeiter bei der Müllabfuhr!

Zweite Forderung: Zurückhaltung mit Alkohol. Es ist also nicht die vollständige Abstinenz gemeint, was mindestens in einer Gesellschaft, die Alkohol produzieren und bewerben läßt, ein utopisches Ziel wäre. Wir müssen davon ausgehen,

– daß der genossene Alkohol zu 90 Prozent von der Leber verarbeitet wird,
– daß die Leber eines gesunden, etwa 70 Kilogramm schweren Menschen in 24 Stunden 170 Gramm reinen Alkohol entgiften kann.

Dies würde heißen: 2 Flaschen Bier am Tag und 3 Schnäpse sind die äußerste Grenze!

Die Gefahr ist die Regelmäßigkeit des Trinkens!

Dritte Forderung: Zurückhaltung mit Medikamenten. Eine Medizin, die ohne Medikamente auskäme, wäre das Ideal, aber dieses Ideal ist unrealistisch. Medikamente einnehmen, wenn es sein muß, ist im allgemeinen ungefährlich, der Körper verarbeitet sie, darauf beruht ja auch ihre Wirkung – aber *der Abusus, der Mißbrauch,* die tägliche coffeinhaltige Kopfschmerztablette, längst nicht mehr gegen Kopfschmerzen gebraucht, sondern um munter zu werden, ist die Gefahr. Man hat rund 200 Medikamente als besonders leberschädigend im Visier. Davon seien einige Gruppen genannt:

– anabole Hormone, also »aufbauende«, dies bedeutet auch: die Doping-Mittel,
– viele Psychopharmaka, vor allem die Phenothiazine,
– Östrogene, also weibliche Sexualhormone,
– Gallenkontrastmittel, wie sie beim Röntgen der Gallenblase verwendet werden,
– das Blutdruckmittel Reserpin,
– die oralen Antidiabetica,
– die meisten Antibiotica
– sowie die cytotoxischen Substanzen zur Krebsbehandlung.

Dies soll nicht heißen, daß man zum Beispiel grundsätzlich keine Antibiotica nehmen sollte, sondern nur, daß man die Dauer der Einnahme beachten muß!

Wenn es aber doch zum Ausbruch einer Lebererkrankung gekommen ist, über welche Möglichkeiten verfügt die Naturheilkunde? Sie stützt sich auf drei Methoden:

- Ruhe,
- Diät,
- Pflanzenheilkunde.

Um mit der Ruhe zu beginnen: Das einfache Liegen ist schon gut, aber allein reicht es nicht aus. Wir rechnen dazu Wärmeanwendungen in der Art, daß tatsächlich eine Durchblutungsförderung des Lebergewebes erreicht wird. Zu diesem Zweck wendet man warme Umschläge an, jedoch nicht für Stunden, sondern nach einer halben bis dreiviertel Stunde wird eine volle Stunde ausgesetzt. Der wechselnde Reiz dringt bis zum Lebergewebe vor und wirkt stimulierend, trainierend, während die ständige Wärmeeinwirkung keine Veränderung mit sich brächte und damit keine Anregung. Darauf aber kommt es an, den Blutkreislauf der Leber, der ja sehr kompliziert ist, zu fördern.

Ruhe ist gleich wichtig bei akuten wie bei chronischen Lebererkrankungen. Die Ruhe soll nicht in reglosem Liegen für 24 Stunden bestehen. Es reicht aus, wenn der Kranke *wenigstens die Hälfte des Tages* tatsächlich ruhig liegt. In der übrigen Zeit darf er sitzen, auch ausgehen und – wenn er sich soweit kräftig fühlt – den Arzt aufsuchen. Dieser kann dann das Lebergewebe mit Kurzwelle oder mit diadynamischen Strömen durchfluten. Sie sollten vor allem dort angesetzt werden, wo von der Haut eine Verbindung zu den inneren Organen besteht, also auf den Headschen Zonen.

Bei schlechtem Stuhlgang wird ein sogenanntes subaquales Darmbad, einmal wöchentlich, empfohlen. Man hat festgestellt, daß die Bindegewebsmassage (»Leberstrich«) tatsächlich die Gallensekretion anregen kann. Voraussetzung ist allerdings, daß eine Krankengymnastin oder ein Krankengymnast mit entsprechenden Kenntnissen zur Verfügung steht.

Dann zur Diät: Sicherlich kann man den Kranken, der eine Störung seines »Zentrallabors« zeigt, in bezug auf das Essen nicht seinem zufälligen Geschmack und Gutdünken überlassen! Es kommt darauf an, die kranke Leber zu entlasten, und Diät bedeutet Entlastung. Absolute Verbote: kein Alkohol, da leberbelastend; kein Nikotin, da blutgefäßverengend; ferner Überprüfung der Medikamente, falls welche eingenommen wurden. Dann

- Einschränkung und Auswahl des Eiweißes,
- Einschränkung des Fettes, aber nicht vollständig,
- Bevorzugung der Kohlenhydrate,
- Einschränkung und Auswahl der Getränke,
- häufigere, aber kleinere Mahlzeiten.

Fettes, gebratenes Fleisch ist ganz zu vermeiden, ebenso Räucherwaren. Aber fettarmes Fleisch in kleinen Mengen ist durchaus erlaubt (zartes Rindfleisch, Kalb, Reh, Huhn, Fisch). Der Schwerpunkt liegt jedoch mindestens zu Beginn bei Suppe, Brei, Süßspeise, Weißbrot, wenig Butter, außerdem Marmelade, Honig, leichte Gemüse (keine Rüben, kein Kohl), *Obst ohne Schale, möglichst gekocht, keine rohen Salate!* Frucht- und Gemüsesäfte zum Trinken, dagegen *keine Milchkuren.* Wer auswiegen will, kann über Zahlenmaterial verfügen, etwa Eiweiß 200 Gramm, Fett 100 Gramm oder weniger, Kohlenhydrate 375 Gramm.

Günstig ist es, pro Tag 15 Gramm Bierhefe dazuzugeben.

Es ist also zu beachten, daß der Kranke nicht zuwenig Eiweiß erhält, in jedem Fall ist das Eiweiß aber genau zu dosieren. Bei der Zirrhose wird man höher dosieren müssen, bei der Hepatitis niedriger. Kohlenhydrate sollen nicht vorherrschen, sondern sich »einpassen«, aber doch so, daß davon mehr aufgenommen wird als von den Eiweißen. Auf Fett darf nicht ganz verzichtet werden.

Dabei ist auf die Darmtätigkeit die größte Aufmerksamkeit zu lenken. Die alten Ärzte begannen immer mit einer gründlichen Darmentleerung. Wenn Medikamente sorgsam bedacht werden müssen, sind die sogenannten salinischen Abführmittel zu empfehlen, also natürliche Salze, wie Karlsbader- oder Glaubersalz: 2 Teelöffel bis zu einem knappen Eßlöffel auf ½ Glas warmen – nicht etwa heißen! – Wassers. Rizinus ist zwar unschädlich, aber übelschmeckend. Gut ist der Rhabarber.[47]

Zu den Medikamenten: In diesem Fall treten die Vitamine, ansonsten unentbehrliche Bestandteile der gesunden Ernährung, auf eine andere Ebene über. Vitamine, abgesehen von Vitamin D, sind reichlich zu dosieren, wenn sie gegeben werden sollen. Das gilt besonders für das *Vitamin C,* das in diesem Fall nur wirkt, wenn man mindestens 5 Gramm täglich zu sich nimmt.[48] Auch der B-Komplex sollte hoch dosiert werden.

Dann zur eigentlichen Pflanzenheilkunde: Im Vordergrund steht die *Mariendistel.* Man kann die Tinktur nehmen oder den Samen, den man vorher in einer Kaffeemühle zermahlen müßte, um ihn dann zu kauen, oder als Tee. Die Tinktur trägt den Namen Rademachers, ist also sehr alt und offensichtlich bewährt, denn sonst hätte man sie inzwischen vergessen. Beim Tee überbrüht man die Früchte heiß und trinkt ihn auch heiß: morgens nüchtern, vor dem Mittagessen und vor dem Schlafengehen. Weiss schlägt vor, zur Geschmacksverbesserung ein paar Pfefferminzblätter beizufügen.

Inzwischen gibt es viele Fertigpräparate von der Mariendistel. An erster Stelle ist das Legalon® zu nennen. Da es nebenwirkungsarm und auch in hohen Dosen ungiftig ist, erfüllt es die Bedingungen eines idealen Arzneimittels. Die Schulpharmakologie bestritt allerdings lange die Wirkung. Diese wurde aber inzwischen experimentell nachgewiesen. Legalon®, also Mariendistel als besondere Zubereitung und Fertigpräparat, wirkt ziemlich schnell und deutlich, und auch bei der Zirrhose ist die Anwendung von Nutzen. Besonders eindrucksvoll sind die Berichte, wonach es gelungen ist, mit Legalon® Knollenblätterpilzvergiftungen abzufangen.[49]

Preising hat 1981 eine Reihe von Kriterien aufgestellt, die ein ideales Lebermittel erfüllen müßte.[50] Dazu gehört die Fähigkeit, eine Entzündung zu bekämpfen, die Regeneration zu fördern, die Prozesse der Umwandlung in unproduktives Bindegewebe bei der Zirrhose aufzuhalten, bereits verändertes Gewebe wieder in produktives zu überführen, ferner eine möglichst gute Resorbierbarkeit und daß das Mittel nicht auf den Stoffwechsel einwirkt. Im Buch von Hänsel und Haas heißt es dazu: »Keines der bisher entwickelten Lebertherapeutika entspricht den aufgestellten Kriterien.«[51] Man muß hinzusetzen, daß dies auch voll für die Schulmedizin gilt! Die Kriterien sind offensichtlich zu hochgesteckt. Vielleicht sollten wir an dieser Stelle einen Blick auf das Vorgehen der experimentellen Pharmakologie werfen. Im Tierexperiment gibt man ein Gift, von dem man weiß, daß es normalerweise tödlich wirkt. Dann gibt man das zu prüfende Medikament, in diesem Fall die Mariendistel oder das Silymarin, das aus der Mariendistel gewonnen wird und sich im Legalon® befindet. Wenn das Tier daraufhin nicht stirbt, ist die Leberschutzwirkung bewiesen. Man geht davon aus, daß die Vergiftung des Tieres der leberschädigenden Situation beim Menschen *nahekommt.* Zweifellos kommt sie nahe, sie ist aber nicht die gleiche Situation.

Unter den weiteren Möglichkeiten ist das *Schöllkraut* zu nennen, genausolange als Lebermittel bekannt wie die Mariendistel. Es wird als Tee genommen (2 Teelöffel der Blätter heiß überbrühen auf ein Glas, dann 3 Wochen lang täglich 3 × 1 Glas) aber auch als Rademachersche Tinktur. Die Wirkung erreicht die der Mariendistel nicht. Hilfreich ist eine Mixtur, in der man *Mariendistel, Belladonna und Schöllkraut zusammen mit Pfef-*

ferminzöl gibt. Die Tropfen wirken krampflösend und haben unmittelbar eine günstige Wirkung. In der Rezeptformel würde es folgendermaßen aussehen:

Olei menth. pip.	1,0
Tinct. Belladonnae	4,0
Tinct. Chelidonii	
Tinct. Cardui Mariae aa ad	30,0
4 × 40 Tropfen	

Weitere Pflanzen wären zu nennen, die seit alters bei Leberleiden eingesetzt wurden. Ich verweise hier nur auf die *Artischokke*, aus der man den Wirkstoff *Cynarin* gewonnen hat. Aus der Zuckerrübe erwies sich das *Betain* als nützlich. Zu nennen ist ferner das *Sorbit*, ein Zuckeralkohol, der 1868 von Boussingault bei der Fermentierung von Vogelbeeren entdeckt wurde. Sorbit ist heute ein beliebter Ersatzzucker für Diabetiker. Für die Leberkrankheiten wurde die Bedeutung des Sorbits erst spät, in den fünfziger Jahren, gefunden. Sorbit wirkt subjektiv günstig und verbessert objektiv eine Reihe von Funktionen, die bei Leberleiden darniederliegen. Die Leber wird besser durchblutet, sie lagert unter Sorbit mehr Glykogen ein – also jenen Stoff, in den sie Zucker für Lagerzwecke umwandelt – speichert damit Energie, Sorbit ist insoweit sicherlich ein echtes Leberschutzmittel.[52]

Abschließend sei noch auf ein Pflanzenheilmittel hingewiesen, das erst in letzter Zeit eines seiner Geheimnisse preisgegeben hat. Ich meine den Löwenzahn, lange bekannt als Rheumamittel. Man weiß jetzt, daß der Löwenzahn zwar einen bereits vorhandenen Gallenstein nicht etwa auflösen kann, daß er aber in der Lage ist, die Bildung von Gallensteinen zu verhindern. Man mischt aus Wurzeln und Blättern (für den Apotheker: *radix cum herba*) 1 bis 2 Teelöffel auf 1 Tasse, kocht kurz, läßt 15 Minuten ziehen, trinkt dann morgens und abends je 1 Tasse. Natürlich gibt es auch gebrauchsfertige Mischungen und Säfte, die man verwenden kann.

Überblicken wir diese Palette, so müssen wir sagen: Was die Behandlung der Leberleiden betrifft, ist die Naturheilkunde eher reichhaltiger bestückt als die Schulmedizin.

Man rechnet damit, daß 10 bis 12 Prozent der Bevölkerung an Gallensteinen leiden. In der Gallenblase haben sich in diesen Fällen infolge verwickelter chemischer Prozesse Steine gebildet, meist Cholesterinsteine, die man im Röntgenbild übrigens nicht sehen kann. Das wegweisende Symptom ist die Gallenkolik; sie tritt aber keinesfalls regelmäßig auf. Viele Gallensteine werden durch Zufall bei Operationen oder Sektionen oder Untersuchungen aus anderen Anlässen entdeckt, ohne daß der betreffende Gallenstein»träger« je irgendeinen Anfall gehabt hat.

Die Kolik ist nicht zu ignorieren, sie setzt schlagartig mit sehr starken Schmerzen ein. Der Schmerz hat sein Zentrum im rechten Oberbauch, strahlt aber bis zwischen die Schulterblätter aus. Übelkeit und Erbrechen begleiten das dramatische Ereignis.

Ein Arzt wird gerufen, er injiziert in aller Regel ein starkes krampflösendes Mittel, und die Kolik klingt ab. Nicht selten kehrt sie nicht wieder oder bleibt wenigstens sehr lange weg. Es kann aber auch ganz anders laufen: Zwar verschwindet der Schmerz, aber er kehrt zurück, nicht so ausgeprägt wie bei der Kolik, jedoch ständig vorhanden, ein gleichmäßiger, unangenehmer Druckschmerz mit vielerlei Störungen der Verdauung im ganzen. Temperatursteigerungen sind dabei zu beobachten. Die beschwerdefreien Pausen sind oft nicht sehr groß. Der Kranke muß Rücksicht auf vielerlei nehmen, um einigermaßen schmerzfrei zu bleiben; vor allem muß er die Diät beachten. Dann geht er wieder zum Arzt.

Und für den Arzt erheben sich jetzt verschiedene Fragen, denen er eine ganz bestimmte voranstellen muß: Handelt es sich um einen Stein oder um eine der selteneren steinlosen Entzündungen? Und wenn ein Stein vorhanden ist: Ist er allein oder hat er Gesellschaft, mehrere Steine, die aneinanderreiben und eine Entzündung unterhalten? Der Arzt wird eine Oberbauchsonographie (Ultraschall) veranlassen, die dann Steinreflexe erkennen läßt, oder eine Röntgenaufnahme. Ist die Diagnose geklärt, so kommt die Frage, was getan werden soll. Viele Ärzte, besonders nach langjähriger chirurgischer Tätigkeit, empfehlen die Frühoperation.

Hier ist eine Überlegung notwendig: Findet sich lediglich *ein*

Stein und macht dieser nur selten – oder gar keine – Beschwerden, dann sollte man nichts unternehmen, abgesehen von »vorsichtigem Essen«, worunter natürlich Vorsicht vor Fett, vor allem gebratenem, zu verstehen ist.

Treten immer wieder schmerzhafte Koliken auf, sind mehrere Steine nachzuweisen, sollte man aktiv werden. Dabei gibt es heute zwei Wege:
- die Operation,
- die Steinauflösung.

Nicht jeder Stein kann »aufgelöst« werden. Es sind bestimmte Bedingungen zu erfüllen:
- Die Steine dürfen nicht größer als zwei Zentimeter sein,
- sie dürfen keinen Kalk enthalten.

Letzteres bedeutet: Sie müssen für die Röntgenaufnahme unsichtbar sein. Man verwendet Chenodesoxycholsäure oder Urodesoxycholsäure. Sie hemmen ein Enzym, das für die Cholesterinbildung verantwortlich ist. Infolgedessen entsteht eine cholesterinarme Galle, in der sich nach einiger Zeit die Steine tatsächlich auflösen. Die klinische Medizin hat damit einen Schritt in eine Richtung vollzogen, in der sich noch weitere Möglichkeiten operationslosen Helfens ergeben könnten.

Zur Operation ist zu sagen, daß man die Gallenblase heute nicht mehr wie früher freilegt und öffnet, den Stein entfernt und die Wunde vernäht, sondern die ganze Gallenblase herausnimmt. Chirurgen neigen zu der Auffassung: *operiert = geheilt*, und geben oft keine besonderen Diätanweisungen mehr, wenn der operierte Patient die Klinik verläßt. Tatsächlich kommt es aber für den Operationserfolg darauf an, daß der Patient ganz schonend wieder an die Vollkost herangeführt wird, ein Prozeß, der mindestens ein halbes Jahr dauern sollte. Geht man nach der Operation schnell zu normalem Essen über, dann hat der Organismus nicht Zeit genug, sich an die Verdauung ohne Zwischenschaltung einer Gallenblase zu gewöhnen. Es kommt zu Beschwerden, für die es den wissenschaftlichen Ausdruck des *Postcholezystektomiesyndroms* gibt. Diese Patienten sind vergebens operiert worden, denn sie bedürfen nach der Operation der gleichen Behandlung und Diät wie vor der Operation, also wie die Nichtoperierten.

Zur Operation selber: In einer dafür spezialisierten Klinik rangiert die Cholezystektomie als »verlängerter Blinddarm«. Aber noch immer gilt der Satz von Aschner: »Obwohl in der Hand guter Operateure viele, besonders nicht akute Gallenblasenoperationen glücklich verlaufen, gibt es auch Fälle, wo unerwartete, schwere und selbst tödliche Komplikationen eintreten.«

Als die chirurgische Technik noch nicht so ausgefeilt war, nahm man Zuflucht zu einer »Rettichkur«, wogegen nichts einzuwenden ist, und zu einer »Ölkur«, was sich bis heute gehalten hat, und wogegen sehr viel einzuwenden ist. Es müssen 100 bis 200 Gramm Olivenöl morgens nüchtern getrunken werden. Dieser plötzliche Öl»stoß« soll die Gallenblase vollkommen entleeren und, wie man sich auch vorstellt, dabei Steine mit abgehen lassen. Steine werden dadurch allerdings niemals beseitigt. Was den Patienten, die sich dieser Strapaze unterziehen, als Steine imponiert, sind sogenannte Kotsteine. Solche Kur kann die fürchterlichsten Koliken auslösen und unmittelbarer Anlaß einer Operation sein.

Der Gedanke, es komme darauf an, die Galle zu entleeren, ist natürlich richtig. Da die Gallenkinetik mit der Darmperistaltik in engem Zusammenhang steht, führt praktisch jedes Abführmittel auch zu einer Entleerung der Gallenblase. Und hier sind wir beim Erfolgsgeheimnis der alten Ärzte und vieler heutiger Naturheiler. Die Gallenblasenentzündung und der Gallenstein wurden nämlich früher durchaus souverän behandelt: mit Abführen als erster Maßnahme. Man nahm meist Kalomel. Kalomel ist heute nicht mehr im Gebrauch, da es, wenn die abführende Wirkung nicht ausreichen sollte, seinen Quecksilbergehalt an die Darmwand abgeben und so zu einer Vergiftung führen könnte. Es gibt außerdem Pflanzen, die den Gallenfluß besonders anregen, in Teeform den Waldmeister:

Herb. Asperulae	50,0
2 Teelöffel auf 1 Tasse Wasser kalt ansetzen, 8 Stunden ziehen lassen, tagsüber trinken	

oder ein Teegemisch, das stark abführende Wirkung aufweist:

Rad. Taraxacis c. Herba	
Rad. Ononbidis	
Cort. Frangulae	
Fol. Menth. pip. aa	25,0

Hier sind zu gleichen Teilen Löwenzahn, Hauhechel, die stark abführend wirkende Faulbaumrinde und Pfefferminze zusammengetan worden. Bei krampfartigen Schmerzen, die immer wiederkehren:

Tinct. Belladonnae	10,0
Tinct. Menth. pip.	20,0
3 × tgl. 30 Tropfen	

Bei ausgesprochener Entzündung wird der Kliniker Antibiotica einsetzen; auch der Naturarzt wird sie eventuell einsetzen müssen, nur wird er vielleicht länger versuchen, ohne sie auszukommen. Die Schulmedizin beachtet heute ebenfalls den Kurs der allgemeinen Behandlung im Sinne einer Kontrolle und Korrektur der Lebensweise und der Diät.

Nun sind die Menschen heute in ihrem Berufsleben so hart angestrengt, daß es ihnen oft nicht möglich ist, auf diese Ratschläge auch nur annähernd einzugehen. Vor allem stößt die Diät auf sehr große Schwierigkeiten. Deshalb ist die Entscheidung für eine Kur (Heilverfahren der Sozialversicherung) oft der sinnvollste Weg, weil im Rahmen einer kurklinischen Behandlung nicht nur Diät verabreicht, sondern auch eingeübt werden kann und im übrigen die Aussprache mit Leidensgenossen leichter den Weg zum Umgang mit der eigenen Krankheit finden läßt, als dies sonst möglich wäre.

Mehr als bei anderen Krankheiten wird bei den Leberschäden deutlich, daß etwas fehlt, wenn wir uns auf Schulmedizin und Naturheilkunde einstellen. Von beiden wird allerdings selbst darauf hingewiesen: Auf die Verhütung kommt es an. Und da stützt sich die Schulmedizin auf die Vorsorge, die Naturheilkunde auf die »natürliche Lebensweise«.

Zunächst die Schulmedizin: Wo finden sich in ihren Vorsorge-Programmen Möglichkeiten, sich der größten Körperdrüse anzunehmen? Es ist sofort eindeutig: nirgendwo. Die Gesetzliche Krankenversicherung hat unter ihren Vorsorge-Angeboten keinen Platz für die Leber, ebensowenig wie für den Magen und für die Lunge, was ja einigermaßen auffällig ist und doch deutlich macht, daß die Gesundheitserhaltung der Mitglieder nicht das ausschlaggebende Motiv zu sein scheint. Der Patient ist also auf sich selbst angewiesen. Die Sozialmedizin spricht dabei von sekundärer Vorsorge, womit sie ausdrückt, daß die primäre überindividuell ansetzen muß, schon vor dem Individuum.

Hier sollten wir uns eine Überlegung erlauben. Es gibt doch so etwas wie eine *Fürsorgepflicht des steuereinnehmenden Staates für seine Steuerzahler.* Der Staat ist *verpflichtet,* die Gesundheit der steuerzahlenden Bürger durch Abbau und Vermeidung einer toxischen Umweltsituation zu gewährleisten.

In Artikel 25 der Menschenrechte der Vereinten Nationen heißt es: »Jedermann hat das Recht auf Sicherheit im Fall von Arbeitslosigkeit, Krankheit, Invalidität, Witwenschaft, Alter oder eines anderen Mangels der Lebenshaltung, wenn diese Zustände nicht der Eigenkontrolle unterliegen.« Die toxische Umweltsituation unterliegt nicht der Eigenkontrolle, denn um sie beeinflussen zu können, sind andere Möglichkeiten gefordert als die, über welche der einzelne Bürger verfügt. Zwar kann er sie anregen, dazu auffordern, zum Beispiel durch Bildung von Bürgerinitiativen, aber die Aufgabe im ganzen stellt sich dem Staat. Der Staat, das sind die Bürger, vertreten durch die Parteien.[53]

Wie kommen lebertoxische Stoffe in den Organismus? Wir unterscheiden:
- durch den Mund, also mit Nahrungs- und Genußmitteln,
- durch die Haut,

– durch die Atmung, also über die Lungen,
– parenteral, das heißt unter Umgehung des Magen-Darm-Kanals, also durch Spritzen, Blutübertragungen usw.

Wenn wir danach die Gefährdungssituation bestimmen wollen, können wir folgende Punkte angeben:

– die toxische Umweltsituation,
– die toxische Belastung im Beruf,
– die toxische Belastung durch die Medizin (Medikamente, Strahlen usw.),
– die toxische Belastung durch die Ernährung (antibiotische oder hormonelle Behandlung von Schlachttieren, Konservierungsstoffe, »Spritzen« von Obst und Gemüse).

Alle diese gesundheitsabträglichen oder -schädlichen Beigaben oder Faktoren kommen in die Leber. Das Zentrallabor soll sie entgiften, aber der Leberstoffwechsel ist dazu nicht immer imstande. Da gibt es den Tetrachlorkohlenstoff, den wir aufnehmen, der aber überhaupt erst durch seine Aufnahme in die Leber zum Gift wird.

Der chemische Leberschaden tritt als Fettleber in Erscheinung, auch als Entzündung, als Hepatitis, kann damit Vorstufe zu folgenschweren gefährlichen Entwicklungen sein. Im gewerblichen Milieu sind es vor allem die halogenierten Kohlenwasserstoffe, wie Tri- und Tetrachloräthylen, aber ebenso Blei, Phenol, Toluol, Kresol, Arsen, Chrom, Phosphor, Anilin. Ihre Einwirkungen sind sehr mannigfaltig: Es können Hautausschläge entstehen, der Blutdruck kann sinken bis zur ständigen Kollapsneigung, ständiger Müdigkeit und Schwäche sowie der bereits genannten Fettfibrose der Leber.

Wir wollen keine weiteren Risiken aufzählen, denn in unserem Zusammenhang, der Befragung der Medizin im ganzen, kommt es auf etwas anderes an. Hier stellt sich nämlich unabweisbar *die Frage, ob Medizin denn ausreicht, wenn es um Gesundheit geht.* Ganz offensichtlich reicht Medizin nicht aus. Eine Erweiterung und eine bewußte Grenzüberschreitung zu anderen Disziplinen sind notwendig.

Erweiterung: Zur Diagnostik tritt die Vorsorge und damit die Erarbeitung von »präsymptomatischen« Kriterien: Wie und auf welche Weise zeigen sich bei der Vorsorge künftige gefährliche Verläufe an? Zur Therapie ist längst die Rehabilitation getreten, aber auch sie reicht nicht aus, denn es genügt nicht, bei dem Patienten einfach durch Ruhe- und Diät- und sonstige Programme eine Normalisierung der Laborbefunde herzustellen.

Es kommt darauf an, ihn wieder zu einem vollwertigen Menschen zu machen, was er nur sein kann in der Gemeinschaft, sowohl der Familie wie der Arbeit. Es ist also Resozialisierung gefordert. Die kurative Medizin der Kliniken und Praxen muß also ergänzt werden.

Die *Grenzüberschreitung* geht in andere Wissenschaften und schließlich in die Politik. Man hat auf der Skala der Krankheitsursachen den eigenen Abschnitt der *techno-somatischen Umweltfaktoren* umrissen. Dazu gehören die Luftverschmutzung, die Autoabgase, das Blei im Kraftstoff, die Haushaltsabgabe, der Smog, die Strahlenbelastung, die Verunreinigung des Wassers, der Lärm als Krankheitsursache – um nur einige Punkte anzugeben. Unzweideutig ist, daß wir uns damit über das Zwischenglied der Sozialmedizin direkt in die Sozialpolitik und *in die allgemeine Politik selber* hineinbegeben müssen. Die Medizin, ob naturwissenschaftlich-klinisch oder naturheilkundlich orientiert, kann nur aufzeigen, wo Gefährdungen vorhanden sind, und vor den Folgen warnen – abstellen kann sie sie nicht. Hier sind über das Gesundheitsamt die Behörden angesprochen und da, wo die Gesetze nicht ausreichen, der Gesetzgeber: das Parlament. Da wir in einer parlamentarischen Demokratie leben, treten die Parteien, die das Parlament bilden, in die Verantwortung. Es wird also, wenn wir uns mit den für unsere Zeit besonders auffälligen Erkrankungen befassen wollen, zu untersuchen sein, welches Verhältnis Medizin und Naturheilkunde, die traditionelle und die alternative Medizin, zur Politik haben. Die Politik ausklammern hieße ja, die toxische Umweltsituation belassen.

Früher sprach man vom »Hexenschuß«, dann von »Lumbalgie«, heute von »lateraler Diskushernie«. Gemeint ist etwas Schreckliches: Man kann plötzlich nicht mehr gehen und stehen, auch das Sitzen macht zeitweilig Schmerzen und das Liegen ebenfalls. Ganz besonders das Bücken ist das Problem, man kann es einfach nicht mehr. Wer es dennoch durchgesetzt hat, kommt nicht mehr hoch.

Im Vordergrund stehen Schmerzen, die in das Gesäß und in das Bein der betreffenden Seite ausstrahlen können, und jede Bewegung, sogar das Husten, Niesen, Pressen sind von Schmerz begleitet.

Ein ganz neuer Ausdruck für das Ganze, wenn es nicht mehr möglich ist, sich zu bücken: »lumbovertebrale Dekompensation«.

Außer der Ortsangabe besagt keiner dieser Ausdrücke etwas. Lumbalgie heißt einfach nur »Schmerzen im Lendenbereich«, und »Dekompensation« heißt, daß es dort nicht mehr geht – einzig »Diskushernie« macht eine Aussage, aber diese ist zunächst nur eine Vermutung. So bezeichnet man nämlich den Bandscheibenvorfall.

Was ist das? Die Wirbelsäule ist federnd elastisch, ein Stoßdämpfer, dazu biegsam. Diese Funktionen werden dadurch erreicht, daß die Wirbelsäule aus vielen Knochensegmenten aufgebaut ist, den Wirbeln, die nicht fest miteinander verbunden sind. Zwischen ihnen befinden sich vielmehr die »Bandscheiben«, die einen Kern haben, der zu 87 Prozent aus Wasser besteht. Die Bandscheibe ist schlecht durchblutet, und solche schlecht durchbluteten Gewebe altern früh. Da dort am meisten Beanspruchung stattfindet, Beanspruchung aber ihrerseits die Alterung zusätzlich fördert, altern die Bandscheiben im Lenden- und im Halswirbelsäulenbereich am frühesten.

Bei der Lumbalgie, dem Hexenschuß, hat innerhalb der Bandscheibe durch irgendeinen äußeren Anlaß (»Verheben«) eine Massenverschiebung stattgefunden. Beim Vorfall sind Teile der Bandscheibe herausgedrückt worden, drücken nun ihrerseits auf Nerven, setzen die Biegsamkeit der Wirbelsäule herab, so daß die Muskulatur stärker herangezogen und dabei überfordert wird.[54]

Was kann man dagegen tun? Zunächst einmal: Wie durch ein Wunder kann der Schmerz plötzlich aufhören! Das kommt in der Medizin öfter vor und gibt dann Anlaß zu fatalen Fehlurteilen. Hat der Patient gerade etwas Neues eingenommen, dann möchte er schwören, daß es damit zusammenhängt. Aber es hat damit gar nichts zu tun, der Schmerz hört auch nicht durch ein Wunder auf, sondern der Druck, den der Vorfall ausübt, hat die sensiblen Nervenbahnen unterbrochen. Wenn man dann das Bein abtastet, wird man eine Stelle finden, die völlig unempfindlich ist: sie entspricht der von diesen unterbrochenen Nerven versorgten Stelle. Da kein Nerv mehr dorthin Verbindung hält, ist die Stelle unempfindlich.

Was macht die Schulmedizin? Sie fängt mit Gymnastik an, allerdings nur in allerersten Stadien und immer nur unter der Voraussetzung, daß die Rückenmuskulatur intakt ist. Denn nur dann kann man die Übungen verstärken, und nur dann haben sie überhaupt einen Sinn, da die Muskulatur gekräftigt werden soll (Masseure sprechen von »Aufschulung« der Rückenmuskulatur). Empfohlen wird Schwimmen, aber das Schwimmen muß in warmem Wasser stattfinden. Wasser unter 32 Grad ist ungeeignet für derartige Übungen. Dann kann man Unterwassermassagen durchführen, wobei unter Wasser, das heißt in warmem Wasser – mit einem Schlauch unter Druck stehendes Wasser – für die Massage benutzt wird. Diese Art des Massierens ist ein- und angreifend, sollte nicht jeden Tag ausgeführt werden, und der Masseur muß sich danach richten, wie es dem Patienten beim letzten Mal bekommen ist. (Sagt er beispielsweise, er habe danach gefroren oder gefröstelt, so ist die Behandlung zu unterbrechen.)

Dann kommen Massagen und Wärmeanwendungen. Die Wärmeanwendung kann durch Packungen erfolgen (sog. Fango-Packungen), in warmen Bädern, sie kann aber auch elektromedizinisch herbeigeführt werden. Die sogenannten Kurzwellen durchfluten das betreffende Gebiet und erwärmen die Muskulatur tiefer, als es auf anderen Wegen möglich ist. Ausgezeichnet ist auch die Anwendung niederfrequenter Ströme (z.B. Jono-Modulator),[55] da sie nicht nur Flüssigkeitsstauungen zur Verteilung und Aufsaugung bringen, sondern auch schmerzlindernd wirken.

Der Orthopäde verordnet gegebenenfalls ein Mieder. Diese Mieder können sehr nützlich sein, sind aber, besonders im Sommer, außerordentlich unbequem. Sicherlich ist es schwierig, eine Prozentzahl anzugeben, aber man geht nicht fehl in der Annahme, daß nur jedes zweite oder dritte Mieder wirklich so getragen wird, wie es vorgeschrieben wurde. In vielen Fällen werden sie überhaupt nur ein einziges Mal angelegt, und die Patienten nehmen das Ungewohnte, das sie ja erst tolerieren lernen müssen, für Unverträglichkeit und tun das Mieder für immer fort.

Dann kann man die betroffene Muskulatur, neben der Wirbelsäule her, infiltrieren. Man nimmt dazu gern Procain, ein lokales Betäubungsmittel, das im Körper sehr schnell zerfällt. Es gibt auch besondere Mischungen für solche Infiltrationen, zum Beispiel das Impletol®, das Procain mit Coffein zusammenbringt. Im Supratendin® wird dem Procain das Vitamin B_{12} beigemischt. Es sind noch verschiedene andere Möglichkeiten gegeben. Vielleicht darf man mit aller Vorsicht sagen, daß es gar nicht so sehr darauf ankommt, was sich in den Spritzen befindet – es könnte vielleicht auch nur Luft sein –, wirksam ist möglicherweise allein der Stich. Ich selbst bleibe aber beim Procain, weil ich mit der Infiltration nicht nur den Gedanken an einen heilsamen, insoweit therapeutischen Reiz verbinde, sondern auch die anspruchsvollere Vorstellung, das Procain unterbreche den verhängnisvollen Kreislauf Schmerz – Verkrampfung der Muskulatur – Blockierung der Massenverschiebung in der Bandscheibe.

Im übrigen werden Antirheumatica verordnet, die man einnehmen muß. Da sie aber alle für den Magen eine erhebliche Belastung bedeuten, sollte man bei der Verordnung immer hinzusetzen: Nicht einfach einen Schluck Wasser dazu trinken, sondern ein ganzes Glas voll! Es handelt sich bei den Antirheumatica um eine stattliche Reihe neuer Mittel, die in den sechziger Jahren die altbewährte Salicylsäure, das Salicylamid und die Acetylsalicylsäure sowie die Pyrazolonderivate ablösten. Das Indometacin kam auf (Amuno®), zahllose andere folgten, und es wurde üblich, sie mit dem stärksten antientzündlichen (antiphlogistischen) Mittel zu kombinieren, den Steroidhormonen. Die Hormone der Nebennierenrinde haben die Fähigkeit, jede Entzündung abzubauen, gleichgültig woher sie stammt, ob es sich um eine rheumatische Entzündung oder einen Entzündungswall um einen wachsenden Krebs herum handelt. Vorreiter dieser Gattung war das Delta-Butazolidin® gewesen, Marktführer war übrigens die Multikombination Ambene®, das außerdem noch Vitamin B_{12} enthielt. Von diesen Kombinationen eines starken Antirheumaticums mit einem Steroidhormon wurden jährlich 7 Millionen Packungseinheiten umgesetzt, das bedeutet rund 60 Millionen Mark. Das Bundesgesundheitsamt hat sie nach vielen Anhörungen und Sitzungen schließlich 1984 verboten. Die zum gleichen Zeitpunkt neu eingeführten Antirheumatica, wie etwa Voltaren®, Piroxicam (Felden®) oder Tiaprofensäure (Surgam®), traten von vornherein allein auf und verzichteten auf die Steroidunterstützung.

Noch zwei weitere Möglichkeiten der Pharmakotherapie sind hier zu nennen. Einmal wurde entdeckt, daß das von den Elberfelder Laboratorien entwickelte Malaria-Mittel Resochin® auch ein gutes Mittel gegen Rheuma und Arthritis ist, vorausgesetzt, daß man es lange genug anwendet: Vor Ablauf von drei Monaten sind keine Resultate zu erwarten. Die zweite Methode ist ungleich gefährlicher, nämlich die Goldbehandlung. Das Edelmetall wurde in feinsten Verdünnungen gespritzt, kann neuerdings aber auch eingenommen werden. Die Nebenwirkungspalette ist breit, deshalb ist ständige klinische Überwachung notwendig. Auch das Gold scheint erst nach längerer Anlaufzeit zu wirken.

Bis hierher bewegt sich alles im üblichen Rahmen des »Rheumas«: Die Patienten kommen mit ihren Klagen, erhalten ihr Rezept, ihre Bestrahlung oder ihre Injektion, werden womöglich zum Masseur geschickt. Nun gibt es aber die nicht eben wenigen Patienten, die nicht kommen, weil sie nicht gehen können. Sowie es sie mit der Schmerzattacke »erwischt« hat, liegen sie im Bett. Sie haben schon gehört, daß man flach liegen muß, und sich ein Bettbrett (zwischen Matratze und Auflage) besorgt. Nun ist das Liegen in solchen Fällen nützlich, aber man sollte dann auch richtig liegen. Dieses richtige Liegen besteht darin, daß man ein oder zwei Koffer ins Bett stellt und das Bein der erkrankten Seite, das schmerzende Bein, darauf legt, und zwar so, daß zwischen Körper und Oberschenkel einerseits, Unterschenkel und Oberschenkel andererseits genau ein Winkel von 90 Grad entsteht. Wer so vorgeht, ist fast immer von seinen Schmerzen befreit, die allerdings sofort wiederkehren, wenn er aufzustehen versucht. Er muß also liegenbleiben und abwarten.

Abwarten gehört zu den Dingen, die der moderne Mensch nicht kann und die moderne Gesellschaft nicht hinnehmen will. Der Kranke ist ja meist berufstätig, und seine Firma fragt nach, wann er seine Arbeit wiederaufnehmen werde. Er hat also guten

Grund, sich eine schnelle Wiederherstellung zu wünschen. Es ist keineswegs nur einfach Ungeduld. Es stehen ernste wirtschaftliche Zwänge dahinter. In dieser Situation überlegt der Arzt, ob dem Kranken nicht eine eingreifendere Hilfe zugute kommen könnte. Er denkt an die Orthopädische Fachklinik und an die Operation. Die Klinik könnte zunächst auch nichts Besseres tun, als den Patienten so im Bett lagern, wie es eben beschrieben wurde, und manchmal ist sie klug genug, nicht weiter zu gehen. Wenn operative Dinge im Gespräch sind, muß zuvor abgeklärt werden, wie sich die Wirbelsäule im Röntgenbild darstellt und ob auf einen Bandscheibenvorfall geschlossen werden kann. Früher hat man dann noch ein kontrastgebendes Mittel in den Wirbelkanal gespritzt (Myelographie), heute wird die Computer-Tomographie dort, wo sie sich durchführen läßt, vorgezogen. Sie ist völlig schmerzfrei, und wenn eine Unklarheit bleibt, kann man immer noch eine Myelographie veranlassen. Jedenfalls sollte nun völlig aufgeklärt werden, wie der Zustand der Bandscheibe tatsächlich ist. Früher hat man dann versucht, den Kern der Bandscheibe operativ zu entfernen. Als Allerneuestes versucht man, den Kern aufzulösen (Nukleolyse), wodurch der Druck im Kern nachlassen, der Vorfall zurückgleiten müßte oder jedenfalls könnte. Zu diesem Zweck muß eine bestimmte Substanz, die Teile des Kerns aufzulösen vermag, in ihn eingespritzt werden. Dabei kann es natürlich zu Überempfindlichkeitsreaktionen kommen. Von der sogenannten Auflösung des Kerns der Bandscheibe heißt es bei Schoen, Böni, Miehlke: ».. . führt gelegentlich zum Erfolg, ist jedoch öfter von Mißerfolgen begleitet«.

Wie sind nun die Ergebnisse der Operation? Es gibt zwei Gruppen von Arbeiten zu diesem Thema. Die Verfasser der einen kennen nur ausgezeichnete Ergebnisse, die der anderen sind sehr viel zurückhaltender. Wählen wir unter letzteren den Neurochirurgen Hugo Krayenbühl. Er gibt an, daß einseitiges Operieren in 68 Prozent der Fälle gute Erfolge zeigt, doppelseitiges Operieren nur in 45 Prozent. Er verweist aber auf eine von Northfield und Osmond-Clarke erstellte Sammelstatistik. Danach kann man in 56 Prozent der Fälle mit einer Besserung rechnen, in 19 Prozent mit einer Verschlechterung und in 25 Prozent mit einem Null-Ergebnis.[56]

Das ist wenig ermutigend und erklärt die Einstellung vieler Ärzte, eine Bandscheibenoperation so lange wie möglich hinauszuschieben. Aber erst nach der Operation wird den meisten

Patienten klar, daß sie die brutale Wirklichkeit bis dahin verkannt haben. Vor allem eins: Sie müssen sich jetzt noch mehr schonen als vor der Operation. Das ist der wichtigste Punkt! Das Narbengewebe muß Zeit und Ruhe haben auszuheilen, und Narbengewebe ist, verglichen mit normalem Gewebe, minderwertiges Gewebe. Es fehlen besonders die elastischen Fasern, so daß es härter und unbeweglicher ist. Man muß mit acht Wochen Ruhe nach der Operation rechnen; jedenfalls darf vor diesem Zeitpunkt nicht mit Bewegungsübungen begonnen werden. Man hätte vor der Operation darauf hingewiesen werden müssen, daß die degenerative Wirbelsäule schmerzhaft sein kann, und die Operation hat ja an diesem degenerativen Zustand nichts geändert. Wie Oldenkott sagt: »Durch die Operation wird nicht die Ursache der Erkrankung, sondern ihre Folge behandelt.«[57]

Das alles ist dürftig, und so wundert es nicht, daß gerade auf diesem Gebiet vieles von dem, was man in der Naturheilkunde wie selbstverständlich anwenden würde, als Neuerung dekoriert in die Schulmedizin eingezogen ist. Dies betrifft vor allem die Physiotherapie. Denn wenn der Patient nach der Operation auch absolute Ruhe einhalten muß (Klage: »Man macht nichts mit mir, ich liege hier nur rum«), so kann er doch bereits verschiedene Übungen im Liegen ausführen, nämlich:

- Atemgymnastik,
- Bauch- und Rückenmuskeltraining,
- Bewegen der Füße,
- Anspannen und Lockern der Wadenmuskulatur.

Dann kommt die Erlaubnis, mehrmals täglich ganz kurze Strecken zu gehen. Nach jeder Tour muß der Patient sich längere Zeit ausruhen. Er hat zu berücksichtigen, daß zwischen zweien seiner Wirbel die Bandscheibe, also das Wasserpolster, fehlt und die Knochen deshalb zunächst direkt aufeinanderstoßen und sich reiben.

Dies alles mag erklären, weshalb Krbek feststellt, daß »bei näherer Betrachtung die postoperative Situation der bandscheibenoperierten Arbeitnehmer sich nicht so günstig darstellt wie dem Kliniker: Gesundheitlich beeinträchtigt fühlen sich die meisten, und dies sowohl am Arbeitsplatz als auch in den übrigen Lebensbereichen«. Was wurde bis hierher ausgelassen, so müssen wir uns jetzt fragen, ehe wir zur Beantwortung der Frage kommen, was denn angesichts dieser Misere – eine andere Charakteristik ist doch wohl nicht möglich – die Naturheilkunde aufbieten kann. Donner stellt fest: »Schmerzen im Bereich der Wirbelsäule sind nach heutigen Erkenntnissen bei etwa einem Drittel aller Fälle psychisch gesteuert oder mitverursacht.«[58] Das ist ohne Zweifel ein wichtiger Aspekt, und die Kur- und Rehabilitationseinrichtungen tragen ihm insoweit Rechnung, als sie im allgemeinen sämtlich über geschultes Personal für Gesprächstherapie verfügen, so daß die Patienten die Möglichkeit haben, ihre Konflikte darzustellen, und ihre falsche Erlebnisverarbeitung zu erkennen und womöglich zu überwinden. Selbstverständlich setzt die *Naturheilkunde* hier ebenfalls an.

Im übrigen hat sie hier ihre eigene Theorie der Krankheit, die durchaus an ältere Vorstellungen (Paracelsus' »tartarische Krankheiten«, siehe S. 63f.) anschließt. Danach handelt es sich beim »Bandscheibenleiden«, wie auch bei den übrigen rheumatischen Krankheiten, um Stoffwechselleiden. Erst wenn man mit dieser Betrachtung der Dinge Ernst macht, kommt man zu einer weniger hoffnungslosen Einschätzung.

Man nannte diese Stoffwechselkrankheiten früher Dyskrasien, und in der Naturheilkunde werden die hiergegen angewandten Mittel auch heute noch gern *Anti-Dyskratika* genannt. Bei der antidyskratischen Behandlung sollen Ablagerungen, die krank machen, mobilisiert und ausgeschwemmt, »abgeleitet« werden, das heißt, der Stoffwechsel wird beschleunigt und berichtigt. Aschner hat diese Therapie unter dem Namen »Konstitutionstherapie« neu erarbeitet und ausführlich dazu Stellung genommen.[59]

Für mich geht diese Konzeption eng zusammen mit einer anderen, die sich in dem Satz zusammenfassen ließe: *Jede Krankheit beginnt als Durchblutungsstörung*. Denn die antidyskratische Therapie bringt ja die Blutströmung wieder in Schwung, so daß tatsächlich beide Auffassungen zugleich die Theorie für die Maßnahmen abdecken, die naturheilkundlich im allgemeinen vorgenommen werden. Dazu gehört einmal die naturheilkundlich erweiterte Physiotherapie:

– Heublumensack rechts und links neben der Wirbelsäule, auch auf Hüft- und Kniegelenk,
– ansteigende Halbbäder (bei sonst Gesunden auch Vollbäder) mit Heublumen, mit 32 Grad beginnen, in 20 Minuten steigern auf 39 Grad,
– lokal neben der Wirbelsäule Bienengiftsalbe, Quaddeln mit Bienengift, Schlangengift, Impletol®,

- Ansetzen von Schröpfköpfen, Moxen,
- Akupunktur,
- Baunscheidtismus (die »westliche Akupunktur«),
- Chiropraktik,
- Aderlaß,
- Abführen,
- Erbrechen.

Über jedes einzelne Verfahren läßt sich vieles sagen, einige weitere wären noch anzuführen. Mancher wird erstaunt sein, daß ich den Baunscheidtismus hier anführe, da er in letzter Zeit umstritten war. Die Kritik galt allerdings dem Öl (Krotonöl), das dabei verwendet wird, nicht der eigentlichen Manipulation mit dem »Lebenswecker«, mit dem Karl Baunscheidt (1809 bis 1873) die Haut anritzte.[60] An der Weserbergland-Klinik hat H. Lampert ohne »Lebenswecker« gearbeitet, einfach mit einer scharfen Kanüle, mit der er die Haut ritzte, »und dadurch dasselbe erreichte«. Die Baunscheidtisten pflegen das gesamte Gebiet der langen Rückenmuskulatur zu bevorzugen, und genau das kommt auch beim »Bandscheibenschaden« in Betracht. Wissenschaftlich wird der Baunscheidtismus den sogenannten *unspezifischen Heilverfahren* zugerechnet. Sie setzen Reize, die allgemein wirken, sind also wie B. Lüderitz sagt, »nicht auf eine Krankheit besonders ausgerichtet«.[61] Mit H. Selye könnte man hinzusetzen: Sie sind »gegen die allgemeine Krankheit«. Selye wollte, als er das Allgemeine Adaptationssyndrom zu erforschen begann, in Wahrheit »die allgemeine Krankheit« entdekken: das, was jeder Krankheit zugrunde liegt.[62] Würde man dies ernst nehmen, dann müßte man denken, daß es überhaupt nur eine Krankheit gibt – und so haben bedeutende Laienbehandler meist gedacht; wir erwähnten Louis Kuhne, und Baunscheidt gehört dazu. Er hat in seinem Lehrbuch die Krankheitsnamen nur gebraucht, damit der Leser sich zurechtfindet, nicht etwa weil er glaubte, es gäbe alle diese Krankheiten.

Wer sich damit beschäftigt, wird feststellen, daß auch ein so grundeinfaches Vorgehen Gelegenheit gibt, die verschiedensten Reaktionen zu beobachten. Es fängt damit an, daß die Menschen sehr unterschiedlich auf diese Reizungen reagieren und daß beispielsweise Watteauflagen nach den Ritzungen die Reaktion steigern. Baunscheidt selbst hatte keine Lehrer, aber schon zu seinen Lebzeiten war auf die Ähnlichkeit seines Verfahrens mit der Akupunktur hingewiesen worden. Im gleichen Zusammenhang sind das Moxen zu nennen (siehe S. 156), das Anlegen einer Fontanelle, nicht zuletzt aber das Kantharidenpflaster: das Pflaster mit dem Stoff aus der spanischen Fliege. Da bei diesen Verfahren Lymphe und kein Blut abgeht, spricht man auch vom »weißen Aderlaß«.

Die *Chiropraktik*, die mit der Osteopathie eine gewisse Verwandtschaft aufweist, gehört zu den Heilmethoden, welche *teilweise von der Schulmedizin übernommen* sind. Für die Chiropraktik haben alle Krankheiten nur eine Ursache, nämlich die Verschiebung (Dislokation oder Subluxation) eines Wirbels, während die Osteopathen glauben, daß alle Krankheiten von Durchblutungsstörungen der Wirbelsäule, überhaupt der Knochen herrührten. Für den Naturwissenschaftler sind die chiropraktischen Lehren, wonach ein Nerv »eingeklemmt« wird oder aber ein Wirbel »heraus« ist, irrational. Erfolge, die eine gute chiropraktische Behandlung hat, sind dennoch naturwissenschaftlich zu interpretieren. Im Fall des Bandscheibenschadens wird man den Kranken auf ein Schrägbett legen, ihn an den Beinen ziehen, auf einzelne Wirbel drücken, bestimmte Griffe anwenden – alles zusammengefaßt hat mit Sicherheit einen Effekt: *Bestehende Stauungen werden beseitigt.* So wie man beim Bandscheibenschaden des »oberen Kreuzes«, also der Halswirbelsäule, gute Erfolge erzielen kann, indem man eine sogenannte Schanzsche Krawatte anlegt, die die Wirbelsäule streckt, wirkt sich Chiropraktik auch bei der Lendenwirbelsäule aus: Aufstauungen von Gewebsflüssigkeit, Reizergüsse werden weggedrückt, verschwinden, und damit hört auch der Druck auf.

Dann folgt die *Phytotherapie,* die keineswegs weniger bietet. Der Löwenzahn gehört zu den antidyskratischen Mitteln, ebenso die Brennessel und die Birke. Früher hat man sich bei Rheuma mit frischer Brennessel geschlagen. Brennesseltee soll man nicht zu lange trinken, nur etwa vier Wochen (als Frühjahrs- oder Herbstkur). Die Birke wirkt harntreibend. Es gibt spezielle Teezubereitungen für Bandscheibenschäden sowie fertige phytotherapeutische Spezialitäten, wie Chirofossat® oder Phytodolor®.

Im ganzen werden wir sagen können, daß die Naturheilkunde, immer abgesehen von den Operationen, nicht so hilflos dasteht bei einer so ernsten Krankheit, wie es manche hinzustellen belieben. Eine gewisse Hilflosigkeit eignet in diesem Punkt beiden, der Schulmedizin wie der Naturheilkunde. Das sollte besonders zu denken geben, haben wir es doch hier mit der volkswirtschaftlich gesehen teuersten Krankheit überhaupt zu tun und außerdem mit einer wirklichen Volkskrankheit: Rund ein Viertel aller Menschen leiden an Krankheiten des »rheumatischen Formenkreises«, in den der Bandscheibenschaden mit hineingehört.

Was am Ende imponiert, ist die offenbare gemeinsame Hilflosigkeit von Schulmedizin einerseits, Naturheilkunde andererseits, sobald es wirklich ganz ernst wird, der Kranke nicht mehr gehen und stehen kann. Glücklicherweise sind die Kranken nur selten in diesem extremen Zustand, doch leider kommt er vor und fegt dann durch seine Unbedingtheit allen schulmedizinischen oder naturheilerischen Hochmut beiseite.

Auch die ziemlich sichere Erkenntnis, daß ein Drittel aller akuten Lumbalgien psychische Ursachen haben, hilft nicht weiter. Der Kranke »hat« diese Schmerzen, wir können sie ihm nicht »ausreden«, was doch möglich sein müßte, wenn es sich wirklich nur um die Psyche handeln sollte.

In einer Neurochirurgischen Universitätsklinik erhalten die Patienten eine von einem der Oberärzte verfaßte Schrift, in welcher es heißt:[63]

»Immer mehr gewinne ich den Eindruck, daß es sich bei den Rücken- und Ischiasschmerzen mindestens ebenso um ein soziales wie um ein medizinisches Problem handelt ...

Gelingt es rechtzeitig, sein (des Patienten) privates und berufliches Leben so einzurichten, daß die Belastung die individuelle Belastbarkeit nicht überschreitet, so ist das Problem lösbar ...

Das erfordert häufig in erster Linie andere Arbeitsbedingungen, aber auch vom Arbeitnehmer den Mut, nicht alle Bedingungen zu akzeptieren, und die Bereitschaft, dafür notfalls auch finanzielle Einbußen hinzunehmen. In der Freizeit ist so viel Vernunft notwendig, daß nicht durch Leistungs- oder ›Mode‹-sport oder durch stundenlanges Sitzen vor dem Fernseher der Rücken weiter geschädigt wird.

Eine gute Medizin darf nicht apolitisch sein, weil sie sonst nur kleine Einzelerfolge erzielen kann, die entscheidenden sozialen Voraussetzungen für die Gesundheit der Bevölkerung aber vernachlässigt.«

Das entspricht meiner eigenen Grundüberzeugung, nur: In dem einzelnen Fall, mit dem wir es ja jeweils zu tun haben, würde der »kleine Einzelerfolg« vollkommen ausreichen: Arzt und Kranker wollen gar nicht mehr als dies. Wir sind also an die Grenze der *herkömmlichen* Medizin gestoßen: ihre Einbindung in die Problematik von Individuum und Kollektiv. Tatsächlich kommt es darauf an, das Kollektiv zu »behandeln«, also für geeignetere (»bessere«) Lebens- und Arbeitsbedingungen zu sorgen, damit dieser Schaden, der nun einmal da ist – als ein Erbe der Evolution: als Preis für die Aufrichtung eines Wirbeltiers inmitten von Vierbeinigkeit – der Linderung und Hilfe begegnet.

Wenn Ärzte darüber nachdenken, wie sich Kollektiv- und Individualinteresse in der Medizin vereinen lassen, kommen sie meist zum Stillstand bei der Hoffnung, daß die Behandlung des einzelnen auch die Gesellschaft bessern müsse, da sie sich aus den einzelnen zusammensetzt. Ein Arzt, der im Rahmen der Sozialmedizin weiter geht, stellt heraus, daß die Verbesserung der Lebens- und Arbeitsbedingungen, die für die Vermeidung der Gesundheitsschädigung gefordert ist, ebenfalls beim einzelnen beginnen muß. Aber hier wird es problematisch: Bei genauerer Betrachtung ist dem Arzt nur dieser eine Weg möglich, deshalb hält er ihn für den einzigen. Der Arzt kann – und er sollte – den Betriebsarzt eines Werkes und, wenn erforderlich, den Personalrat anrufen, um mit ihnen für seinen Patienten eine notwendige Verbesserung der Arbeitsbedingungen im Blick auf Schichtarbeit, Lärmschutz, Arbeit in großen, zugigen Hallen, Fließband usw. zu diskutieren. Er wird, wenn er es tatsächlich macht, meist Erfolg haben. Wenn er es nicht macht, so liegt es nicht daran, daß er ungefällig und unengagiert ist, vielmehr hat er es nie gelernt, solche Verbindungen zwischen Gesundheit und Krankheit herzustellen. Es liegt ihm also erkenntnismäßig völlig fern, sich hier einzuschalten. Sobald er seine Aufgabe auch hierin erweitert sieht, wird er es wohl tun.

Im Falle der schwachen Wirbelsäule hat er es mit einer »Nachlässigkeit« der Evolution zu tun. Die Schwachstelle trifft mit zu hohen Anforderungen der Gesellschaft zusammen, infolgedessen wird die Insuffizienz manifest. Die Natur kann er nicht ohne weiteres beeinflussen, aber von der Gesellschaft und ihren Strukturen her ist es ihm möglich, eine Korrektur herbeizuführen.

Und der Arzt als Therapeut, der Naturheilkundige, was bleibt ihnen? Oft genug werden sie Erfolg haben, aber leider sind die Fälle nicht selten, wo sie völlig versagen. Wenn gar nichts helfen will, das wissen die Erfahrenen, sollte man die malträtierten Gewebe sich ausruhen lassen. Dies ist nicht eben viel, aber doch wirksam.

Leider setzt es etwas voraus – bei beiden übrigens: Patient wie Behandler –, das im Rahmen dieser Gesellschaft rar ist und offenbar schwer zu lernen, das aber, wenn erreicht, ein Heilungsfaktor für sich ist: Geduld.

Die Schulmedizin und ihr klassisches »Objekt«

Hans Schaefer hat auf die uns bewegende Frage, weshalb denn die Medizin heute ein so schlechtes Image hat – vor allem und fast unbegreiflicherweise das Image der Unfähigkeit –, die Antwort gegeben, das hänge damit zusammen, daß ihr Bild vom erfolgreichen Kampf gegen die Infektionskrankheiten geprägt worden sei, dieser heute aber eine vergleichsweise untergeordnete Rolle spiele.[64]

Der Siegeszug der Sulfonamide und der Antibiotica war zugleich ein Schwanengesang für die wissenschaftliche Medizin. Die großen Seuchen sind nämlich verschwunden, die Infektionskrankheiten haben, so scheint es, ihre Kraft verloren. Andere Krankheiten sind hervorgetreten, beherrschen die Praxis der Medizin: die Verschleiß-, die degenerativen Krankheiten. Gegen sie aber ist die Medizin – das haben wir im vorstehenden gezeigt – nicht so triumphal, wie sie es einst bei Bekämpfung der Infektionskrankheiten war. Willy Hellpach gebrauchte für einen solchen Panoramawechsel der Krankheiten das Wort *Pathomorphose.* Die beste Übersetzung stammt von dem Heidelberger Pathologen Wilhelm Doerr, er spricht vom »Gestaltwandel«.[65] Damit ist nämlich zugleich etwas ausgesagt, das in »Pathomorphose« nicht beschlossen ist: Es treten nicht einfach andere Krankheiten auf, es erscheinen – gestalthaft – die Krankheiten auch anders als bisher.

R. Gross hat zu unserem Thema festgestellt: »Die Infektionskrankheiten insgesamt haben als primäre Todesursache eine entscheidende Abnahme erfahren.«[66] Das ist richtig, aber man muß beachten: Nur eine Abnahme haben sie erfahren, sie sind nicht etwa verschwunden. Im Gegenteil, es gibt sie nach wie vor, und immer wieder zeigt sich, daß selbst Antibiotica machtlos gegen sie sind. Und, schlimmer noch, es gibt immer wieder neue, bisher unbekannte Infektionskrankheiten. Viele werden gar nicht als solche erkannt, weil die Menschen sterben, ehe dahingehende Untersuchungen angestellt wurden, ja ehe überhaupt der Gedanke an einen »unbekannten Erreger« aufgetaucht ist. Immerhin machte die »Marburger Affenseuche« bis zu ihrer Abklärung Schlagzeilen und – Todesfälle. Das gleiche gilt für die sogenannte Legionärskrankheit. 34 Teilnehmer an einer Veranstaltung der amerikanischen Veteranen-Vereinigung waren 1976 daran gestorben. 1977 wurde der Erreger entdeckt. 1985 trat sie wieder mit zahlreichen Todesfällen in Erscheinung, weil ein Wasserbehälter eines Krankenhauses von den Erregern befallen war: 37 Patienten starben dort. Derzeit macht eine Viruskrankheit von sich reden, die als AIDS bezeichnet wird. Es gibt aber, wie gesagt, *ständig* Infektionen mit *nicht klassifizierten Erregern.* In Hamburg sind 1985 einige Kinder in einem Krankenhaus gestorben, ohne daß ein Erreger festgestellt werden konnte. Vielleicht handelt es sich dabei um den gleichen noch nicht erfaßten Erreger, an welchem in einer Kasseler Kinderklinik eine kleine Patientin von mir gestorben ist. Aber auch die klassifizierten Erreger machen sich immer wieder bemerkbar, wie etwa die Salmonellen-Infektion, die mit Durchfällen auftritt. Ihr Erkrankungsgipfel liegt noch immer im Sommer (»Sommerruhr«), und sie hat, wenig bemerkt, seit den siebziger Jahren ständig zugenommen. Dabei nimmt augenscheinlich die Bundesrepublik Deutschland eine Spitzenstellung ein.

Es mag sein, daß es sich dabei nicht um »neue« Bakterien oder Viren handelt, sondern um Mutationen bereits bekannter. Der Cholera-Erreger war ja jahrhunderte- oder jahrtausendelang ein harmloser Wasserbewohner in Indien, bis er im vorigen Jahrhundert plötzlich mutierte, krankheitserregend wurde und seinen fürchterlichen Zug durch die Welt antrat. Wir bemerken sicherlich nur eine kleine Auswahl dessen, was sich ständig an Mutationen abspielt – immerhin müssen wir mit 50000 bis zu 1 Million zu Mutationen befähigten Genen rechnen. Es darf uns also die relative Randständigkeit der Infektionskrankheiten in der heutigen Medizin keinesfalls zu dem Schluß verleiten, sie hätten »ausgespielt«.

Wir wollen uns aber noch kurz über die »Welt-Seuchenlage« informieren. Immerhin leben wir im Zeitalter des *Welttourismus,* und ständig reisen Europäer nach Asien oder Afrika, Amerikaner nach Europa – allein von diesem Gesichtspunkt aus ist eine *unablässige Gefährdung* gegeben.[67]

Da stellt sich die fatale Frage: Wie steht es mit den *klassischen Infektionskrankheiten?* Beginnen wir mit den leichteren, wobei nicht angemerkt werden muß, daß auch sie immer wieder bösartige Konsequenzen haben können. Das ist leider gleich von der ersten, den Röteln, zu sagen: Einer relativ leichten Kinderkrankheit, die aber auch Erwachsene befällt und bei schwangeren Frauen in der Frühschwangerschaft zur Erkrankung des Embryos führen kann. Die hauptsächliche Folge ist die angeborene Blindheit des Kindes. Sowohl gegen Röteln als auch gegen Masern und gegen Mumps werden seit über zehn Jahren Impfungen durchgeführt, die wirksam ihr Vorkommen verhindern. Während diese Krankheiten in vielen Ländern nahezu ausgerottet sind, kann man dies von der Bundesrepublik Deutschland nicht sagen. Hier treten noch immer jährlich etwa 300000 Masern-Fälle auf – zum Vergleich: in der Tschechoslowakei 1983 nur 9 Erkrankungen (1982 noch 25). In der BRD sind denn auch die fatalen Folgen bedeutsam. So kommen auf diese 300000 Kinder etwa 1000 Fälle von Masern-Pneumonie (Lungenentzündung) und 250 Masern-Enzephalitiden (Gehirnentzündungen) mit 20 Todesfällen. Bei den Röteln rechnen wir pro Jahr derzeit mit 60 bis 100 Röteln-Embryopathien (Erkrankungen des Kindes im Mutterleib) – in den USA wurden 1983 bei der ungleich größeren Bevölkerung nur 3 Embryopathien gezählt!

Kommen wir nun zu den *meldepflichtigen Krankheiten*, allen voran die Tuberkulose. Sie ist weiterhin im Rückgang begriffen, insgesamt um 10 Prozent. Die meldepflichtigen Krankheiten, ohne Tuberkulose und Geschlechtskrankheiten, betrugen im Jahre 1984 insgesamt 71861 Fälle (5,2 Prozent mehr als 1983). Hervorgerufen wurde der Anstieg vor allem durch die Zunahme von Enteritisinfectiosa-Fällen (+1958), von Virus-Hepatitis (+1167) und Hirnhautentzündung (+611). 1984 sind an meldepflichtigen Infektionskrankheiten 434 Menschen gestorben.

1983 wurden 12 Lepra-Fälle in die Bundesrepublik eingeschleppt, 1982 waren es 17 gewesen. Die Pest kam 1983 in der ganzen Welt 715mal vor mit 40 Todesfällen – also nach wie vor nicht zu unterschätzen! Frage dabei: Welcher europäische Arzt könnte sie zuverlässig diagnostizieren? Gelbfieber wurde 778mal gemeldet, die Cholera 64061 mal, die Poliomyelitis in den 101 Mitgliedstaaten der WHO 24556mal. Das sind immerhin ernstzunehmende Zahlen, die vor Leichtfertigkeit warnen sollten.

Mit der einzigen Ausnahme Albanien ist in der ganzen Welt die Pocken-Schutzimpfung eingestellt worden. Kommen Pokken überhaupt noch vor? 1980 wurde 100mal der Verdacht auf Pocken-Erkrankung gestellt, er hat sich jedoch niemals bestätigt. Die Verdachtsdiagnose ist übrigens fatal genug: In dem

Augenblick, in welchem der Arzt den Verdacht hat, muß er praktisch alle, die in der Praxis sind, sich selber eingeschlossen, in Quarantäne versetzen! Es ist allerdings fraglich, ob ein europäischer Arzt die Diagnose noch stellen könnte. In den genannten 100 Fällen hatten die jeweiligen Ärzte Masern oder Windpocken für Pocken gehalten. Wie verhält es sich mit der neuen Infektionskrankheit AIDS (*Acquired Immune Deficiency Syndrome* = Syndrom des erworbenen Immunitätsmangels)? Inzwischen haben sich 11 Länder zu einem gemeinsamen Überwachungssystem, mit der Zentrale beim Institut Claude Bernard in Paris, zusammengeschlossen. Danach war bis zum Oktober 1984 die Zahl der AIDS-Kranken von 253 Kranken (im Oktober 1983) auf 559 gestiegen. Nach neueren Statistiken sind in der BRD 230 Fälle von AIDS-Erkrankungen bekannt, von ihnen sind aber bereits 94 gestorben. Läuft die Ausbreitung so weiter wie bisher, dann muß man auch in der BRD damit rechnen, daß schon in wenigen Jahren etwa 10000 Kranke vorhanden sein könnten (M. Koch). Man weiß inzwischen, daß nur 20 Prozent der Infizierten an AIDS erkranken, also keinesfalls jeder. Man kennt auch den Übertragungsweg; er entspricht dem der Hepatitis B. Die Durchseuchung der Bevölkerung mit dem Hepatitis-B-Virus liegt bei 6 Prozent. Die Schulmedizin hat in relativ kurzem Zeitraum einen serologischen Test erarbeitet, der es erlaubt, Spenderblut auf AIDS zu überprüfen. Dieser Weg lief biotechnisch-industriell. Nachdem der Erreger festgestellt worden war, wurde von ihm gentechnologisch eine Replik hergestellt, also eine genaue Kopie, und mit dieser wurde dann der Test realisiert.[68]

Ein sicheres Heilmittel aber gibt es bislang nicht. Gibt es wenigstens Möglichkeiten der Verhütung? Diese Frage ist zu bejahen. Wenn wir uns damit beschäftigen, werden wir auf zwingende Art an die Diskussion zur Zeit des Paracelsus erinnert: an die »Franzosen«, die Syphilis. Paracelsus als einziger gab den Hinweis, wie man der Seuche Herr werden könnte (siehe S. 60–63). Wir müssen genauso davon ausgehen, daß es sich beim erworbenen Immundefekt um eine hauptsächlich – wenn auch nicht nur – sexuell übertragbare Krankheit handelt. Das würde genau das bedeuten, was Paracelsus bei der Syphilis vorbrachte: Die Krankheit liegt in der Hand der Menschen, sie können sie wirklich verhindern, ja selber ausrotten. Das Mittel dazu heißt, auf ein einziges Wort gebracht, Treue.

Fazit: die Infektionskrankheiten sind zurückgetreten, wenn auch keinesfalls verschwunden. Peinlicherweise wird von vielen Autoren vorgetragen – nicht nur von kritischen Sozialmedizinern wie McKneown, sondern auch von Bakteriologen wie A. Grumbach –, *daß wir nicht wirklich wissen, weshalb das so ist!*[69]

Auch in der Schulmedizin steht heute die ökologische Betrachtungsweise im Vordergrund. Sie verwendet den 1866 von Ernst Haeckel geschaffenen Fachausdruck *Ökologie,* der in unserem Zusammenhang auf das Verhältnis zwischen Mensch und Mikrobe eingeht, also die Tatsache, daß der Mensch für die Kleinstlebewesen ein »Wirt« ist, der sie beherbergt, ja teilweise benötigt und ohne sie nicht leben könnte. Die Mikroben haben sich an den Menschen angepaßt, so daß er für sie eine mehr oder weniger vollkommene »ökologische Nische« darstellt. Sie können in ihm sicher überleben, er ist ihre »Welt«. Wir sehen diese Problematik anthropozentrisch. Für uns ist nämlich die Frage wichtig: Welche Mikroben rufen bei uns Krankheit hervor, welche sind für uns lebenswichtig, und sind diejenigen, die wir nur mit uns herumschleppen, für uns unwichtig? Wenn wir bedenken, daß die Mikroben wie alle Organismen ständig auf der Suche nach neuen ökologischen Nischen sind, denen sie sich dann wieder anpassen müssen, wird deutlich, daß es schwer ist, sie zu klassifizieren, denn mit diesem Wechsel verändern sie sich.

Heute spielen die sogenannten *opportunistischen Keime* eine große Rolle. Das sind Mikroben, die sich uns angepaßt haben und die plötzlich eine Krankheit hervorrufen können. Die Gründe können sehr banal sein: Die »kalten Füße«, die wir irgendwo bekommen haben, zerren unsere Abwehrlage herunter, und schon wird die Strecke für die Mikroben freigegeben. Sie können sich ausdehnen, verdrängen andere Populationen und zwingen den Körper, darauf zu reagieren. Diese Reaktion wird von uns als Krankheit erlebt und aufgefaßt.

Es besteht also eine Wechselbeziehung, eine Dialektik zwischen unserer Abwehrlage, der Immunbiologie, und der Virulenz, der plötzlich auftretenden krankmachenden Eigenschaften der ansonsten opportunistischen Keime.

Was hat die klinische Medizin daraus gefolgert? In erster Linie dies: Man muß, bevor man antibiotisch vorgeht, die Erreger bestimmen, kann also nur mit strenger Indikation antibiotisch therapieren. Antibiotica sind Mittel, die die Mikroben im Wachstum hemmen. 1932 fand Gerhard Domagk das erste Medikament dieser Art, das Sulfonamid Prontosil®, einen roten, sehr stark färbenden Stoff mit starker antiinfektiöser Wirkung. Damit hat er vielen Verwundeten im Krieg geholfen. 1928 hatte aber in England Alexander Fleming das Penicillin entdeckt, das erste spätere Antibioticum. Es kam ebenfalls erst im Kriege zum Einsatz, und zwar erst gegen Ende des Krieges und galt damals als Wundermittel bei Infektionen. Die Erreger wurden tatsächlich damit beseitigt – es gab noch keine Resistenz gegen sie. Mit diesem Ausdruck bezeichnen wir das eigentümliche Phänomen des Auftretens von Widerstandsfähigkeit gegen ein Medikament. Beim Penicillin geschah dies übrigens sehr schnell, noch während des Krieges. Natürlich handelt es sich dabei um eine Anpassungsveränderung bei den Mikroben. Wenn das Penicillin »zuschlägt«, überleben einige Keime, es werden nicht alle ausgerottet; die überlebenden können sich weiter vermehren, und die anderen verschwinden von der Bildfläche. Mit einemmal steht ein widerstandsfähiger, penicillinresistenter Stamm von Bakterien da.

Auf diesem Gebiet wurden ständig neue Möglichkeiten gefunden. Noch während des Krieges entwickelten E. B. Chain und H. W. Florey das Streptomycin, und bis heute gibt es eine Vielzahl von Mitteln. Der Arzt kann also bei der Behandlung in der Tat diejenigen auswählen, die bei einer Erregerart am besten ansprechen. Dies erfordert eine ständige Kontrolle der Ansprechbarkeit, denn tatsächlich kann während einer einzigen Behandlung die Resistenzlage wechseln, so daß das ursprünglich ausgetestete Medikament nicht mehr anspricht. Man muß dann das Mittel wechseln.[70]

Unter den neueren Entwicklungen ist die der *Gyrase-Hemmer* zu nennen. 1962 hatte man mit ihrer Entwicklung begonnen. 1985 wurden sie in den Handel gebracht. Gyrase, ein Ferment, bewirkt in den Bakterien jene extreme Verknäuelung des DNS-Fadens, durch welche die DNS im Bakterienleib überhaupt erst Platz findet. Ohne DNS kann das Bakterium aber nicht existieren. Wird die Gyrase gehemmt, so stirbt die Bakterienpopulation ab. Nun besitzen auch die höheren Lebewesen, ebenfalls der Mensch, diese Gyrase. Sie bewirkt hier aber offensichtlich nicht die extreme Knäuelung, so daß die Gyrase-Hemmer die menschlichen Zellen nicht schädigen. Man kann demgemäß Krankheiten, für die Bakterien eine ausschlaggebende Rolle spielen, mit Gyrase-Hemmern behandeln. Auf diesem Gebiet muß allerdings erst noch Erfahrung gesammelt werden. Merkwürdig ist jedenfalls, daß sie die Gyrase der Darmbakterien des Menschen nicht hemmen. Ohne Darmbakterien wäre der Mensch nicht lebensfähig, da sie für ihn die Verdauung der Zellulose besorgen.

Und was macht die Naturheilkunde?

Zunächst möchte man angesichts des riesigen Angebots an antiinfektiven Mitteln verzweifeln: Was läßt sich dagegen schon aufbieten an »natürlichen« Mitteln? (Wir lassen die sich anbietende Bemerkung beiseite, daß nämlich das Penicillin »eigentlich« ein Naturmittel ist, da es ja aus einem Schimmelpilz, *Penicillium notatum,* gewonnen wurde.) Aber dieser Eindruck trügt, denn in der Realität werden die meisten Infektionen zu Hause, von Laien behandelt (»Die Mutter als Hausärztin«). Wenn der Arzt gerufen wird, steht im Grunde bei einer Infektion nicht so sehr die moderne Therapie in Frage als vielmehr die genaue Diagnose und die Krankschreibung, die nur der Kassenarzt vornehmen kann. Im übrigen haben sich die Patienten schon auf irgendeine Art selbst zu helfen versucht. Da sind in der Hausapotheke noch Tabletten, die man schon einmal verschrieben bekam oder die ein Familienmitglied bei der »gleichen« Krankheit erhielt. Aber es gibt noch einiges andere, was da getan wird – um was handelt es sich?

Wir stellen zuerst wieder unsere Frage, was denn die alten Ärzte getan haben. Sie mußten ja mehr als wir Infektionen die Stirn bieten, und sie waren, wie hier immer wieder betont werden muß, keinesfalls hilflos. Sie gaben Abführmittel als Einleitung ihrer Behandlung. Das klingt für unsere Ohren absurd, hat aber eigentlich immer geholfen – würde auch heute noch helfen. Am Ende der Behandlung wurde früher übrigens noch einmal abgeführt, um alle Gifte aus dem Körper zu entfernen. Hufeland hat, insbesondere bei hohem Fieber, erbrechen lassen, und zwar dreimal. Für ihn war das Erbrechen wichtiger als das Abführen. Übrigens hielt er das bei Infekten häufig auftretende Erbrechen für das erste Symptom der erfolgten Ansteckung. Bei Halsentzündungen, den Anginen, ließ er sofort erbrechen und fand, dies sei das beste Mittel dagegen.

Solange es Mode war, also üblich und von der Gesellschaft anerkannt, führte man außerdem und mit der gleichen Zielsetzung Aderlässe durch. Der Aderlaß hat, wie man heute weiß, eine antientzündliche Aktivität. Die plötzliche Ableitung von Blut wirkt zudem auf die Produktionsstätten des Blutes im Knochenmark und regt diese zu stärkerer Tätigkeit an. Deshalb ließen sich Aderlässe auch bei Kranken durchführen, die infolge ihrer Krankheit bereits schwach, anämisch, blutarm waren.

Schon hier wird deutlich, daß die Naturheilkunde mehr den Organismus im ganzen anspricht, die klinische Medizin dagegen mehr den Erreger. Die alternative Medizin denkt an eine Steigerung der normalen Abwehrkräfte, eine Förderung der natürlichen Immunität. Damit fängt man schon an, wenn man dem Kranken ein Glas schwarzen Johannisbeersaft gibt – kühl oder, wenn Schweiß erzeugt werden soll, heiß – oder Holunder- oder Lindenblütentee. Zwei bis drei Teelöffel mit kochendem Wasser übergießen, zehn Minuten ziehen lassen, dann auf einmal trinken.

Eine Pflanze, die sich in diesem Zusammenhang besonderer Wertschätzung erfreut, ist der Rote Sonnenhut, die *Echinacea purpurea*. Sie stammt aus Nordamerika, man verwendet die Wurzel oder das ganze Kraut. Hauptwirkstoff ist das Echinacosid, das sogar eine leichte antibiotische Wirkung hat, so daß man Wunden äußerlich damit behandeln kann. Bei Infektionen empfiehlt sich die innerliche Anwendung, im allgemeinen in Tropfenform, also als Tinktur; es ist aber auch die Injektion möglich. Tatsächlich verlaufen Infektionen, wenn bei der Behandlung Echinacea beteiligt ist, leichter und kürzer. Dies dürfte so sicher sein, daß man ruhig sagen kann, jeder möge sich davon überzeugen.

Man hat Mittel dieser Art früher zu den unspezifischen Maßnahmen oder zur Umstimmungstherapie gerechnet. Der Sachverhalt ist also auch seitens der Schulmedizin früh anerkannt worden. Es gibt eine ganze Reihe fertiger Echinacea-Präparate, wie Echinacin®, Esberitox®, Influx® sowie Kombinationen mit anderen Naturstoffen. Zu diesen gehört natürlich auch die Chinarinde, seit sie aus Amerika nach Europa kam. Ihre Anwendung war bis vor kurzem bei allen fieberhaften Erkältungsinfekten üblich (und wirksam, wurde im Krieg viel den Soldaten verordnet), ist jedoch wegen Gefahr von Nebenwirkungen in letzter Zeit außer Gebrauch gekommen.

Damit haben wir aber nur einen Aspekt der naturheilerischen

Möglichkeiten erfaßt. Es gibt eine große Zahl weiterer, teilweise ganz anders gerichteter Methoden. Früh schon hatte man offenbar erkannt, daß man eine Infektion gut mit einer anderen Infektion behandeln kann. So zog man um eine Wundrose, ein Erysipel, einen Jodstrich. Das Jod bewirkte auf der Haut eine aseptische Entzündung, an deren Wall das Erysipel meist stehenblieb. Oder man spritzte Terpentinöl ins Gesäß, wenn der Patient an einem Abszeß krankte, der nicht zu heilen war. Die neue, aseptische Entzündung, die ihrerseits einen Abszeß hervorruft, führt meist zu einer Abheilung des alten. Es gibt moderne Untersuchungen, die das im Tierexperiment exakt nachgewiesen haben. Selbst Pilzinfektionen sind auf diese Weise zu therapieren, ohne daß man Antimycotica einsetzen müßte.

Zu den Naturstoffen dürfen wir auch das Vitamin C rechnen. Mit hohen Dosen Vitamin C könnte man in der Tat die meisten Infekte ohne zusätzliche Maßnahmen behandeln. Leider werden diese hohen Gaben nicht immer toleriert und sind mit den apothekenmäßigen Präparaten auch schwer zu verabreichen. Die Dosierungen halten sich dabei in einem Bereich, der es schwierig macht, die Dosis von 1 bis 2 Gramm zu übersteigen. Es gibt jedoch Präparate, die nicht apothekenpflichtig sind, mit denen das möglich ist, und es gibt die Möglichkeit, sich das Vitamin C als Ascorbinsäurepulver aus der Apotheke selber entsprechend zusammenzustellen.

Der Akzent der Naturheilkunde liegt auf der allgemeinen Behandlung. Gerade diese ist aber nichts, was selbstverständlich wäre und was sich von allein ergeben könnte. Man muß auch hier die Grundzüge seiner Therapie kennen. An dieser Stelle drei Fragen, die oft gestellt werden, aber meist offenbleiben und zu recht unnützen, auch schädlichen Handlungsweisen führen.

Die erste Frage: *Schwitzen – ja oder nein?* Das Schwitzen gehört zu den ableitenden Verfahren und soll Krankheitsstoffe aus dem Körper bringen. Da es aber in der Therapie grundsätzlich nichts Absolutes gibt, läßt sich diese Frage nicht einfach mit Ja oder Nein beantworten. Einen Patienten, der geschwächt ist, kreislauflabil, sollte man nicht ohne weiteres zum Schwitzen verurteilen, denn er könnte dadurch noch elender werden, und die ihm verbliebenen Widerstandskräfte würden in Abwehr der durch das Schwitzen verursachten zusätzlichen Schäden verzehrt werden.

Die zweite Frage: *Soll man Fieber zulassen oder bekämpfen?* Ganz sicherlich darf man hier keine absolute Meinung durchsetzen wollen. Es gibt zweifellos Fälle, in welchen es schädlich wäre, das Fieber einfach hinzunehmen, weil es ja eine Heilmaßnahme des Körpers ist. Ich denke dabei an das schwierige, oft mit Fieber verbundene Zahnen oder überhaupt Fieber bei kleinen Kindern. Sehr leicht kann es zu »Fieberkrämpfen« kommen, die dann sehr viel problematischer sind als das Abfangen des Fiebers. Man tut den kleinen Kranken sicherlich keinen Gefallen, wenn man sie in hohem Fieber hilflos dahindämmern läßt. Hier sollte man schon eingreifen und das Fieber senken. Das kann mit kühlen (nicht: kalten) Wadenwickeln geschehen, die man nur 20 Minuten belassen soll (weil sie dann selbst aufgeheizt sind und nun ihrerseits das Fieber steigern würden!), oder auch mit einem der bekannten Kinderzäpfchen (Treupel N®, Benuron® usw.). Die alten Ärzte verordneten übrigens in solchen Fällen gern eine »Fieberlimonade«, die folgendermaßen rezeptiert wurde:

Kali nitrici	10,0
Cremor tartari	30,0
Sacchari	60,0

3 × 1 Teelöffel auf 1 Glas Wasser

Der erste Bestandteil ist Kalisalpeter. Sein Geschmack ist salzigkühl, er wirkt harntreibend und leicht fiebersenkend. Der zweite Bestandteil, das saure weinsaure Kali, mit angenehm säuerlichem Geschmack, ist ein Abführmittel, das auch die Temperatur etwas senkt.

Die dritte und letzte Frage: *Wie vorbeugen?* In den Kliniken wird nicht selten, etwa bei Anwendung eines Cortison-Präparats, ein Antibioticum gegeben, um einer möglichen Infektion vorzubeugen. Das ist sicherlich unsinnig. Antibiotica sind zur Prophylaxe ungeeignet – auch aus dem Grunde, weil sie bei dieser »Vorbeugung« einen resistenten Stamm heraufzüchten können, gegen den man dann, wenn es wirklich zur Infektion kommt, machtlos ist. Immer noch ist das souveräne Mittel der Prophylaxe das Vitamin C. Es muß allerdings in Fällen der Gefährdung in höheren Dosierungen genommen werden als in den üblichen 500 Milligramm pro Dosis. Man müßte für den Tag dann schon 3 Gramm rechnen (also 6 Tabletten der 500-Milligramm-Dosierung).

Der Rote Sonnenhut, die Echinacea-Präparate, sind selbstverständlich zu empfehlen. Die Naturheiler raten zu regelmäßigem Obst- und Saftfasten, außerdem zu abhärtenden Wasseranwendungen und Hautbürstungen.

Minker und Scholz haben in ihrem Buch ›Naturheilweisen‹ festgehalten: »Für alle Wasseranwendungen gilt: grundsätzlich nichts übertreiben!« Abzulehnen sei vor allem eine Wassertherapie unter Zwang, und das gelte ganz besonders bei Kindern, die man bei Fieber nicht mit Wasseranwendungen überfallen dürfe. Man sollte auch daran denken, daß häufige Wasseranwendungen den Säuremantel, der die Haut schützt, lädieren kann. Die Hautbürstung entfernt abschilfernde, tote Zellen und regt außerdem die Blutzirkulation stark an.

Noch ein Wort zum Obst- und Saftfasten, also zum sogenannten Heilfasten. Heilfasten hat mit Diät oder Hungern nichts zu tun. Man vermeidet vielmehr für einen bestimmten Zeitraum feste Nahrung, beschränkt sich auf flüssige Ernährung, und das muß nicht unbedingt als Vollfasten durchgeführt werden, es kann auch als Morgenfasten laufen. Ist die Infektion bereits manifest, sollte man ein Kurzfasten einlegen. Das Heilfasten wurde übrigens von einem amerikanischen Arzt entwikkelt und wird sowohl in der Schulmedizin als auch in der Naturheilkunde anerkannt.

Wir sollten dabei nicht die Ernährung vergessen. Das wichtigste Moment für die Wirksamkeit einer diätetischen Umstellung ist die Veränderung selber. Es ist, wenn wir die Dinge genauer analysieren, nicht so sehr die Rohkost, die wirkt – um ein Beispiel zu geben –, sondern der Wechsel zur Rohkost. Empfehlenswert die Bevorzugung der sogenannten Vollwertkost, also reichlich sogenannte Ballaststoffe, die den Darm reinigen und den Stoffwechsel anregen (außerdem Weizenkleie, Leinsamen), möglichst Frisch- und keine Dosenkost. Wir denken an die Weisheit alter Naturheiler, nach der »jede Krankheit im Bauch beginnt«.

Mögliche Entwicklungen in der Infektologie: Krebs und Herzinfarkt – Infektionskrankheiten?

Soviel ist sicher: Wir kennen nicht alle Infektionskrankheiten, und ein weiteres ist sicher: Es laufen ständig Infektionskrankheiten ab, die wir nicht zur Kenntnis nehmen. Ich denke an die »leichten« Infektionen, die sich dem Bilde der Masern und Röteln zuordnen, ohne mit ihnen identisch zu sein, wie Drei-Tage-Fieber, Bornholmsche Krankheit und dergleichen. Infektionskrankheiten sind, so assoziieren wir, »ansteckend«, übertragbar. In Windesschnelle breiten sie sich aus, wie im Frühjahr 1985 in meinem Praxisbereich die Röteln, wobei sich bei genauer Untersuchung herausstellte, daß es sich nicht um die »echten« Röteln handelte, sondern um eine Pseudoform.

Als ich 1963 meine Landpraxis begann, sah ich mich plötzlich buchstäblich »eingekreist« von Krebs-Fällen, so daß immer wieder gesagt wurde, hier sehe man doch, daß Krebs in Wirklichkeit ansteckend sei. Dann breitete er sich in einem kleinen Dorf aus, in Kürze waren von zehn Häusern sieben erfaßt. Die Bösartigkeit erkennt man bekanntlich daran, daß der Tumor »metastasiert«, also Tochtergeschwülste streut und absetzt – auch eine Form von Ansteckung, wenn man so will. Dann der Herzinfarkt, die Seuche unseres Jahrhunderts: Hier hat noch niemand den Verdacht geäußert, es könne Ansteckung vorliegen, aber – spricht die ungeheure Verbreitung nicht doch einen Verdacht aus?

Der Gedanke, Krebs sei letztlich durch Mikroben hervorgerufen, ist sehr alt. Kein Geringerer als August Strindberg hat in seinen leider heute völlig ignorierten naturwissenschaftlich-medizinischen Schriften diese Anschauung vertreten, ebenso sein Freund, der geniale deutsche Arzt Carl Ludwig Schleich. Es gibt zahlreiche Behauptungen, Krebs-Erreger gefunden und nachgewiesen zu haben – dies erinnert etwa an die Zeit gegen Ende des vorigen Jahrhunderts, in der man ständig dem Syphilis-Erreger nachjagte. Als er dann von Fritz Schaudinn und Erich Hoffmann gefunden wurde, glaubte man ihnen zunächst nicht. »Auf Wiedersehn, bis zur nächsten Entdeckung des Syphilis-Erregers«, war das Schlußwort Gustav von Bergmanns nach der Demonstration.[71] Könnte es mit dem Krebs-Erreger, wenn es denn einen gäbe, ähnlich sein? Die Wissenschaft jedenfalls ist an den bisherigen Behauptungen, die ja immer mit Belegen versehen waren, zum Beispiel Mikrofotografien, entweder überhaupt wortlos vorbeigegangen oder hat sie, wie G. Piekarski, für Kunstprodukte erklärt.[72]

Das Kardinalproblem dabei ist: *Wie wird aus einer normalen Körperzelle plötzlich eine Krebszelle?* E. de Santo hat die Krebszelle als ein autonomes, also eigengesetzliches Organoidsystem bezeichnet.[73] Es sei dabei das energetische Problem die eigentliche Schwierigkeit, denn *woher nimmt diese Zelle die ungeheure Energie,* die erforderlich ist, das rapide expandierende und infiltrierende Wachstum zu unterhalten? Der amerikanische Biochemiker Wendell Stanley hat 1956 die Konzeption der Virus-

Ätiologie des Krebses aufgebaut. Hinsichtlich des Blutkrebses, der Leukosen und anderer bösartiger Blutkrankheiten, hat man schon früh nachgewiesen, daß Viren bei Tieren, vor allem bei Hühnern, solche Krankheiten auslösen können. Ellermann und Bang bewiesen, daß die sogenannte Hühner-Leukämie von einem Virus stammt (1908; später immer wieder bestätigt). Der Beweis ist in der Übertragbarkeit zu sehen. Andererseits gibt es bei Tieren auch spontan entstehende Tumoren, zum Beispiel bei Mäusen, so daß es nicht immer ganz leicht ist, einen Beweis aus dem Vorkommen in einer Population zu führen. In jedem Fall kann an der Virus-Ursache bei einer Reihe von Tumoren bei den Tieren kein Zweifel bestehen. Für die Leukämien überhaupt denkt man daran, daß es sich bei ihnen nicht um eine »anarchistische« Mutation und zufällige Änderung einer Zelle handelt, sondern um die Antwort des Organismus auf einen eindringenden Virus. Die Krankheit selbst wäre dann ein systemisches Ereignis, die Antwort nämlich des ganzen Organismus, nicht eine örtliche Reizreaktion. Unbestreitbar bleibt, daß bei der Entwicklung des Blutkrebses genetische, also konstitutionelle Faktoren ebenso eine Rolle spielen wie das Alter. Das würde die Verschiedenartigkeit der Leukämien erklären, die beim Menschen auftreten. Zahlreiche bisher unbekannte Viren im menschlichen Körper wurden in den letzten Jahren gefunden.[74]

Ein wichtiger Punkt in dieser Arbeit an der Erklärung der Krebs-Entstehung im Sinne einer Erregerbeteiligung ist *die Immunsituation.* Die Forschung hat festgestellt, daß es zwischen Tumorzellen und gesundem Gewebe antigene Differenzen gibt, die eine Immunantwort des vom Tumor befallenen Organismus, des »Tumorträgers«, auslösen. Diese Immunantwort richtet sich gegen das *tumorassoziierte Antigen* (TAA). Auch beim Menschen gibt es bei einigen Tumoren offenbar solche assoziierten Antigene. Das klassische Beispiel für einen (gutartigen, aber echten) Tumor, der etwas mit Viren und mit Immunität zu tun hat, sind die Hautwarzen. Zwei Probleme scheinen gegeben:

1. Das Immunsystem kann immer nur mit einer bestimmten Menge von Erregern bzw. Tumorzellen fertig werden;

2. die lange Latenzzeit zwischen anzunehmender »Infektion« und dem Auftreten der ersten Tumoren.

Der Gedanke, die für die Bekämpfung der Infektionskrankheit entwickelten klassischen Methoden der Impfung und der Serumtherapie auch auf die Krebsbehandlung zu übertragen, wurde früh geäußert. Interessant ist in diesem Zusammenhang die Auffassung von Paul Ehrlich, im Organismus würden laufend krebsig entartete Zellen entstehen, diese würden jedoch durch das immunologische Überwachungssystem größtenteils erkannt und auch eliminiert. Dazu paßt sehr gut die Erfahrung, daß eine zusätzliche immunologische Therapie bei krebskranken Kindern die Überlebenschancen eindeutig erhöht (Mathé, 1969).[75]

Wenn die Tumoren immunologisch spezifiziert sind, ist es möglich, aktiv dagegen zu immunisieren. Leider stellt sich bei großangelegten Untersuchungen heraus, daß zwar viele menschliche Tumoren eine »assoziierte Antigenität« haben, daß die zu erwartende Immunantwort jedoch zu schwach ist. Die Forschung hat denn auch konsequent versucht, diese zu schwache Immunogenität zu verstärken. Zu den Möglichkeiten, das zu erreichen, gehört die Infektion der bereits bestehenden Tumorzellen mit Viren. Man kann natürlich versuchen, den Tumor»träger« selber zu infizieren. Versuche dieser Art wurden bereits durchgeführt, und die Ergebnisse scheinen positiv zu sein. Patienten, denen diese Viren gespritzt wurden, immer in die Nähe der krebsig befallenen Lymphknoten, lebten länger als diejenigen, die nur einfach chemotherapeutisch behandelt wurden.[76]

Dazu gehören Versuche, durch unspezifische Reize das Tumorwachstum zu hemmen, etwa durch den BCG-Impfstoff, den man zur Verhütung von Tuberkulose anwendet. Im Tierexperiment bei der Maus kann durch BCG-Impfung die Entwicklung einer virusbedingten Leukämie verhindert werden. Nun könnte man sich natürlich fragen, wie sich denn die obligatorische BCG-Impfung der meisten Neugeborenen in den Frauenkliniken hinsichtlich der Entstehung kindlicher Leukämien auswirkt. Die Untersuchungen haben jedoch bisher kein eindeutiges Ergebnis erbracht. Die Resultate, die man bei Tieren so häufig erzielen konnte, sind in fast allen Fällen beim Menschen nicht reproduzierbar.

Immerhin gehört die BCG-Impfung zu den Maßnahmen, welche die Immunitätslage verbessern; insofern ist sie auch beim Menschen bei Tumorkrankheit in Betracht zu ziehen. Wieder kommen wir in die Nähe der Infektionstherapie, wenn wir feststellen, daß oberflächliche und nicht zu große Tumoren durch eine lokale Entzündungsreaktion, etwa die Einspritzung von BCG in den Tumor, geheilt werden können, so wie man das Erysipel durch eine mit Jod herbeigeführte sterile Entzündung abgrenzen kann.

Zur immunologischen Tumortherapie ist zu sagen, daß die sogenannten Spontanheilungen von Tumoren, also Tumornekrosen, immer nur dann eintreten, wenn die Tumoren antigen sind: Die Spontanremission hat also wohl eine immunologische Basis.

Mehr zum Thema des Zusammenhangs von Infektion und Tumor soll hier nicht gesagt werden. Es reicht jedenfalls aus, diese Möglichkeit nicht außer acht zu lassen. Der Einwand, die Infektionen bei Krebs seien nicht so augenfällig wie etwa die bei Husten oder Schnupfen, greift nicht durch. Als Mitte des vorigen Jahrhunderts zum ersten Mal die Poliomyelitis beschrieben wurde (durch Jakob von Heine in Cannstatt bei Stuttgart), stand kein Wort darin über ihren hochinfektiösen Charakter! Auch die Gürtelrose, der Herpes zoster, ist infektiös und doch im allgemeinen nicht ansteckend.

Welches Verhältnis zum Infekt hat *die koronare Herzkrankheit, die Arteriosklerose* mit ihrer Folgeerscheinung, dem Herzinfarkt? Im Gegensatz zum Krebs ist darüber bislang niemals ausgiebig geforscht worden! Vor zehn Jahren fiel es Frau Fabricant an der Cornell University in New York zum ersten Mal auf, daß bei Infizierung von Katzennieren mit einem bestimmten Virus in diesen Nieren Cholesterinkristalle auftraten und gespeichert wurden. Sie kam dadurch auf die Idee, daß die menschliche Arteriosklerose genauso entstehen könnte, *so daß am Ende der Herzinfarkt das Resultat einer Virusinfektion wäre.* Inzwischen hat man festgestellt, daß

- tatsächlich bestimmte Viren Arteriosklerose entstehen lassen,
- ähnliche Viren Zellen der Innenwand der menschlichen Arterien dazu veranlassen, Fette und Cholesterin zu speichern,
- Viren dieser Art häufig in der Nähe arteriosklerotischer Ablagerungen in menschlichen Arterien zu finden sind.

Benditt von der Universität in Seattle erklärte, nachdem er sich dieser Frage zugewandt hatte: »Die Herzkrankheit verhält sich wie eine Epidemie. Die Verbreitung wurde vom Anfang dieses Jahrhunderts immer größer und erreichte in den USA um 1960 ihren Höhepunkt. Die Leute möchten gerne glauben, daß Herz-Zentren, Diät-Umstellungen und Bypass-Chirurgie die Ursachen für das Abklingen der Krankheit sind. Hierfür gibt es aber keine stichhaltigen Indizien.«[77]

Der Gedanke ist ungeheuerlich: Wir müßten zugeben, daß

die Infektionskrankheiten nach wie vor die Geißel Nummer 1 für die Menschheit sind, ja daß wir jetzt erst zu erkennen beginnen, wie sehr wir ihr ausgeliefert sind. Dabei müßten wir zugleich zugeben, daß unsere bisherige antiinfektive Therapie offensichtlich nicht ausreichend ist. Es müßte schon zur Entwicklung weiterer, stärkerer oder jedenfalls ganz anderer Antibiotica kommen, wenn wir gegen die beiden herrschenden Epidemien etwas ausrichten wollen. Oder die alternative Medizin müßte ihre bisherigen Möglichkeiten ausbauen, vor allem die der Anregung der Immunitätslage. Beide Seiten sind aufgefordert, weiterzuforschen. Das bisher Erreichte befriedigt nicht. Ganz nebenher würde sich eine alte naturheilkundliche Überzeugung, die wir besprochen haben, bestätigen, daß nämlich Krankheit immer »von außen« kommt.

In jedem Fall regen diese Beobachtungen an, das Wesen von Gesundheit und Krankheit neu zu überdenken.

Ist Zusammenarbeit mit Erregern möglich?

Wir wollen an dieser Stelle, nachdem wir die für das Krankheits- und Therapieverständnis wichtigsten Sachverhalte bereits besprochen haben, versuchen, in die innere Dramaturgie dessen, was hier vorgeht, einzudringen. Dazu ist es notwendig, sich über das Wesen der Immunität, wie wir sie eben besprochen haben, zu orientieren.[78]

Wir können eine Reihe von Punkten voranstellen: Infektionskrankheiten sind Sozialkrankheiten, denn ohne soziale Beziehungen kämen sie nicht zustande. Das ist der erste Punkt, und der zweite lautet: Immunität ist ein Resultat sozialer Interaktionen, sie hält so lange, wie der Mensch in einer bestimmten Gemeinschaft lebt.

»Immunität ist etwas, das verhindert, daß wir noch einmal von einer Krankheit befallen werden, die wir gerade überwunden haben« – so primitiv könnten wir zunächst definieren. Es handelt sich also um die Abwehrkräfte, die ein Lebewesen besitzt. Wir können sie ohne weiteres einteilen in diejenigen, die es bei der Geburt mitgebracht hat, also die angeborenen, und diejenigen, die es später durch Begegnungen mit den Erregern und Keimen erworben hat. In beiden Fällen unterscheiden wir eine unspezifische, allgemeine und eine spezifische, spezielle Abwehr.

Diese Abwehrfähigkeit hat sich in der Reihe der sich entwickelnden Lebewesen herausevoluiert. Die wirbellosen Tiere sind offenbar nicht fähig zur Immunität. Die Wirbeltiere dagegen reagieren mit der Hervorbringung von Antikörpern, sobald sie mit entsprechenden Stoffen in Berührung kommen; sie haben Immunität.

Wenn man will, könnte man die Begriffsbestimmung wagen, bei all dem handle es sich um eine bestimmte Art von Gedächtnis. *Immunität ist Gedächtnis,* denn ohne Gedächtnis wäre eine immunologische Reaktion, die immer etwas voraussetzt, durch das sie angeregt wurde, gar nicht möglich.

Der Organismus muß sich also erinnern, bereits einmal eine Begegnung mit dem Reiz gehabt zu haben; nur so kann er beim zweiten Mal schneller und eventuell auch stärker reagieren. Die Antikörper sind das chemische Äquivalent der Immunität. Es geht sehr mechanistisch zu: Antigene, das sind Reize der hier in Frage kommenden Art, also beispielsweise Krankheitserreger, rufen die Bildung von Antikörpern hervor, die sie ausschalten sollen. Immunität ist die Fähigkeit, solche Antikörper entstehen zu lassen. Es ist nicht sicher, ob sich die Antikörper erst im Moment des Bedarfs, sozusagen auf Anforderung, bilden, oder ob der Organismus ein ganzes Netz von Antikörpern besitzt, aus dem bei Infektion die jeweils benötigten herausgerissen werden.[79]

Die »immunologische Kompetenz« kommt den Lymphozyten zu, einer besonderen Art der weißen Blutkörperchen, die sich vor allem in den Lymphdrüsen finden. Unter ihnen sind es die kleinen Lymphozyten, welche die immunologische Kompetenz tragen. Das bedeutet beispielsweise, daß sie für die Abstoßung eines Transplantates, etwa eines eingepflanzten Herzens oder einer Niere, verantwortlich sind. Unter ihnen gibt es sogenannte Gedächtniszellen (*memory cells*). Die Impfung stellt das Modell dar: Man spritzt Ratten einen bestimmten Mikrokörper, etwa einen Bakteriophagen, eine Bakterienkiller-Zelle. Die Ratte reagiert darauf mit einer heftigen Reaktion. Wird sie nach einem Jahr noch einmal damit geimpft, erfolgt die Reaktion mit der massiven Antikörperbildung auf der Stelle. Die Gedächtniszellen haben den Eindringling sofort identifiziert, und die antikörperbildenden Zellen sind unverzüglich in Aktion getreten. Das Merkmal, an dem die Gedächtniszellen ein Antigen oder Immunogen erkennen, ist die besondere Oberflächenstruktur. Wenn bereits Antikörper vorhanden sind, haben sie sich an das

Antigen gebunden, wodurch die »fremde« Oberflächenkonfiguration verdeckt ist, so daß keine Immunreaktion mehr erfolgt.

Die Frage ist, weshalb Lebewesen nicht auf die eigenen Gewebe mit einer Immunantwort reagieren. Sie sind ja ebenfalls mit einer spezifischen Oberfläche ausgestattet. Nach F. M. Burnet verhalten sich die Dinge so, daß die Antigen-Reaktion ausbleibt, wenn das Lebewesen Antigen und Immunapparat zu einem Zeitpunkt zusammenbringen konnte, als der Immunapparat noch nicht ausgereift war. Wenn das Lebewesen keine Immunantwort gibt, sprechen wir von einer *Immuntoleranz*. Aber es ist keinesfalls so, daß der Körper sich selbst gegenüber durchweg tolerant wäre. Wir versuchen heute, eine ganze Reihe bislang schwerverständlicher Krankheitsprozesse als Immunantworten auf die eigenen Gewebe zu verstehen. In solchen Fällen sprechen wir von Autoimmunkrankheiten, und auch der Begriff von der Autoaggression, also vom eigenen Angriff auf uns selbst – im stummen, unserem Bewußtsein nicht zugänglichen Bereich der Gewebe –, ist gebräuchlich. Hierher rechnen wir so rätselhafte Krankheiten wie das Rheuma und die unheimliche Multiple Sklerose.

Wir müssen annehmen, daß die Immunantworten nicht vom »freien Spiel der Kräfte« abhängen, sondern einer genetischen Steuerung unterliegen. Bildhaft, wie beim Begriff der Autoaggression, dürfte man sagen, daß die Immunantwort von einem überindividuellen Gedächtnis abhängt, von unseren Genen, der Erbsubstanz. Durch sie sind wir vorgeprägt für bestimmte Begegnungen, auf die wir überschießend – das heißt: allergisch – reagieren. Da machen Kinder eine Hals- und Rachenentzündung durch, aber der Erreger ist ein hämolytischer Streptokokkus der Gruppe A: Die Allergie schädigt den Körper, beispielsweise das Herz des Kindes. Die Reaktion kann noch weiter gehen. Dann löst die Allergie die weißen und die roten Blutkörperchen auf, so daß der Organismus vernichtet wird.

Wir müssen erkennen, daß wir zu einem großen Bereich unseres Körpers keinen bewußten Zugang haben. Wir können mit ihm nicht kommunizieren. Aber in ihm spielen sich unentwegt Kräfteverlagerungen ab, es kommt zu Störungen der empfindlichen Gleichgewichte, danach pendeln sie sich meist wieder ein. Aber die Zeitspanne der Disharmonie hat ihre eigenen Gesetze und Erscheinungsweisen. Sie ist das, was wir Krankheit nennen.

Letztlich handelt es sich um *unablässige Auseinandersetzun-*

gen mit der Außenwelt. Diese flutet ständig in uns hinein, sowohl durch Ernährung als auch durch Konfrontation mit aggressiven Kräften aller möglichen Art. Der Organismus erkennt sie als Fremdkörper. Er zerlegt sie, soweit er kann, in ihre Bestandteile, nutzt diese aus, wenn es möglich ist, und scheidet sie dann aus. Auf andere Fremdkörper reagiert der Organismus sehr umständlich, etwa auf den Scharlach-Erreger. In der Auseinandersetzung mit ihm bildet der Körper ein auffälliges äußeres Erscheinungsbild, eine heftige Rotfärbung, das Scharlach-Exanthem – eine allergische Reaktion auf den Erreger.

Aber stellen wir schärfer: Die Wand unseres Darms weist einen grauen Überzug auf, der aus unzähligen Populationen von Bakterien besteht, vorwiegend Kolibakterien. Wenn es nun darauf ankäme, diese unsere Wirte, unsere Mit-Organismen, wissenschaftlich als Symbionten bezeichnet, für uns zu aktivieren – als Helfer gegen »Erkrankung«, das heißt Entgleisung in anderen Bereichen? Wenn das Rheuma vorwiegend eine Allgemeinerkrankung ist und sich an bestimmten anfälligen Stellen, den Gelenken, lediglich lokal manifestiert, dann könnte es sinnvoll sein, jene Stoffe, die offenbar im Körper die Krankheit erzeugen, zu einer gründlicheren Ausscheidung zu bringen. Die altbekannte Ausleitung der Ablagerungen muß aber nicht nur, wie man dies durch die Jahrhunderte hindurch getan hat, über die Haut (Schwitzen), den Darm (Abführen) oder die Niere (Diurese) erfolgen, sie kann auch durch Symbioselenkung vor sich gehen. Naturärzte unterstellen, daß die Darmwand des modernen Menschen vielfältig gereizt ist (Reizdarm, irritables Colon), was soviel heißt wie: Die normalen lymphatischen Funktionen der Darmwand, also ihre immunologischen Aktivitäten, sind verkümmert.

Symbioselenkung würde bedeuten, daß versucht wird, die ursprüngliche bakterielle Darmwandbesiedelung und damit die normale lymphatische Funktion wiederherzustellen. Diesen Grundgedanken haben viele Ärzte aufgegriffen und ganz verschiedene Vorschläge gemacht, den Darm zu regenerieren. Einige schlagen vor, dies mit Hilfe anderer Bakterien zu tun, mit Bifidusbakterien etwa oder dem Lactobacterium acidophilum, und verordnen Bakterienaufschwemmungen »ungezielt«. Andere bestehen darauf, vorher eine genaue bakteriologische Diagnose aus dem Stuhl zu stellen, aus dem andere wiederum einen aus dem Körper des Patienten gewonnenen Impfstoff herstellen, eine Autovakzine.[80]

Ich will auf die einzelnen Richtungen hier nicht eingehen. Dort, wo sie erfolgreich sind, zeigen sie etwas sehr Wichtiges. Wenn auf diese Weise beispielsweise ein Rheuma »kuriert« wird, dann ist es auf ganz andere Art geschehen, als es »die Medizin« bisher gemacht hat. Sowohl Schulmedizin als auch Naturheilkunde »bekämpfen« etwas, wobei die Naturheilkunde die Bekämpfung mehr auf dem Wege der Unterstützung der »Verbündeten in den feindlichen Reihen« betreibt, durch Förderung nämlich der Selbstheilungstendenzen. Der Weg, den die mikroökologische Therapie geht, ist ein anderer. Er ist vor allem weniger angreifend, was mit sich bringt, daß der Erfolg nicht »schlagartig« kommt, wie es zu beobachten ist, wenn wir eine chemische Substanz injizieren. Diese Art der Behandlung nimmt sozusagen von der Krankheit keine Notiz, sie setzt nicht bei Symptomen oder Syndromen an, sondern bei der entgleisten Gesundheit, also in diesem Fall bei der gestörten bakteriellen Darmwandbesiedelung (Mommsen, Nissle, Becker, Rusch, Kolb, Hantel).

Die Bakterien sind demnach nicht einfach Krankheitserreger, als die sie bis dahin in der Medizin fungierten, sie sind »Symbionten«, also Gäste und mehr als das: Mitarbeiter unseres Organismus und in diesem als in »ihrer« Welt »zu Hause«. Natürlich finden sie sich keinesfalls nur im Darm, ihre »Welt« beginnt bereits im Mund, im Rachen und reicht durch den Magen bis in den Darm. Wir sind von ihnen durchsetzt. Sie sind nicht einfach »primitive« Lebewesen, sie sind *andere* Lebewesen. So kommt ihnen im Sinne A. Weismanns potentielle Unsterblichkeit zu. Mit ihrer ungeheuren Vitalität durchstehen sie alle Perioden der Welt, die Untergänge und die Wiedergeburten. In dieser als mikroökologische Therapie bezeichneten Medizin machen wir sie zu unseren Verbündeten.

Der Wahn zwischen Chemie und Soziologie

Schizophrenie – die »interessante« Krankheit

Sie sitzen einer jungen Frau gegenüber. Sie ist nicht sehr gesprächig, eigentlich aber nicht auffällig. Plötzlich springt sie auf, schreit fürchterliche Beschimpfungen und Drohungen heraus und läuft fort. Später hören Sie, sie habe deutlich gesehen, wie Sie elektrische Ströme von sich auf sie überleiten wollten. Oder ein junger Mann sitzt da, schon viele Stunden, spricht kein Wort, ist überhaupt nicht anzureden, blickt vor sich hin, als lebte er in einer anderen Welt.

Später wird die Diagnose gestellt: *Schizophrenie*, Spaltungsirresein, wie es wörtlich übersetzt heißen würde. Schizophrenie ist heute die »interessante« Krankheit schlechthin: Es wird viel über sie geschrieben, aber ein Teil derer, die über sie schreiben, hat noch niemals einen Schizophrenen gesehen.

Spaltungsirresein weist darauf hin, daß der Kranke als völlig gesund, »normal« erscheinen kann, plötzlich aber Wahnvorstellungen unterliegt, die er teilweise selbst als solche auffaßt. So schimpfen manche Schizophrene laut, wenn sie Stimmen hören oder etwas sehen, das es nicht gibt. Meist fühlen sie sich verfolgt, sie sind ständig auf der Flucht und in Angst, diesen unbekannten Mächten in die Hände zu fallen. Sehr viel seltener sind sie die Herren, die über andere gebieten. Wir halten also fest, daß die herrschende Wahnkrankheit den Menschen als den Verfolgten erscheinen läßt.

Nun war der Mensch sicherlich viele Jahrtausende, ja Jahrhunderttausende der Vorgeschichte ein Gejagter und in ständiger Angst, von mächtigen Raubtieren erlegt zu werden. Hängt das nach? Es sollte verwundern, wenn derartige Erlebnisse nicht in unsere Gedächtnismaterie eingingen und auf dem Wege der Vererbung weitergereicht würden. Jetzt ist nur noch etwas Unbestimmtes übriggeblieben, eine diffuse Angst, die diffuse Formen der Bedrohung – aber eben immer die Verfolgung – erkennen läßt. Was kann sonst dahinterstecken? Natürlich liegt es nahe zu sagen: Wir leben in einer »schizophrenen Zeit«, die gespalten ist zwischen hochidealen Anschauungen, welche unentwegt gepredigt werden, und miserablem Verhalten in der Realität. Man hat versucht, diesen Zusammenhang zu konkretisieren, und Thesen aufgestellt, wonach der Mensch als Kind zur Schizophrenie gleichsam erzogen wird, indem man ihn in zweideutigen, unentschiedenen, unklaren Verhältnissen großwerden läßt – das Kind wird abwechselnd gehätschelt und gestraft, so daß es sich nicht zurechtfindet, sich nirgendwo fest orientieren kann. Danach wären vor allem die Mütter die eigentlichen »Auslöser« der Krankheit. Andererseits – müßten dann nicht viel mehr Menschen schizophren sein? Denn wessen Mutter wäre immer, bei aller Liebe, gleichmäßig zuwendend gewesen? Es gibt unendlich viele Untersuchungen zu diesen Fragen.[81] Im Laufe der letzten Jahre hat sich die Einstellung durchgesetzt, mit der Schizophrenie komme nicht ein einzelnes Symptom, also etwa das hervorstechendste, der Wahn, zur Herrschaft, sondern es erfolge eine allgemeine Veränderung der Einstellung, eine Veränderung im Grundlegenden. Den Kranken fehlt »das Selbstverständliche«, die »Natürlichkeit« des Lebens, damit geht ihnen der direkte Bezug zu den Mitmenschen und zur Welt verloren. Sie wirken autistisch, das heißt in sich selbst verbannt wie in ein Gefängnis.

Daraus sollte man bereits etwas folgern, nämlich daß alles, was den Kranken isoliert und ihn zur Untätigkeit verdammt, ungünstig auf die Krankheit wirken müsse. Das trifft in der Tat zu, und wir wissen heute, daß die sogenannte Anstaltspsychiatrie, die solche Kranke Jahre hindurch »aufzubewahren« pflegte, die teilweise grotesken, in jedem Fall tragischen Endformen der Schizophrenie künstlich herbeigeführt hat. Sie kommen außerhalb der Anstalten nicht vor.

Die Frage beunruhigt, wie es zu solcher Krankheit kommen kann! Denn genaugenommen wird ja jeder Mensch irgendwann in seinem Leben für begrenzte Zeit »psychotisch«, wahnkrank. Im Alkoholrausch ergreift »es« uns, der Betrunkene sieht in den Spiegel und wundert sich, daß er in dieser Person steckt, mit der er eigentlich nichts zu tun hat. Im hohen Fieber durchwandern oder durchfliegen wir Wahnwelten, auch in großer Erregung kann »es« uns verlassen, und wir sind plötzlich »verrückt«, aus der normalen Welt heraus-gerückt. Ganz sicher ist demnach, daß in uns zwei »Welten« vorhanden sind, die eine ist wach, klar, vom Willen her zu lenken, die andere dumpf, dunkel, dem Willen entzogen. Wenn der Wahn ausbricht, geht die Kompetenz des wachen Lebens verloren, es kommt die Mächtigkeit der dunklen, unbewußten Schichten hervor und verdrängt alles von der hellen Bühne des normalen Lebensspiels. Das psychotische Erleben wäre, wenn das richtig sein sollte, nichts Individuelles, sondern etwas uralt Kollektives, Signale aus der Urzeit, Urängste, etwas Überindividuelles.

Die Psychiatrie befindet sich hier in unmittelbarer Nähe der Philosophie. Wie diese hat sie den Zwang, über ihre Grundbegriffe zu reflektieren – mehr als andere Disziplinen der Medizin –, und wie diese hat sie verfestigte Vorurteile. Sie glaubt nicht an Geisteskrankheiten, weil es einen Geist abgelöst vom Körper nicht gibt. Sie steht weitgehend in der alten materialistischen Tradition: Geisteskrankheiten sind Gehirnkrankheiten. Wenn dies so sein sollte, müßte sich für den Wahn ein chemisches Substrat finden lassen.

Das Aufkommen der Experimente mit künstlichen Psychosen, herbeigeführt durch sogenannte halluzinogene Stoffe, hat dieser Richtung neuen Auftrieb gegeben[82]; Psychosen könnten Störungen der Biochemie des Gehirns sein. Eine darauf aufbauende Theorie besagt (Pfeiffer und Mitarbeiter 1967):

- Halluzinationen kommen durch Überreizung der Hirnrinde zustande.
- Die chronisch Schizophrenen befinden sich in einem Zustand der chronischen Rindenüberreizung.
- Bestimmte Eiweißbausteine, Abkömmlinge sogenannter biogener Amine, haben einen stimulierenden Einfluß auf das zentrale Nervensystem.

Nur wenn die Versuchsperson ein überaktives »adrenerges System« aufweist, wenn also der Leistungsdrang übersteigert ist, wirkt das psychotisch machende Kakteengift *Meskalin* so, daß eine schizophrene Psychose kopiert wird. Adrenalin und Meskalin sind chemisch sehr eng miteinander verwandt. Im ganzen schloß man aus Arbeiten dieser Richtung, daß die Schizophrenie etwas mit einem gestörten Adrenalin-Noradrenalin-Stoffwechsel zu tun haben muß. Die gleichen Stoffe scheinen auch eine Rolle bei der Manie und der Depression zu spielen, dabei handelt es sich aber um eine abnorm große Anhäufung. Noradrenalin ist sowohl für die Entstehung des hohen Blutdrucks als auch für die Entstehung der Angst verantwortlich. Es ist ein »Aktivitätsstoff schlechthin«, wie W. Birkmayer sich ausdrückt.[83]

Wenn irgendeine Krankheit für unsere Zeit charakteristisch sein soll, dann ist die Depression zu nennen. Man spricht auch von Melancholie, von Schwermut[84], und man verbindet damit das tiefe Niedergedrücktsein, die abgründige Traurigkeit, den vollständigen Mangel an *élan vital,* an Lebensmut, ja an Lebensfähigkeit. Der Depressive ist im Grunde nicht lebensfähig, er ist nicht einmal fähig, sich dieses Leben zu nehmen. W. Janzarik hat von der »ängstlichen Erregung im monatelangen Leerlauf« gesprochen.[85] Dies ist nämlich festzuhalten: Es handelt sich nicht um einfache Passivität oder Lethargie, als läge der Kranke einfach herum und könne nichts tun. So sieht es allerdings aus, aber in Wahrheit läuft in ihm etwas ab. Es hat mit Angst zu tun. Angst ist es, nicht eigentlich Trauer: Der Kranke kann im Grunde gar nicht traurig sein, da ihm dazu ebenso die Kraft fehlt wie zur Freude. H. Tellenbach hat darauf aufmerksam gemacht, daß in der nicht-psychotischen Schwermut der Kranke mit seiner Trauer identisch ist, es ist »seine« Trauer, während der Depressive das nicht mehr bietet: Es ist nicht *seine* Trauer, die er erleidet, vielmehr ist es so, als stehe er *neben* dieser Trauer, er leidet »unter der Obsessivität einer ihm nicht zu eigenen Trauer« (Tellenbach). Aber – der Depressive leidet nicht wie der Gesunde, so wie der Manische nicht genießt wie der Gesunde. Und noch etwas: So tief die Depression auch war – wenn sie überwunden ist, stellt man in den meisten Fällen mit Erstaunen fest, daß sie gar keine Spuren in der Persönlichkeit hinterlassen hat, das Leben gar nicht beeinflußt. Diese urtiefe Trauer ist einfach vorbei; in der Innerlichkeit des Kranken ist nun, da er gesund ist, nichts davon zu finden: Nichts ist übernommen worden.

Man könnte sagen, daß die Depression eine »Wut auf sich selbst« ist. In der Depression, gerade in ihrer in gewissem Sinne »apersonalen« Erscheinung, liegt etwas von der Erkenntnis der persönlichen Unzulänglichkeit, und zwar keiner partiellen, sondern einer grundsätzlichen: Es ist das übermächtige, alles überschattende Erfahren eines prinzipiellen Scheiterns.

Das wirft eine Frage auf: Was ist an dieser Erkrankung einfach reaktiv, nämlich bloße Reaktion auf ein tatsächliches Versagen, das insofern die »Wut auf sich selbst« vollkommen erklären würde, und was ist eventuell mehr, nämlich eine Depression von innen heraus, aus dem vitalen Grunde (Fachausdruck: »endogen«)?

Irgendwann ist jeder einmal depressiv, nämlich: traurig, enttäuscht, verstimmt, was gradweise zwischen Mißbehagen und Verzweiflung schwanken kann. Das komplizierte Leben in der komplexen Gesellschaft läßt undepressives Leben nicht zu. Irgendwann »erwischt« es jeden. Aber dann gerät die Depression weiter, lädt aus: Sie klingt nicht sofort wieder ab, ganz von allein, sondern hält sich, ergreift immer mehr von unseren Empfindungen und Befindlichkeiten, bis wir am Ende ganz darin sind.[86] Der Unterschied ist also zunächst ein gradueller. Aber das zählt nur, solange wir theoretisch bleiben. Wenn wir uns mit dem ersten Kranken unterhalten, der eine Depression aufweist, stellen wir fest, daß selbst einer tief vitalen, also endogenen Depression etwas Reaktives angehört, irgendein Erlebnis der Außenwelt, das nicht verarbeitet werden konnte. Umgekehrt findet sich in der einfachen reaktiven Depression immer ein endogener Kern, sonst käme sie gar nicht so zustande, wie sie ist. Sie ist nämlich »mehr«, als der bloße Anlaß begründen kann.[87]

Die Hilfe der Schulmedizin bei der Schizophrenie

Wenn es chemisch zugehen sollte, dann müßte auch die Pharmakologie etwas anbieten können, die Schizophrenie zu heilen. Ein solches Angebot liegt in Gestalt der *Neuroleptica* vor, einer Gruppe von Stoffen, die zwar die Aktivität des nervösen Gewebes des Gehirns dämpfen, es aber nicht völlig lähmen. Sie haben die Eigenschaft, die Adrenalin-Wirkung abzublocken, senken den Blutdruck und nehmen Angst fort. Gleichzeitig werden die vegetativen Störungen neutralisiert. Ihre Hauptvertreter sind das Reserpin und die Phenothiazin-Körper.[88] Das Reserpin entstammt einer indischen Pflanze, die nach dem deutschen Arzt Leonhard Rauwolf (um 1540 bis 1596) benannt wurde: Rauwolfia. Sie wurde allerdings erst während und nach dem Zweiten Weltkrieg wissenschaftlich intensiver bearbeitet. Dabei stellte man fest, daß dieser Stoff den Blutdruck senkt. Die Phenothiazine sind, aus einem ganz anderen Anlaß, von H. Laborit, der Firma Rhône-Poulenc und P. Huguénard, alle in Frankreich, entwickelt worden. Man kann mit ihnen die Körpertemperatur senken, und der Anästhesiologe Laborit wollte dies für eine physiologische Narkose nützen, die er potenzierte Narkose nannte. Er nahm an, damit so etwas wie einen künstlichen

Winterschlaf herbeiführen zu können. Das erste Phenothiazin-Präparat hieß Megaphen®.

Die Psychiater sahen in den Neuroleptica »einen echten Fortschritt«, der es ermöglichte, die Beruhigung zu verstärken, ohne zum Schlaf zu führen; was bis dahin unweigerlich damit verbunden war. In einer der ersten Arbeiten darüber hieß es: »Chlorpromazin (das ist der chemische Name für Megaphen®) wurde bei etwa 1600 Patienten angewandt; der jüngste war 3 Monate alt, der älteste ist jetzt 98 Jahre geworden.« Man behandelte damit zunächst alles, was als störend empfunden wurde: Übellaunigkeit ebenso wie Übelkeit selbst, Magenschleimhautentzündung, Wahn sowie Depressionen und Schlaflosigkeit. Die Nebenwirkungen wurden allmählich bekannt, aber gleichzeitig kamen neue Abwandlungen auf den Markt!

Kann man eine Psychose mit diesen Medikamenten heilen? Man kann den psychotischen Kranken damit ruhigstellen *und unter der Beruhigung ein Abklingen der Symptome abwarten* oder diese Zeit für den Versuch einer Kommunikation mit dem Patienten nutzen.

Früher hat man eine *Elektroschocktherapie* durchgeführt.[89] Eine außerordentlich eingreifende Methode! Wer einmal beobachtet hat, wie die Behandlung vor sich geht, wird zweifeln, ob eine solche Therapie menschenwürdig ist. Andererseits sprechen ihre Erfolge für sich. Die Krampfmethode ist den Psychopharmaka überlegen, und zwar eindeutig. Es kommt darauf an, sie zum rechten Zeitpunkt einzusetzen, was bedeutet: nicht zu früh, aber dann ist die Psychose gar nicht so selten mit einer einzigen Behandlung behoben. Nach einer Elektroschockbehandlung sind Kranke oft für viele Jahre gänzlich frei von ihrem Wahn.

Statt des elektrischen Stroms kann man sich auch des Cardiazols® bedienen.[90] Der Cardiazol®-Schock wirkt ebenfalls, und es besteht die Möglichkeit, statt des Cardiazols® Insulin zu spritzen, also das zuckerabbauende Hormon. Dabei ist einsichtig, welche Nebenwirkungen zu erwarten sind.[91] Das Cardiazol® ist sehr kreislaufwirksam, das Insulin senkt den Zuckerspiegel im Blut, es kommt zum Kollaps mit Schweißausbrüchen und Bewußtseinsverlust. Der Elektroschock hingegen bringt ebenfalls Gefahren mit sich: Man kann sich dabei die Knochen brechen oder Gelenke verstauchen und Muskeln zerren. Von den Krampfbewegungen können auch Wirbel betroffen werden, so daß der Patient danach eine Querschnittslähmung hat.

Das Überraschendste ist jedoch, daß es eine Schock-Süchtigkeit gibt. Die Patienten verlangen immer wieder danach, geschockt zu werden.

Wie reagiert das Gehirn auf den Elektroschock? Der Psychiater von Baeyer hat angenommen, daß durch den Schock in jedem Fall produktive Gehirnmasse vernichtet wird. Man geht heute davon aus, daß bleibende Hirnschäden nicht hervorgerufen werden, aber sicherlich können sie vorkommen.

Die therapeutische Gemeinschaft

In der Theorie und in der Philosophie bewegen sich neue therapeutische Maßnahmen keineswegs nur im Bereich dessen, was medizinisch zu bearbeiten wäre. Es steht etwas ganz anderes dahinter, meint der reflektierende Therapeut: *der Versuch, zu so etwas wie einer kognitiv-heilenden Tat zu kommen.* Wir sind also auf dem Wege *fort von der Chemie hin zu einer Hilfe durch Verständigung.* Allerdings ist es schwer, sich mit dem Erkrankten zu verständigen, da seine Erkrankung ja gerade darin besteht, diese Verständigung auszuschließen. Die kognitiv-heilende Tat ist der Versuch, die Schranken zu durchbrechen, indem man den Kranken als Gesunden nimmt. Der Gesunde ist für eine kognitive, will sagen: Erkenntnistherapie aufgeschlossen. Im Gespräch will man ihm klarmachen, daß er die schwarzen Gestalten auf dem Dach nebenan zwar »sieht«, daß es sie aber gar nicht gibt. Man will ihn also das Leben wieder so wahrnehmen und erfahren lassen, wie wir Gesunden es wahrnehmen und erleben.

Der Ansatz ist zugegebenermaßen schön, aber im Grunde zu schön, denn er setzt voraus, daß man die Krankheit wegreden kann. Kann man eine solche Krankheit wegreden? Sicher ist, daß ständiges Sprechen mit dem Kranken nicht ohne günstige Folgen ist. Aber – es darf kein einfaches Reden sein! Man muß eine gewisse Strategie verfolgen, das heißt, man muß vorher festlegen, wie man vorgehen will.

Nun besteht die Möglichkeit, daß nicht ein bestimmter einzelner, »der« Therapeut, redet, sondern daß einfach »alle« mit dem Kranken helfend, »kommunizierend« umgehen. Der Kranke würde sich also in einer kompletten therapeutischen Umgebung befinden. Das ist schon ein Unterschied zum Herkömmlichen: Der Kranke wird nicht mehr zur Therapie abgeholt und dann wieder zurückgebracht, sondern alles, was ihm begegnet, ist therapeutisch orientiert.[92]

Diese Einbeziehung der Umgebung in die Therapie erfolgte in den letzten Jahren des Zweiten Weltkriegs und war, wie viele wichtige Errungenschaften, weder ausgedacht noch geplant, sondern Resultat eines Notstandes. In den englischen Anstalten wurden Ärzte immer knapper. 1946 publizierte Main einen Erfahrungsbericht und bezeichnete die neue Methode als *therapeutic community*. Das gesamte Pflegepersonal wurde in die Behandlung einbezogen, natürlich auch die Patienten selber. Organ der Therapieplanung und der Therapieüberwachung wurde die Gesprächsgruppe. Allerdings waren die Patienten vorwiegend Neurotiker, während wir hier an die Psychosekranken denken. Neurotiker sind an sich »leichter« krank, während es sich bei der Psychose um »die« schwere Krankheit innerhalb der Psychiatrie handelt. Grundsätzlich war dies aber auch für die Psychotiker anwendbar, natürlich mit der Notwendigkeit, zu differenzieren. Der Schizophrene ist autistisch, narzißtisch, extrem auf sich selbst zurückverwiesen, er verfügt auch nicht, wie der Gesunde, über den großen, unersetzlichen Bereich des »Selbstverständlichen«, der selbstverständlichen Lebensgewohnheiten und -einstellungen. Anders liegen die Dinge bei der depressiven Psychose: Der Depressive leidet an einer Verschiebung seiner Aggression. Die Depression besteht also nicht in Traurigkeit, insoweit ist sie für das heutige Verständnis nicht einfach mit Melancholie zu übersetzen. Wie hier bereits gesagt, fällt bei den meisten Depressiven vielmehr auf, daß sie gar nicht traurig sind, sich allerdings auch nicht freuen können. Vielmehr richtet sich beim Depressiven die Aggression nicht nach außen, sondern nach innen, auf das eigene Ich. Insofern ist, wir sagten es schon, Depression Wut auf sich selbst. Hier muß die therapeutische Gemeinschaft anders ansetzen: Ständige Versuche, ins Gespräch zu kommen, würden diese Wut auf sich selbst ja steigern. Hier sei noch ein Hinweis auf ein Modell der Schizophrenie-Therapie gegeben, der zeigt, wie wandelbar man bei solchem Unterfangen sein muß. In Chestnut-Lodge in Washington arbeitet man mit einer geplanten Rollenverteilung. Da ist der Kranke, zu ihm gehört ein Arzt, der sein Partner ist, und nun wird als Dritter ein Arzt hinzugenommen, der beiden gegenüber die Realität vertritt, das normale Leben. Er sorgt für die Einbeziehung des Kranken in den normalen Tagesablauf, reguliert das Gruppenleben und die Integration des Kranken. Bei uns hat man dagegen eher die Tendenz, die therapeutische Doppelrolle nicht aufzuteilen, sondern den einen Therapeuten beide spielen zu lassen. J. L. Moreno, der das Rollenspiel, das Psychodrama, erfand, hat es auch zuerst bei schizophrenen Psychosen angewandt. Zu seinen ersten Kranken gehörten solche mit ausgebildetem Wahn. Von der günstigen Wirkung kann sich jeder überzeugen, der mit einem Schizophrenen und dessen Angehörigen einmal einen Rollenwechsel durchspielt.

Eine wichtige Frage wurde noch gar nicht erörtert: Soll der Psychosekranke stationär, also in Klinik oder Anstalt, oder ambulant behandelt werden? Tatsächlich sind beide Möglichkeiten seit langem erprobt worden, also grundsätzlich möglich. In der Anstalt arbeitet die – modifizierte – Schulmedizin, in der Klinik teils sie, teils – in Privatkliniken – die um die Naturheilkunde ergänzte Schulmedizin. Der ambulanten Behandlung werden außerdem Qualitäten abverlangt, die keineswegs selbstverständlich vorausgesetzt werden können: Engagement und Geduld.

Entscheidend für die Wahl kann immer nur das Wohl des Kranken sein. Sind bei ihm die autoaggressiven Tendenzen sehr stark, sollte man die stationäre Behandlung vorziehen, um den Patienten vor sich selbst zu schützen.

Die Hilfe der Schulmedizin bei der Depression

Was macht der normale Bürger, wenn ihm alles »verregnet« ist? Er hat im Laufe des Lebens Techniken entwickelt, die er dann einsetzt, um über das Tief hinwegzukommen. Sie reichen vom Alkohol und Kaffee bis zum Lesen eines Gedichts. Aber natürlich hilft das nur, wenn es sich um eine *reaktive* Depression handelt, die sich im Stadium einer »depressiven Verstimmung« leichten Grades befindet. Wenn es darüber hinausgeht, ist weder mit Alkohol und Kaffee noch mit Lyrik oder Prosa viel zu erreichen. Denn der Kranke hat dann vollkommen abgeschaltet, ist interesselos, scheintot auf dem Gerümpelboden seines lädierten Ich.[93]

Das erste, was sich anbietet, die Gesprächstherapie (Psychotherapie), ist auch schon das Problematischste. Denn wenn Depression in gewissem Sinn als »Wut auf sich selbst« (vornehmer ausgedrückt: als Autoaggression) zu verstehen ist, dann kann ein intensives Gespräch schädlich sein. Wer wütend auf sich selbst ist, wird dadurch, daß man ihn in einem Gespräch weiter auf sich zu stößt, nur noch wütender. Natürlich geht es ohne Psychotherapie nicht ab, nur kommt es dabei mehr als sonst auf die Dosierung an. Überdosierung ist gefährlich!

Der Schulmediziner wird sich dann auch schnell der Hilfe durch sogenannte Antidepressiva bedienen. Man sollte aber festhalten, daß die psychotrop wirkenden Medikamente gar nicht die Psyche beeinflussen, sondern den Körper, nämlich das Gehirn. Wo genau diese Stelle im Gehirn ist, wissen wir nicht, so daß man schon von einer »somatischen Lücke« gesprochen hat. Vermutlich müssen wir uns aber den Ort dieser Einflußnahme im Stammhirn denken, insbesondere in jenen Strukturen, die der Neuroanatom als Limbisches System bezeichnet. Antidepressiva greifen hier in den Stoffwechsel ein. Man nimmt an, daß die Antidepressiva adrenergisch wirken, also auf den Arbeitsgang umschalten. Antidepressiva wirken mithin in der »Funktionsdynamik des inneren Gleichgewichts« *erregend*, nicht dämpfend wie die Neuroleptica.

Das ist nur eine sehr globale Erklärung, im einzelnen würde man wiederum zu differenzieren haben, aber so eingehend wollen wir uns mit diesem Thema nicht auseinandersetzen. Nur ein Gesichtspunkt ist noch wichtig: Wenn wir darangehen, den Depressiven aufzuhellen (um es einmal so auszudrücken), führen wir ihn aus der Apathie, der Handlungsunfähigkeit allmählich heraus. Wir sagten, daß er nicht fähig ist, sich umzubringen. Das wird nun insofern problematisch, als wir uns nicht mehr darauf verlassen dürfen. Denn der Kranke durchschreitet jetzt eine Phase, in der er zwar keinesfalls als gesund angesehen werden kann, aber doch schon fähig ist, irgend etwas zu tun, beispielsweise eine Verzweiflungstat zu begehen, sein Leben zu beenden.

Der Wahn und die Naturheilkunde

Was könnte die Naturheilkunde leisten? Die Frage ist heikel, denn es werden gerade angesichts der psychiatrischen Behandlungsmethoden große Hoffnungen auf die alternative Medizin gesetzt. Die Vorfrage muß hier die gleiche sein wie sonst: Was haben die alten Ärzte getan? Wahnkranke gab es damals wie heute, und die Ärzte mußten sich damit auseinandersetzen. Die bekannten Prozeduren werden heute ungleich bewertet. Aderlässe, das hat sich im Laufe der Jahrhunderte herausgestellt, sind bei den meist mageren Schizophrenen nicht angebracht. Aschner hat darauf hingewiesen, daß sich Brechkuren immer wieder bewähren würden. Nach seiner Auffassung ist der Brechakt einer modernen Schockbehandlung gleichzusetzen.

Hufeland ließ nur zwei Methoden bei Psychosen gelten, nämlich *kalte Übergießungen und Erbrechen.* Im Grunde sind *beides Schocktherapien:* beim kalten Übergießen der Schreck durch das kalte Wasser, beim Erbrechen das Würgegefühl und der Ekel. Wie wurde das Erbrechen herbeigeführt? Die Ärzte der Antike benutzten die Christrose (*Helleborus niger*). Paracelsus schätzt sie ebenso für diesen Zweck. Man nennt die Christrose auch Nieswurz, ein Ausdruck, der daher stammt, daß der Wurzelstock zermahlen als Niespulver dienen kann. Paracelsus verwendete die Blätter, von denen wir heute wissen, daß sie ein herzwirksames Glykosid enthalten, also keineswegs ungiftig sind.

Sehr in Gebrauch war die Brechwurzel (*Radix Ipecacuanhae*). Sie ist wie das Chinin eine der vielen Neuerwerbungen im Gefolge der Entdeckung Amerikas. Die Brechwurzel wirkt milder als die Christrose und auch milder als der Brechweinstein. Es gibt einen Sirup, den Erwachsene eßlöffelweise alle 10 Minuten bis zum Eintritt des Erbrechens nehmen sollen. Kinder kaffeelöffelweise.

Der Arzt kann sich des Apomorphins bedienen, das gespritzt werden muß. Die Wirkung tritt nach etwa 10 bis 15 Minuten ein.

Von den anderen Mitteln der alten Ärzte müssen wir nicht weiter reden, sie sind für unsere heutige Einstellung obsolet: Das gilt für den »Drehstuhl« ebenso wie für die »Schlangengrube«.

Die Therapie der Psychosen erfordert ein Weiteres, nämlich das Gespräch und, noch deutlicher, das Zusammenleben mit dem Gesunden.[94] Das bedeutet eine gewisse Vorsicht im Umgang mit den Psychopharmaka, denn der Patient muß ja ansprechbar sein, er muß »mitmachen« können. Der chemisch abgeblockte, stumpfe Kranke ist zu nichts zu bewegen. Die »chemische Zwangsjacke« darf also nicht angezogen werden.

In den Anstalten hat man Zeit, kann sich also einrichten, die Behandlung planen und je nach dem Erreichten ändern und neu abstimmen. Es sind im Grunde ideale Bedingungen, wenn man sich dessen bewußt ist, daß alles ständig neu überdacht werden muß. Die Einteilung zu einer Gruppe kann bereits am nächsten Tag hinfällig sein, der Kranke muß herausgenommen werden. Der Schizophrene außerhalb eines Schubes ist angenehm für die anderen, er ist gefügig, stört nicht, aber wenn er in den Schub kommt, und das kann durchaus im Rahmen einer Gruppenbehandlung geschehen, wird er unleidlich und für die Gruppe intolerabel.

Die Naturheilkunde und die Schwermut

Was wir zur Behandlung der Depression gesagt haben, war nicht gerade überwältigend. Jeder, der Depressive behandelt hat, weiß um die Schwierigkeit selbst mit den neuesten Antidepressiva: Es bildet sich bei ihm durch diese Erfahrungen das Urteil, eine Depression brauche ihre Zeit. Sie läuft genauso ab, wie es ihr offenbar *endogen* vorgeschrieben ist, dann klingt sie ab – von ganz allein. Und natürlich neigt man zu der Auffassung, wirksam sei das gewesen, was man gerade als letztes gegeben hat...

Viele naturheilerisch eingestellte Therapeuten sind hinsichtlich der Depression skeptisch. Sie glauben, daß im Grunde kein wirkliches Phytotherapeutikum zur Verfügung stehe.

Das ist nicht richtig, es gibt durchaus eine pflanzenheilkundliche Möglichkeit, nämlich das *Johanniskraut.* Es ist gewissermaßen *das* phytotherapeutische Psychopharmakon. Schon früh wurde es gegen »die tollen Geister« gegeben, beispielsweise von Paracelsus. Das Johanniskraut enthält ätherische Öle, wirkt entzündungswidrig, außerdem antidepressiv. Das ist jedoch anders zu sehen als bei einem chemischen Patentpräparat. Die Pflanze wirkt sehr langsam, muß also längere Zeit genommen werden. Dann stellt man fest, daß sie nicht eigentlich antidepressiv wirkt, sondern – was im Resultat auf das gleiche hinausläuft – stimmungsaufhellend. Sie ist, um es in der Sprache der Wissenschaft zu sagen, kein Tranquilizer, sondern ein euphorisierendes Mittel. Noch einmal: So eindeutig wie die chemischen Antidepressiva wirkt sie nicht, weil sie *umstimmt,* indem sie allmählich eine andere Stimmungslage, eine andere Befindlichkeit schafft.

Wie kann man Johanniskraut einnehmen? Man kann es als ganze Pflanze verwenden und würde dann folgendes Rezept benutzen:

Herba hyperici
2 Teelöffel auf 1 Tasse, kurz abkochen,
morgens und abends 1 Tasse trinken

Andernfalls benutzt man die im Handel befindlichen Präparate, die allerdings selten Johanniskraut allein enthalten, sondern Mischungen mit Rauwolfia, wie zum Beispiel Hyperforat®, oder mit Hopfen, wie im Seda Grandelat®.

Außer dem Johanniskraut gibt es eine Reihe anderer Pflanzen, die in Betracht zu ziehen sind. In den vergangenen Jahrhunderten stand an erster Stelle der Mohn und sein Saft, das Opium. Der große Arzt, Naturwissenschaftler und Dichter Albrecht von Haller nahm Opium, um seiner tiefen Depression einigermaßen Herr zu bleiben. Da das Opium heute der Betäubungsmittelverordnung unterliegt, kommt es für die naturheilkundliche Praxis nicht in Betracht. Dem Opium gleich wäre der Hanf (*Cannabis sativa*). Doch auch er kommt nicht mehr in Betracht, weil er zu den Rauschgiften gezählt wird und seine Anwendung mit dem Strafgesetz in Konflikt bringt.

Die *Rauwolfia*, den Schlangenwurz, haben wir bereits genannt.[95] Fast ausschließlich als Mittel zur Senkung des erhöhten Blutdrucks eingesetzt, wurde sie dabei obsolet, denn man meinte, nachweisen zu können, daß die längere Einnahme selber depressiv macht. Ich habe das, bei jahrelanger erfolgreicher Rauwolfia-Verordnung, nie feststellen können. Immerhin ist die Rauwolfia derzeit etwas aus dem Bewußtsein verdrängt. Aber an dieser Stelle sei doch darauf hingewiesen, daß die Rauwolfia sowohl bei Behandlung der Schizophrenie als auch der Depression eingesetzt werden kann. Man muß allerdings sehr viel höher dosieren, als es bei der Behandlung des Hochdrucks üblich ist.

Wie bereits erwähnt, ist das Reinalkaloid der Rauwolfia das Reserpin, das auch von der chemisch-pharmazeutischen Industrie in den Handel gebracht worden ist, zum Beispiel als Serpasil®, auch als Sedaraupin®. Sehr gute Wirkung war dem Tee nachzusagen, der aber leider nicht mehr im Handel ist.

Beim Wahn handelt es sich um ein Geschehen, das uns mit einem fürchterlichen Grauen anrührt. Da ist jemand, den wir gut kennen, ein naher Verwandter, ein Freund, und plötzlich ist er uns fremd – fremder, als käme er von einem anderen Stern. Was wir denken und fühlen, denkt und fühlt er nicht. Sein Blick geht in eine Welt, die wir nicht kennen. Früher hat man nur einen Ausweg gewußt: diese Kranken einzusperren – sich selbst und die Gesellschaft vor ihnen zu schützen. Denn solche Erscheinungen erregen Angst, wirken als Gefahr. Menschen ohne Persönlichkeit, das macht uns irre, denn jedes Tier, mit dem wir umgehen, hat Persönlichkeit. Persönlichkeit heißt Kohärenz, und Kohärenz wird von Erinnerung getragen. Aber diese Erinnerung ist suspendiert, eine andere Erinnerung scheint dazusein, zu der wir keinen Zugang haben.[96]

Einsperren also, um diese Kranken nicht sehen zu müssen, das war der eine Schritt[97], der andere: Tabletten (Spritzen).[98] Es ist etwas von Hilflosigkeit in dieser vermeintlichen Therapie, wer wollte das übersehen. Es bedurfte nicht der sogenannten Anti-Psychiatrie (Cooper, Laing), um das richtig einzustufen. Andererseits muß diesen Kranken geholfen werden, es wäre alles gerechtfertigt, wenn es nur hilft.

Der erste Schritt als Folge der Einsicht bestand in der *Abschaffung der Anstalten.* Italien ist auf diesem Wege: 1968 hatten Franco und Franca Basaglia die ›L'Istituzione negata‹ veröffentlicht mit dem hart geführten Argument, das traditionelle Irrenhaus sei mehr zur Erzeugung von Wahnsinn geeignet als zu dessen Heilung. 1978 kam das nach ihnen benannte Gesetz (*Legge Basaglia*) heraus, das alle Irrenhäuser in Italien abschafft.[99] Es kam bekanntlich zu einigen katastrophalen Vorgängen: Am bekanntesten wurde der Überfall, den ein aus einer solchen »negativen Institution« Entlassener auf eine Schule in Rom verübte. Ein anderer zündete in Mailand ein großes Mietshaus an und drohte mit weiteren Brandstiftungen. 1980 starb Basaglia an einem Hirntumor, seine Witwe ging in die Politik. 1984 wurde die Legge Basaglia wieder aufgehoben. Tragödie einer Reform? Aber es war keine Reform: Wenn man wirklich die Irrenhäuser abschaffen will, wofür sich nach wie vor gute Gründe finden (Basaglia als Experte ist nicht widerlegt), müßten doch zwei Voraussetzungen geschaffen werden, die von der Dialektik dieser Einrichtungen ausgehen. Solche Institutionen schützen ja nicht nur die Gesellschaft vor den Störungen durch die Kranken, sie schützen in genau dem gleichen Maß die Kranken vor der Gesellschaft.

Man müßte also dafür sorgen, daß die plötzlich in die Freiheit »verstoßenen« Patienten irgendwie aufgefangen werden, sei es durch ein dichtes Netz von Tageskliniken, in die sie sich begeben können, sei es durch Vorsorge für ihre Unterkunft und ihren Lebensunterhalt. Nach der Legge Basaglia gab es jedoch Hilfe nur für die, deren Verwandte für sie eintraten und sie aufnahmen; alle anderen mußten sehen, wo sie blieben.

Wer sich auch nur ein wenig für die verborgenen Gesetzmäßigkeiten des historischen Prozesses interessiert, erkennt hier die unnachsichtige »Logik« der Geschichte:

1. Der für Veränderung und Humanisierung sorgende Fortschritt befreit die Irren von den Ketten, behält aber die Anstalten bei.

2. Dann werden die Anstalten geöffnet und die Kranken wirklich befreit, was bei den meisten einer Aussperrung gleichkommt.

3. Damit wird eine neue Institutionalisierung notwendig, um die durch die Reform Geschädigten wieder in beschützte Verhältnisse zu überführen.

Soweit die Anstaltspsychiatrie im Umgang mit den großen psychiatrischen Krankheiten. Aber was geschieht mit den weitverbreiteten »kleineren« psychiatrischen Leiden, bei denen die Einstufung als Krankheit strittig ist?

Die Medizin bietet die Psychopharmaka, eine wirklich breite Palette, wobei die Einführung der Benzodiazepine 1963 mit dem Slogan »Sonnenbrille für die Seele« die Entwicklung einleitete. Das mit diesem Fortschritt verbundene Verhängnis besteht – das sollten wir an dieser Stelle unterstreichen – nicht darin, daß es solche Mittel überhaupt gibt. Diese Medikamente sind in vielen Fällen unentbehrlich. Ein Arzt oder Therapeut, der anderes behauptet, hat es noch nie mit psychiatrisch Kranken oder mit erregten »Normalen« zu tun gehabt. Nicht immer lassen sie sich durch eine Gesprächsintervention so weit bringen, daß ein helfendes Gespräch möglich wird. Das Verhängnis besteht in etwas anderem, und das allerdings wurde von der produzierenden Industrie bewußt und zielstrebig unter kaufmännischen Gesichtspunkten eingesetzt: in der *Ausdehnung der Indikation* von den wirklichen Krankheiten zu den Alltagsunpäßlichkeiten und Unlustgefühlen, den nicht verarbeiteten Frustrationen und Müdigkeiten. »Sonnenbrille für die Seele« als erster derartiger Werbespruch, dem dann noch viele andere folgten (zum Beispiel »Glückspille«), stellt das nur allzu eindeutig heraus.

Was seitens der Psychiatrie und Psychotherapie beigetragen wurde, läßt sich gut anwenden, fordert aber sehr viel, womöglich *zu viel* von Therapeuten: W. M. Mendel spricht von *supportive care.* Es besteht darin, mit dem Kranken nicht nur in regelmäßigen Abständen zu sprechen, sondern mit ihm zusammenzuleben. Das bedeutet nicht, daß der Therapeut mit dem Kranken in derselben Wohnung leben muß, wenngleich dies in den USA auch bereits – und übrigens erfolgreich – versucht worden ist, aber er muß doch sehr viel öfter mit ihm zusammenkommen als zu regulären Sitzungen und Besprechungen. Wesentlich ist dabei der alte, damit wieder aktuelle Aspekt des *convivium,* dem auch die Krankheit sich auf die Dauer nicht verschließt.

Außer den chemischen Pillen gibt es pflanzenheilkundliche Tropfen und Tees. Einige von ihnen sind allerdings genauso obsolet wie diverse chemische Zubereitungen und unterliegen wie diese dem Betäubungsmittel- oder dem Rauschgiftgesetz. Die Naturheilkunde wird mit einer sinnvollen Lebensgestaltung als Lebenshilfe aufwarten, wie dies die alten Ärzte ebenfalls mit Erfolg angewandt haben.

Im ganzen müssen wir aber sagen, *daß wir weit davon entfernt sind, psychische Krankheiten, zumindest ihre ernsteren Formen, so behandeln zu können, wie wir es mit somatischen Krankheiten tun.* Zu sehr herrscht bei kritischer Wertung der Eindruck vor, daß die Krankheiten von allein (spontan) abklingen, womöglich auch dann, wenn man gar nichts angewandt hätte. Ob man die Depressiven so mit Chemie vollstopft, daß sie – als Hausarzt kann man dies des öfteren erleben, wenn man die Kranken in den Kliniken besucht – kaum sprechen können, weil sie es einfach nicht mehr schaffen, den Mund zu öffnen, oder ob man es bei einem harmlosen Tee und einigen Tropfen beläßt: Die Krankheit geht, so jedenfalls der fatale Eindruck, zurück, *wenn es ihr inneres Gesetz so will.* Es ist wie mit dem Magen- und Zwölffingerdarmgeschwür: Die Ulcera bleiben sechs volle Wochen, und was wir in dieser Zeit machen, ist eigentlich irrelevant, auf ihr Abklingen hat es keinen Einfluß, allenfalls können wir den Schmerz betäuben. So kommt es darauf an, in der Zeit der Krankheit die Patienten vor Schaden zu bewahren und sie so zu führen, daß ihre Genesung nicht behindert wird.

Wahrlich keine optimistische Stellungnahme, aber sie ist, denke ich, ehrlich. Sie ist auch nicht pessimistisch, denn es wird nicht der Resignation das Wort geredet.

Übrigens habe ich das Wort »Geisteskrankheit« nicht benutzt. Dies entspricht einem geheimen Gedanken, nämlich daß der Geist nicht krank werden kann. Er wird womöglich nur verdrängt oder ausgeschaltet, aber was da erkrankt, ist etwas anderes.

SECHSTER TEIL
Krankheiten zum Tode oder: Wenn es ganz ernst wird

Bisher haben wir von Krankheiten gesprochen, die sehr häufig vorkommen und deshalb Volkskrankheiten genannt werden können. Sie sind verschieden schwer für verschiedene Menschen, manch einer erträgt sein Asthma leichter, ein anderer geht daran zugrunde – es wären einige große Namen dazu zu nennen. Ähnlich verhält es sich mit den anderen Krankheiten auch. Sie entbehren also, so fatal sie auch sein mögen, eines gewissen letzten Ernstes, der nicht mehr zu steigern ist. Einige Krankheiten traten dagegen von vornherein mit diesem Ernst auf. Sie bilden ein Reich besonderer Struktur und eigentümlicher Verschlingungen, die Leben und Tod sehr eng zusammenbringen, ja, es schließlich schwierig machen, einen Unterschied zu erkennen.

Es gibt einen Standpunkt, von dem aus jede Krankheit eine solche »Krankheit zum Tode« sein könnte. Ganz besonders deutlich wurde es, als Viktor von Weizsäcker die banale Halsentzündung, die *Angina tonsillaris,* unter diesem Aspekt sehen lehrte. Immer schon war aufgefallen, daß Menschen in Krisen Halsentzündungen entwickeln. Andererseits ist, so verstanden, nicht jede ganz ernste Krankheit schon eine »Krankheit zum Tode«.

Wir beziehen uns hier auf Kierkegaard, der dem Thema eine »christliche psychologische Erörterung« (1849) gewidmet hat.[1] »Alles Christliche«, sagt er darin zu Beginn, »muß in der Darstellung Ähnlichkeit haben mit dem Vortrag des Arztes am Krankenbett.« Ein Satz, der uns sehr beschäftigen müßte, vor allem wegen dieser Wendung: »Vortrag des Arztes am Krankenbett«. Trägt der moderne Arzt am Krankenbett vor, abgesehen von unverzichtbar elementarer Kommunikation und unerläßlicher Information? Zu Kierkegaards Zeiten muß es üblich gewesen sein.

Kierkegaard geht davon aus, daß selbst der Tod nicht wirklich die »Krankheit zum Tode« ist. Offensichtlich kommt es auf etwas an, das nicht übersehen werden kann: die Verzweiflung. Es gibt keinen Menschen, der ganz gesund sei, so Kierkegaard, aber auch keinen, der nicht »ein bißchen verzweifelt« sei.

Hier wird also auf eine Krankheit abgezielt, die Verzweiflung mit sich bringt. Verzweiflung ist, nach meiner Auffassung, die

Erkenntnis – oder, wenn es nicht soweit kommt, das Gefühl – der Endgültigkeit. Es ist nicht sofort das Innewerden der Endlichkeit, sondern vielmehr der Tatsache, daß sich nichts mehr ändern, nichts mehr zurückrufen, nichts mehr ungeschehen machen läßt. Es wird etwas begrenzt: mit der Endlichkeit alles, aber längst ist vorher die Begrenzung vollzogen, wir können nicht mehr zurück. »Ich träum' als Kind mich zurücke« (Chamisso) – sicherlich, aber eben nur träumend. Der Traum mag großen Einfluß auf uns haben, dennoch versetzt er uns nicht real in die Vergangenheit. Wir sind begrenzt auf die reine Gegenwart, von der wir sagen müssen, daß ihr Wesen darin besteht, unablässig zu entrinnen, zu entfliehen. »Werd ich zum Augenblicke sagen: Verweile doch! du bist so schön!« – ebendies ist nicht möglich, niemand kann das sagen, weil der Augenblick, er mag noch so schön sein, hinfällig ist: kaum entstanden, schon versunken, und zwar für immer.

Damit ist etwas verbunden, das wir, wenn wir einen adäquaten Ausdruck dafür suchen, Verzweiflung nennen müssen. Nun sind es nach Kierkegaard nicht einzelne, die die »Krankheit zum Tode« haben, sondern es ist die große Menge fast aller Menschen. Alle Menschen sind nämlich auf die eine oder andere Art verzweifelt, denn in ihrem Innern ahnen sie, daß ihnen etwas fehlt, das sie erringen könnten, wenn sie nur wollten. Aber sie wissen nicht genau wie, und ihr Wille ist schwach.

Es ist also keine einfache Sache mit der Krankheit zum Tode.

Vom Altern heißt es seit jeher, es sei keine Krankheit. Aber die gegenteilige Auffassung hat auch ihre Geschichte. Danach wäre das Altern die Krankheit schlechthin.

Um hier entscheiden zu können, müßte man schon wissen, was Altern denn eigentlich ist. Die Definitionen sind von unübersehbarer Zahllosigkeit. Ich habe ihre Geschichte geschrieben, worauf ich verweisen möchte.[2] Hier wollen wir uns an etwas Greifbares halten: Wie würde ein alter Landarzt dieses Phänomen beschreiben? Die alten Ärzte, zum Beispiel Boerhaave, haben schlicht von der »Abnahme« gesprochen, Hufeland vertrat als letzter die Lehre von der Lebenskraft, die in jedem steckt und die sein Leben zusammenhält und damit erhält. Wenn sie nachläßt, gerät auch das fein abgestimmte Spiel der Lebensregulationen und -funktionen, wie wir heute sagen würden, aus den Fugen; schließlich zerfällt das Leben ganz und gar. Diese Lehre wird bekanntlich von der modernen Wissenschaft nicht geteilt, ja, deren Beginn hängt eng mit der Absage an die Lebenskraft zusammen. Dennoch wird jeder, der Menschen altern und sterben sieht und mit ihnen umgeht, sich des Eindrucks schlecht erwehren können, daß in ihnen irgend etwas »nachläßt«, »abnimmt«, als dessen Ausdruck sie schwach werden, altern und schließlich sterben.

Von einer gewissen Stufe der Evolution an – eine bestimmte nervöse Versorgung des Organismus ist Voraussetzung – gibt es Altern, eben dieses Verfallen und Hinsterben.[3] Für die meisten Tiere handelt es sich beim Altern um eine »Müdigkeit vor dem Tode«. Sie werden plötzlich matt, bewegen sich nicht mehr wie sonst, bleiben an einem Platz, plötzlich fallen sie um. Beim Menschen ist es ganz anders. Er läßt ein Altern erkennen, das man als Phase des Lebens verstehen muß. Viele Lebewesen weisen einen Lebenszyklus auf, der mit der Geburt beginnt, eine Kindheit zeigt, eine etwas schwer abzugrenzende Jugend, die dann in ein Erwachsenenalter übergeht, das irgendwie ins Alter gerät. Bei den Menschenaffen setzt das Altern unverhältnismäßig früh ein, und ein Stadium des Lebens, eine Phase im Lebenszyklus ist es sicherlich nicht. Denn das hieße ja, daß sie sich auf irgendeine Weise mit dieser Phase beschäftigen, auseinandersetzen, sich zu ihr verhalten. Etwas Derartiges gibt es bei den Menschenaffen nicht.

Wir berühren hier die Problematik der Verzweiflung: Auch Verzweiflung kennen die Tiere wohl nicht. Sie können traurig sein, aber sie sind nicht verzweifelt. Das Erleben – oder Erkennen – des Endgültigen und Unzureichenden fehlt ihnen. Das Tier altert un-menschlich, der Mensch altert bewußt, und die Verzweiflung blickt ihm über die Schulter.

»Schiebe das Alter hinaus, schöne Aphrodite«, heißt es denn auch in einem altgriechischen Gebet, und irgendwie wird jede Sekunde auf der Erde eine derartige Bitte getan, bewußt oder unbewußt. Denn jeder, der altert, spürt, daß er diese ganz eigene Welt, die er da in sich aufgebaut hat, und mit ihr sich selbst aufgeben muß – gnadenlos, niemand wird es ihm abnehmen, niemand altert stellvertretend für ihn. Es ist ihm selbst aufgetragen, er ist dazu »verurteilt«, und es gibt keine Amnestie.

Zurück zu unserer Frage: *Altern – eine Krankheit oder keine?* Die Wissenschaft, vor allem M. Bürger, hat versucht, ein normales, physiologisches Altern (nach meiner Terminologie: *Eugerie*) von einem krankhaften Altern abzugrenzen, das zu früh eintritt oder zu hart verläuft (Pathogerie).[4] Altern – dies sollten wir zunächst noch einschalten – geschieht immer *heterochron,* das heißt, es altern nicht alle Organe und Gewebe, der ganze Mensch, gleichzeitig, sondern es altern zunächst diese, dann jene Organe oder Gewebe. Es ist wie mit der Krankheit: Immer sind Inseln von Gesundheit da, so beim Altern Inseln von Jugendlichkeit noch beim Greis. Was ist das Altern konkret, auch diese Frage soll noch voraufgehen. Es gibt keine bessere Beschreibung als die im Koheleth (12,3ff.) des Alten Testaments (Der Prediger Salomo):

Zur Zeit, wo des Hauses Hüter zittern,
Und die starken Männer sich krümmen,
Und die Müllerinnen feiern, weil ihrer wenig sind,
Und sich trüben die Fensterguckerinnen,
Und die Pforte zur Gasse sich schließt,
Derweil der Gang der Mühle leiser wird,
Und man aufsteht beim Gezirp der Vögel,
Und sich dämpfen alle Liederklänge,
Auch vor der Anhöhe man sich fürchtet,
Und Schrecknisse auf dem Wege lauern,
Wenn die Mandel blüht und die Heuschrecke müde wird.

Die Bilderträger sind originell: die Fensterguckerinnen die Augen, die Müllerinnen die Zähne, die Heuschrecke die Potenz. Es sind durchweg »ärgerliche« Störungen, wenn man nicht mehr wie seit Kindheit gewohnt gehen oder laufen kann, wenn das Essen schwerfällt, weil die Zähne nicht mehr vorhanden oder aber brüchig sind, wenn man nichts mehr richtig erkennt, weil die Sehkraft nachgelassen hat, von der Liebe zu schweigen. Lassen wir außer acht, wie dies in den alten Zeiten aufgefaßt wurde: In den heutigen, wo alles auf Fitneß eingestellt ist, wo das Leben Geschäftsleben ist und Tüchtigkeit fordert, wo man neben den Jungen bestehen muß, ist das Nachlassen der Kräfte eindeutig mehr als nur ein Ärgernis.

Gewiß, *der Mensch paßt sich seinem Alter an* – das sind einschneidende Schritte, die im Lebenszyklus zu bewältigen sind. Die Pubertät ist noch immer der schwierigste Abschnitt, ebenso die »Sturm-und-Drang«-Zeit der Jugend. Immerhin erfolgt schließlich die Konsolidierung durch Anpassung. Aber nichts ist so fatal wie die Krise, die zur Anpassung an das sich nähernde Alter führt. Es ist keine gewöhnliche Krise, wie die der Pubertät, wo eigentlich ja nur der Vorhang aufgerissen wird, so daß ein ganzes Leben vor uns sichtbar wird, sondern es wird im Gegenteil der Vorhang zugezogen: *Dies war alles, nun sieh zu, wie du damit fertig wirst.*

Es ist Verzweiflung im Spiel, erst andeutungsweise, sich vorbereitend, dann immer mehr sich hineinschiebend, schließlich das ganze Bewußtsein überdeckend, ja einhüllend – »umfärbend«. Wir sehen Kokoschkas großartiges Gemälde Salomon und David, und Salomon macht ein fürchterliches, zorniges Gesicht. Er ist wütend, daß David so jung ist, noch alles vor sich hat, und daß er so alt ist. Ich rief den altvertrauten Geschäftsführer einer Kassenärztlichen Vereinigung an. Er weinte hemmungslos am Telefon und war nicht zu beruhigen. Er hatte an diesem Tag seinen 80. Geburtstag ...

Wenn man es so betrachtet, wie eben angedeutet, müssen wir schon sagen: Gleichgültig, ob das Altern physiologisch oder pathologisch erfolgt, es ist die Krankheit schlechthin, die Krankheit zum Tode, denn ihr Gesicht ist die Verzweiflung.

Aber es ist dabei zunächst nur eine unheilbare Krankheit. Viele Krankheiten, die der Mensch hat, sind unheilbar – denken wir nur an die Zuckerkrankheit: Man kann sie diätetisch sowie medikamentös herunterdrücken, so daß sie in gewissem Grade beherrscht bleibt. Aber geheilt ist sie selbst bei dem, wie es im

Ärztejargon heißt, gut eingestellten Diabetiker nicht. Sie ist weiterhin da, weil im Genom angelegt. Im Genom angelegt ist auch das Altern, aber wie den Zucker können wir es zunächst beherrschen. Es kommt auf die Auseinandersetzung mit dieser Krankheit an. Lidz macht darauf aufmerksam, daß der 65jährige Mensch noch eine Lebenserwartung von über 12 Jahren hat, und der 80jährige eine weitere von 12 Jahren: »Er muß sich entsprechend einrichten.«[5] Und es gibt einen Trost dabei, den jeder Arzt bestätigen kann: Mit zunehmendem Alter verlangsamt sich das Tempo des Alterns. Der 80jährige macht keinen anderen Eindruck als der 75jährige, erst der 90jährige zeigt dann die unverhüllten Zeichen des Verfalls. Aber auch da gibt es Ausnahmen. Der 100jährige ist die extreme Ausnahme, doch auch sie kommt vor.

Wir haben in diesem Buch nicht über die Rollenhaftigkeit der Krankheit sprechen können. Die Medizinische Soziologie hat dieses Phänomen bearbeitet.[6] Die Krankenrolle hat ihre eigenen Merkmale, und der Kranke übernimmt sie – völlig unbewußt, die Gesellschaft drängt ihn in diese Rolle hinein.

Ganz anders die Krankheit »Altern«. Es gibt keine Rolle »alter Mensch«, die allgemein ausreichend wäre.[7] Man könnte vielleicht sagen: Es gibt sie *nicht mehr*. Früher hat es sie gegeben: Die Großeltern hatten ihre Rolle in der Großfamilie, in der noch drei Generationen unter einem Dach lebten. Das ist vorbei, Vergangenheit, Idylle – der alte Mensch heute ist ohne Rolle.

Die Rollenhaftigkeit schützt, der alte Mensch heute ist ungeschützt.

Hier müssen wir anders sprechen als bisher, denn mit einem Bandscheibenschaden, so unangenehm er sein kann, einem Gallenstein, so lästig er ist, kann man leben, »zur Not« leben, aber das Altern, das uns stündlich, ja sekündlich widerfährt, ist die Katastrophe. Es bedeutet: ständig an die Endlichkeit denken.

Die Herzrhythmusstörungen, die wir seit unserer Jugend ab und zu spüren, nehmen jetzt eine andere Bedeutung an: Sie erscheinen nicht mehr als Entgleisungen infolge zu großer Kraft, sondern als riskante Pannen, die den endgültigen Kurzschluß ankündigen können. Das Altern: Es ist, als flüstere uns ständig jemand zu, gleich sei es vorbei, »warte nur, balde!«. Was du da immer noch hochgemut planst und anstrebst, ist wie der Wind, der um die Ecke weht und vergessen ist – für immer vorbei.

Und – wo ist deine Rolle?

Aber der Mensch kann solche Einsicht, geschweige denn Erkenntnis, nicht vertragen. Er ist völlig unfähig zu begreifen, daß er hinfällig ist, denn zu groß ist die Welt, die er in sich aufgebaut hat, und mit ihr das Monument von sich selbst. Er ist der geborene Widerstandskämpfer gegen das Altern: *l'homme révolté.* Die Revolte ist innerlich, und sie richtet sich gegen den Prozeß des Lebens selber, das von der Befruchtung der Eizelle an altert. Das Stadium der ersten Primitivfurchung ist älter als die gerade befruchtete Eizelle, das Sechzehnzellenstadium älter als das Vierzellenstadium – das Neugeborene, eben zur Welt gekommen, ist älter als die Zygote, neun Monate älter und hat schon unendlich viel Energie verbraucht. Kann man etwas dagegen tun? Man müßte, wenn man erfolgreich sein wollte, das Geheimnis der Zeit enträtseln. Da wir es nicht können, müssen wir uns nach anderen Wegen umschauen. Zunächst muß man sich fragen, was das Altern »ist«, wie es zustande kommt, was sich da tut, wenn ein Organismus altert. Danach kann man seine Strategien entwerfen. Halten wir uns hier an die folgenden *Alterstheorien:*

1. Altern als Panne. Eigentlich könnte es immer weitergehen, aber irgend etwas läuft schief, so daß der Organismus sich selber schädigt, man könnte auch sagen: selber vergiftet. Das Resultat ist das Altern.

2. Altern als Aufbrauch der Lebenskraft. Offensichtlich bekommt jedes Lebewesen bei der Zeugung eine bestimmte Menge Lebensenergie mit. Irgendwann ist sie verbraucht, dann treten Altern und Tod ein.

3. Altern infolge Abnutzung. Im Laufe des Lebens werden Zellen, Zellverbände, Funktionen, Regulationen verschlissen, einfach »aufgebraucht«, abgenutzt, dann tritt das Altern ein.

Man könnte leicht weitere Theorien einem solchen Schema zu- und einordnen. Was läßt sich tun, an Hand dieser Vorstellungen dem Altern ein Schnippchen zu schlagen? Im Grunde läuft alles auf folgende drei *Strategien* hinaus:

1. Verbesserung des Nahrungsan- und Schlackenabtransports, was zunächst bedeutet: *Verbesserung der Durchblutungsverhältnisse,* sei es durch Bypässe verschiedenster Art, sei es durch physikalische Maßnahmen (Erwärmung, Gefäßtraining durch Wechselbäder usw.), sei es durch gefäßerweiternde Medikamente.

2. Dem Aufbrauchen kann man nur durch Regeneration und Stimulation regenerativer Vorgänge entgegenwirken.

3. Der Abnutzung kann man nur durch Maßnahmen entgegenwirken, welche die der Abnutzung unterworfenen Organe und Gewebe besonders trainieren, pflegen oder stärken.

Wir könnten auf dieser Basis die bestehenden Möglichkeiten einer aktiven Geriatrie auseinandersetzen. Dem steht jedoch etwas im Wege, das meistens nicht bemerkt wird. Zwar wird im allgemeinen niemand Einwände machen, wenn man ihm als Älterem verspricht, ihm gegen seine Altersbeschwerden zu helfen. Und doch hat er schwere Einwände bereit, die er nicht äußert, sondern für sich behält.

Er ist nämlich seelisch meist vorbereitet, die Endlichkeit anzuerkennen, das Unvermeidliche zu akzeptieren. Er empfindet die geriatrische Betriebsamkeit, die sich da manchmal ergibt, als das Hinauszögern des Abschaltens der Reanimation: nichts weiter. Er ist nämlich – unvergleichlich Hemingway – längst »innen drin müde«:

»›You're tired, old man‹, he said, ›you're tired inside.‹«

Das Selbst, unsere Seele, die Person in unserer Persönlichkeit, *ist »des Treibens müde«.* Das Interesse hat nachgelassen, ist vielfach schon erloschen. Dies mag mit Aufbrauch nichts zu tun haben, nichts mit Verlust von Ganglienzellen, es sind Ereignisse, die sich ausgewirkt haben. An erster Stelle der Umstand, daß die Verwandten und Bekannten, die die Kontinuität zur eigenen

Kindheit und Jugend herstellen, abgetreten sind. Man ist einsam – neue Freunde finden sich nicht mehr. Die Bühne hat sich verändert, das Stück, in dem man mitspielte, ist längst zu Ende, aber noch immer wird man auf der Szene gehalten und weiß nicht recht, wie man da mit Anstand agieren könnte. Man hat den Wunsch abzutreten, weil man »innen drin müde« ist.

Und diese Müdigkeit ist nichts, was man einfach durch Aufputschen beheben könnte. Es hält gegenüber den Stimulantien stand, weil es sich auf einer anderen Ebene oder in einer anderen, tieferen Schicht befindet. Wenn man darauf einwirken wollte, müßte man anders vorgehen als mit physikalischen oder chemischen Anwendungen. Man kann hier nicht messen und zählen. Man kann auch nicht etwas fortnehmen oder etwas hinzufügen, weil nicht einsichtig ist, was fehlt oder was zuviel da ist. Es geht eher um so etwas wie Ordnen, nur ist nicht klar zu erkennen, worin die neue Ordnung bestehen soll. Die alte Ordnung gilt ja offensichtlich nicht mehr. Es wäre nicht nützlich, wollte man sich ohne viel Federlesen in die alten Kleider stürzen – dieses Bild bieten *die angepaßten Turnschuh-Opas* unserer Tage allzu kraß.

Diese handeln nach Klischees. Ihre Absicht ist deshalb rational: Sie wollen ihr Selbstvertrauen reparieren. Tatsächlich greift das Altern das Selbstwerterleben an: Was wir oben Verzweiflung nannten, als das Charakteristikum der »Krankheit zum Tode«, ist der Ausdruck des gestörten Selbstwerterlebens. Aber durch Verkleidung mit den alten Klischees ist es nicht zu schaffen. Überhaupt liegt das, was hier zu leisten ist, jenseits von übermäßiger Rührigkeit und Geschäftigkeit.

Möglicherweise kann man diesen Schritt nicht allein tun. Zwei Möglichkeiten gibt es: das Gespräch mit den Großen der Vergangenheit, die diese Gedanken schon einmal gedacht haben, und das Gespräch mit einem Helfer und Berater unserer Tage.

»Spazierengehen mit Gedanken und Freunden«, wie Nietzsche sagt.

Das Neue, das die moderne Medizin gebracht hat, besteht – in aller Kürze ausgedrückt – in der Feindschaft gegen das Allgemeine. Es gibt seit der revolutionären Pariser Spitalmedizin, seit Virchow und Koch keine »allgemeine Krankheit« mehr, demgemäß auch kein »allgemeines Altern«.

Aber wir altern doch allgemein, wenngleich unsere Organe nicht gleichzeitig altern – immer gibt es jüngere und ältere Organe bei uns. Die moderne Medizin verwehrt es uns jedoch, diesen Sachverhalt soweit ernst zu nehmen, daß wir danach behandeln. Sie fragt sich vielmehr angesichts von »Altersschwäche«, wo der wesentliche Herd zu suchen ist. Womöglich ist es der Kreislauf, dann wird man diesen stützen; oder das Herz, dann ist dieses zu stärken; oder es sind Magen, Leber, Eingeweide; oder es ist der »Geist«, der sich altersgemäß trübt, dann wird der Gehirnkreislauf angeregt. Dabei sollen die Nieren und ihre Funktion nicht vergessen werden, so daß auf vielen Gebieten reichlich Möglichkeit für Aktivitäten besteht.

Eine Schwierigkeit ergibt sich freilich für die Schulmedizin, mit der sie nur schwer fertig werden kann: die Arteriosklerose.[8] *Die Arteriosklerose ist unser Schicksal:* Je nachdem wie weit sie fortschreitet und wo sie ansetzt, altern wir gut oder schlecht.[9] Damit sind wir bei einem zentralen Problem, denn so eindeutig wir uns hier dem »allgemeinen Altern« konfrontiert sehen, so deutlich ist andererseits, daß gerade die Arteriosklerose ein lokales Geschehen ist. Sie ergreift nicht alle Blutgefäße des Körpers, tritt bevorzugt dort auf, wo der Druck am stärksten ist, also in den Arterien, und in diesen wiederum dort, wo der Druck am stärksten ist, weil womöglich irgendwelche Läsionen der zarten Arterieninnenwände stattgefunden haben. Hier lagern sich fettige Plaques ab, verringern damit den Durchmesser, das Lumen, bis die Adern immer schwerer durchgängig werden und die von ihnen versorgten Gebiete Not leiden, schließlich absterben. Das Bein, dessen große Arterie arteriosklerotisch mangelernährt wird, stirbt ab: wird brandig, muß schließlich amputiert werden. Trifft es die Arterie, welche die Därme versorgt, so erleidet der Kranke viele Qualen, ohne daß man ihre Ursache erkennt, und stirbt schließlich; womöglich hatte man ihn in letzter Stunde – und dann vergeblich – noch operiert

(Abdominalinfarkt). Das gleiche Schicksal kann das Gehirn treffen, das Organ des Geistes (»Schlaganfall«).

Wie geht die Schulmedizin vor? Zunächst läßt sich ihre grundsätzliche Einstellung auf die Formel bringen: Sie behandelt nicht das Altern als Krankheit, sondern Krankheit im Alter. Auch dabei tut sie sich noch schwer. Ich erinnere an jene (von mir wieder neu herausgegebene) Arbeit des jungen Alfred Döblin über Psychosen im Alter, in welcher es heißt, der Begriff des Altersschwachsinns sei ebenso falsch wie der des Jugendirreseins.[10] Ich teile diese Auffassung nicht, aber wir wollen an dieser Stelle nicht darüber diskutieren. Wir beschäftigen uns vielmehr mit der Frage, was die Schulmedizin beim alten Patienten macht. Ich nehme einen Fall an, der unzweideutig zeigt, daß der Kranke an seinem Alter leidet. Er ist hinfällig, die Haut trocken, der ganze Mensch ausgetrocknet, das Gedächtnis schwach, in den Beinen staut sich Flüssigkeit. Der Arzt wird hier keine Niehans- oder Aslan-Kur verordnen, sondern er wird Herz und Kreislauf zu stärken versuchen. In vielen Fällen wirken noch heute die bei manchen jungen Klinikern obsoleten Traubenzucker-Strophanthin-Injektionen Wunder! Wenn rechtzeitig verabreicht, bringen die Spritzen, so wird man urteilen müssen, mit der Neubelebung des Kreislaufs in der Tat eine Revitalisierung des ganzen Menschen zustande. Statt Revitalisierung könnte man auch von Verjüngung sprechen.

Läßt sich gegen die eigentümliche Krankheit, die wir Arteriosklerose nennen, aus naturwissenschaftlicher Sicht etwas Wirkungsvolles unternehmen? Die alten Ärzte haben früher Jod verabfolgt – ich bin der Meinung, daß dem, der Jod verträgt, Jod nach wie vor als optimales Geriatricum dienen könnte. Dann kämen die kreislaufwirksamen Purinderivate in Betracht, also Euphyllin®, Afolinum®. Schließlich könnte man versuchen, den Lipoidstoffwechsel anzugehen, es gibt genügend Präparate der Industrie auf diesem Gebiet, sie reichen von den ungesättigten Fettsäuren über die anticholesterinämischen Substanzen bis zu den Vitaminen A, E und B_6. Zum Schluß sind die Vitamine überhaupt und die Hormone in Betracht zu ziehen.

Was die Vitamine betrifft, so wurden bereits einige genannt. Über Jahrzehnte war die Kombination A und E das grandiose Geschäft auf dem Pharma-Markt, doch kann man eine sichere Wirkung nur bei Hühnern feststellen. Anders verhält es sich mit dem Vitamin C, bei dem, wird es nur hoch genug dosiert (über 5 Gramm täglich!), ein sicherer Effekt zu erwarten ist.[11]

Wie verhält es sich mit den Hormonen? Sie sind »Botenstoffe«, übermitteln also auf dem Blutweg Befehle an bestimmte Organe, zu produzieren oder zu stoppen. Dabei richten sie sich nach dem Blutspiegel: Würde man also etwa männliches Sexualhormon zuführen, stiege der Hormonspiegel im Blut steil an, und damit würden die produzierenden Drüsen auf der Stelle gestoppt. Man muß demgemäß bei der Therapie mit Hormonen sehr vorsichtig abwägen und zurückhaltend dosieren. In Betracht kommen für die Therapie bei den sehr elenden, kachektischen Patienten aufbauende, sogenannte anabole Hormone, die aus den männlichen Hormonen abgeleitet sind. Dann wäre an minimale (»kitzelnde«) Dosen von Schilddrüsenhormon zu denken, mit aller Vorsicht in bestimmten Fällen wohl auch an ein Nebennierenrindenhormon.

Damit hat die Schulmedizin allerdings den streng lokalistischen Standpunkt verlassen, denn mit den Vitaminen, den Fermenten und den Hormonen befindet sie sich zwar nach wie vor auf ihrem eigensten, dem naturwissenschaftlichen Boden, jedoch längst im Bereich der Allgemeinbehandlung.

Am Beispiel der Wechseljahre

Natürlich ist es fraglich, ob man beim Altern von Therapie sprechen darf, weil nicht sicher ist, ob man das Altern, also den Alterungsprozeß, »behandeln« kann. Aber im Gegensatz zu dem, was wir Gerontologie nennen, nämlich die *wissenschaftliche* Beschäftigung mit dem Phänomen Altern, kommt der Geriaterie, als der *angewandten* Gerontologie, doch ein nicht zu verkennender therapeutischer Akzent zu.[12]

Wenn wir uns der Schulmedizin zuwenden, treffen wir auf die Frage: Soll man Ausfallserscheinungen, hervorgerufen durch Altersinvolution von endokrinen Drüsen, behandeln oder nicht? Nehmen wir ein konkretes Beispiel: das Klimakterium der Frau, als das Eintreten der »Wechseljahre«.

Die Frage ist aktuell, denn sie wird jedem niedergelassenen Arzt, Allgemeinarzt wie Frauenarzt, täglich in seiner Sprechstunde gestellt und muß beantwortet werden. Zunächst eine soziologische Feststellung: Der Ausdruck »Wechseljahre« ist inzwischen brüchig, denn in dem hier eben angegebenen Sinne »wechselt« bei der heutigen Frau noch nichts oder jedenfalls nur in Ausnahmefällen. Mit Erstaunen stellt man fest, daß die Marschallin im »Rosenkavalier« vierzig Jahre alt ist und einer »Alters«leidenschaft anheimfällt – mit vierzig wäre keine Frau unserer Zeit »alt«. Hier haben sich die Zeiten sehr gründlich geändert.

Frauen im Klimakterium, das bedeutet: Frauen mit nachlassender Produktivität ihrer Ovarien, derjenigen Drüsen also, die befruchtungsfähige Eier reifen lassen und dabei ein spezifisches, ausgewogenes Spiel wechselnder Hormonabsonderung zeigen. Die beiden Ovarien wiegen bei einer 20- bis 30jährigen Frau etwa 12 Gramm, bei der 60jährigen nur noch 4 Gramm. Die Beschwerden, die auftreten, sind vielfältig: Störungen der Blutung, Hitzewallungen, Schlafstörungen, Herzbeschwerden, Herzjagen, Reizbarkeit und Aggressivität, Depression, Energieverlust – die Liste läßt sich leicht fortsetzen.

Es ist viel darüber diskutiert worden, ob der Arzt hier eingreifen und beispielsweise das Hormonmanko durch Hormoninjektionen oder -tabletten ausgleichen soll. Man hat gefürchtet, auf diese Weise Krebs auszulösen – wobei noch anzumerken ist, daß gerade dieses Alter der Frau ein solches besonderer Krebsfurcht sein dürfte.

Aber nicht nur dies wurde eingewandt, es gibt noch eine andere Überlegung. Man hat gefunden, daß in einigen Gesellschaften keine klimakterischen Beschwerden vorkommen. Es scheint daran zu liegen, daß in diesen Gesellschaften die Frau mit dem Klimakterium in eine besonders geachtete Position eintritt, was zum Beispiel für die indische Rajput-Kaste gilt. In anderen Gesellschaften wiederum gibt es klimakterische Erscheinungen schon viel früher, also wenn die Frauen noch keineswegs im Involutionsstadium sind. Das hat man bei den Arabern gefunden, wo die Frauen aus den verschiedensten Gründen (Frühehe, viele Kinder, viel Arbeit) schon mit dreißig völlig verbraucht und erschöpft sind.[13]

Es sind also in bezug auf das Klimakterium auch soziale und psychologische Faktoren zu berücksichtigen. Für die Situation der Frauen der westlichen Zivilisationen muß dabei beachtet werden, daß für sie heute das Klimakterium nichts abschließt, sondern nur ein Stadium bedeutet: Ein gutes Drittel Lebenszeit liegt noch immer vor den Frauen.

Zwei ernste Krankheitszustände drohen den Frauen indes mit Eintritt des Klimakteriums. Als erstes fällt von da an der Schutz fort, den offensichtlich die weiblichen Sexualhormone vor dem Herzinfarkt gewähren. Herzinfarkt vor dem Klimakterium ist bei Frauen außerordentlich selten, hingegen nach Eintritt der endokrinen Involution relativ häufig. Zweitens tritt nach dem Klimakterium eine Krankheit auf, die wir nicht ernst genug nehmen können: die Osteoporose. Die Frauen verlieren an Knochenmasse, die Knochen werden anfällig, es treten vermehrt »rheumatische« Schmerzen auf, die zu Arbeitsunfähigkeit führen können und langwierige Behandlung erforderlich machen. Die postklimakterische Osteoporose gehört damit zu den sozialmedizinisch wichtigsten Krankheiten. Leider ist festzustellen, daß eine Osteoporose, einmal eingetreten, sich durch nachträgliche Gabe von Hormonen nicht rückgängig machen läßt.

Nun noch einmal die Frage: Soll man klimakterische Frauen mit Hormonen, das heißt speziell: mit Östrogenen, behandeln? Die Krebsfurcht ist, wie mehrfach nachgewiesen wurde, unbegründet. Nebenwirkungen sind seltener als bei der »Pille«. Man wird aber möglichst niedrige Hormondosen wählen und die ermittelten Risikofaktoren beachten: wenn beispielsweise Thrombosen vorgekommen sind, Bluthochdruck oder Lebererkrankungen. Man wird die Frau aufklären, woran sie eine Überdosierung erkennen kann, zum Beispiel an einem »Ziehen« in den Brüsten, eventuell Blutungen.

Die Medizin nimmt heute folgenden Standpunkt ein:

- Die kurzzeitige Östrogenbehandlung von klimakterischen Ausfallerscheinungen »ist voll zu akzeptieren« (Schrage 1985).
- Die grundsätzliche allgemeine Langzeitbehandlung wird nicht empfohlen.

Halten wir dagegen, was die Naturheilkunde anbietet, nämlich Lebensberatung, Regulierung der Diät und der Verdauung, dann finden vor allem die phytotherapeutischen Möglichkeiten unsere Aufmerksamkeit. Wir wissen, daß viele Pflanzen Wirkstoffe enthalten, die den Östrogenen nahestehen. Sie sind allerdings schwächer, doch können sie in vielen Fällen vollkommen genügen. In diesem Zusammenhang ist das Moorbad zu nennen: Manche Moore vermitteln dem Organismus durch die erwärmte Haut östrogenartige Stoffe. Eine Reihe von pflanzlichen Präparaten sind im Handel, die die Frauen einnehmen können, wie Remifemin®, Femisana®, Feminon®, Klimakoplant®, bei den Bädern etwa Moorhumin® aus dem Einfelder Moor, Morocoll® oder Moorlauge Bastian®.

Kein Zweifel, mit dem Einsatz solcher Behandlung, ob nun schulmedizinisch oder naturheilerisch, gehen wir dezidiert geriatrisch vor. Die Frauen, denen die klimakterischen Beschwerden auf die eine oder andere Weise genommen wurden, sind dem Leben wiedergegeben und können in ihre neue Lebensphase unbeschwert eintreten.

Wie verhält es sich aber mit dem »allgemeinen Altern«?

Am Beispiel der Kuren

Mit dem Vorangegangenen haben wir ein Beispiel für die Altersbehandlung an Hand einer Indikation erörtert, die auf ein Organ oder ein organisches System abzielt. Was geschieht, wenn das »allgemeine Altern« angegangen werden soll? Es sind für diesen Zweck verschiedene Möglichkeiten entwickelt worden, den Prozeß mit Hilfe von Kuren zu stoppen und womöglich rückgängig zu machen. Hier seien nur die folgenden Methoden genannt:

– Bogomoletz-Therapie,
– Frischzellen-Therapie,
– Aslan-Therapie.

Diese Kuren sollen *das Altern selbst* angreifen, fußen also nicht auf einer ganz bestimmten Indikation, und aus ebendiesem Grunde werden sie in der Bundesrepublik Deutschland von der Sozialversicherung nicht bezahlt, was bedeutet, daß der Arzt, der ja in aller Regel Kassenarzt ist, sie nicht auf Krankenschein durchführen kann. Wer eine solche Kur haben möchte, muß sie also selbst bezahlen. Er läßt sie sich dann entweder von einem Arzt verabreichen oder aber sucht einen darauf eingestellten Heilpraktiker auf. Nicht selten sind diese Kuren Domänen von spezialisierten Sanatorien, wo sie stationär, das heißt unter Aufsicht, durchgeführt werden können.

Die Kur nach A. A. Bogomoletz arbeitet mit hochaktivem menschlichen Eiweiß. Hier handelt es sich also um eine Stimulationstherapie: es soll angeregt und provoziert werden. In der UdSSR wird das Bogomoletz-Serum nicht nur geriatrisch angewandt, sondern auch zur Vorbereitung eingreifender Operationen.[14]

Die Frischzellen-Therapie will ebenfalls angreifen und stimulieren, zu welchem Zweck Gewebe embryonaler oder soeben geborener Tiere verwendet werden. Das Verfahren geht auf den Breslauer Chirurgen H. Küttner zurück, ist aber durch H. Niehans (»Arzt des Papstes«, Pius XII. nämlich) bekannt geworden. Als Verimpfung hochwertiger Organe anstelle von deren Transplantation hatte Küttner das Verfahren beschrieben.[15]

Beide Verfahren *mobilisieren Reserven:* Sie schaffen kein »neues Leben«, sondern bringen das zum Einsatz, was noch vorhanden ist und aus irgendwelchen Gründen inaktiv war. Vorausgesetzt ist also, daß der Organismus über Reserven verfügt. Sind sie nicht vorhanden, wirken diese angreifenden Kuren eher schädlich.

Die Aslan-Kur ist nicht aggressiv, sie arbeitet mit dem Lokalanästheticum Procain, das im Körper zerfällt und von dem das Spaltprodukt Diäthylaminoäthanol eine sehr facettenreiche Wirkung entfaltet – allerdings auf längere Sicht. Soforteffekte sind nicht zu erwarten, man kann aber bei längerer Gabe mit einer günstigen Wirkung rechnen.[16] Die Aslan-Kur setzt etwas voraus, das in unserer Gesellschaft nicht gerade im Überfluß vorhanden ist, nämlich Geduld.

Wenn wir die Kuren gegen das allgemeine Altern unter soziologischen und psychologischen Gesichtspunkten betrachten, finden wir in ihnen reichlich Psychosomatik und Psychotherapie, es ist aber kaum daran zu zweifeln, daß sie auch einen rein somatischen Effekt haben. Er besteht in der Anregung des Stoffwechsels, und das trifft auch auf die Aslan-Kur zu, die mildeste von allen: Das Procain-Spaltprodukt Diäthylaminoäthanol greift in den Acetylcholin-Stoffwechsel ein, also in die Dynamik der Neurotransmitter. Die Wirkung geht deutlich auf das zentrale Nervensystem, also das Gehirn, und insofern ist die Aslan-Therapie eine spezifische Alternskur: Altern hat immer etwas mit dem Gehirn zu tun.[17]

An diesem Punkt wollen wir zusammenfassen, was wir bereits mehrfach angesprochen haben: Daß nämlich Krankheit uns nicht nur gegenübertritt als etwas, das uns überwältigen, niederwerfen und auslöschen will. Es ist da noch ein anderes Gefühl, eine Einstellung, der wir uns nicht so recht bewußt sind – ich sprach sie eben an, als wir die Müdigkeit erörterten, die womöglich einer aussichtsreichen geriatrischen Behandlung entgegensteht. Kranksein bringt ja auch Vorteile, man wird bedauert, gepflegt, verwöhnt, wie einst als Kind – in der Soziologie sprechen wir vom »sekundären Krankheitsgewinn«.[18] Dann kommen ganz materielle Bedingungen hinzu: Der Kranke wird durch die Krankschreibung aus seiner Arbeitsverpflichtung herausgenommen, von seiner sozialen Verantwortung suspendiert. So ist es verständlich, daß in einer Gesellschaft, die sich ganz auf Leistung einstellt und infolgedessen Streß und Frustration mit sich bringt, ein Bedürfnis nach Schonung existiert. Es wäre falsch, dies leugnen zu wollen. Jaspers spricht geradezu von einem »Willen zur Krankheit«, und genau das fällt als Stör- und Hemmfaktor auf, wenn wir in der Therapie nicht weiterkommen, beispielsweise bei einem alten Menschen, der innerlich schon »abgeschlossen« hat, der nicht mehr »will«. Natürlich können wir auf diese Erscheinung auch bei anderen Altersgruppen stoßen.

Das beste Beispiel ist die *Hypochondrie:* Während der Gesunde seinen Organismus ignoriert, Störungen nicht beachtet, überbewertet der Hypochonder sie. Vom Hypochonder zum Selbstunsicheren oder zum Sensitiven ist nur ein kleiner Schritt, und schon befinden wir uns im Heer derjenigen, die man gemeinhin als labil bezeichnet. Was ihnen allen im Aufbau des Charakters fehlt, ist der Wille.

Wer einmal darauf aufmerksam geworden ist, stellt fest, daß es ganze Reihen von Erkrankungen gibt, die man als »Krankheiten des Willens« bezeichnen könnte. Es sind übrigens teilweise sehr moderne Krankheiten. Ich rechne insbesondere die Suchtkrankheiten und Abhängigkeiten hierher.

Ganz konkret und praktisch: Wenn wir einen älteren Patienten haben, der nachlässig oder gar unsauber gekleidet ist, können wir schon die Diagnose stellen, daß der Wille erlahmt ist.

Ganz gleich, wie alt er wirklich ist: Durch diese Vernachlässigung seiner selbst altert er schneller als durch den biologischen Vorgang. Altern ist also, wie wir ganz deutlich sagen müssen, *auch eine Krankheit des Willens.* Wer sich keine Mühe gibt zu bestehen, kann nicht bestehen, er wird von den übermächtigen Kräften des Lebens und der Gesellschaft dorthin gedrückt, wohin er eigentlich »will«, ins Abseits. Er »will« sterben: Insofern war Freuds Hypothese vom Todeswillen gar nicht so phantastisch. Etwas in uns scheint uns zwingen zu wollen, daß wir uns ausliefern, hingeben, aufgeben – wir müssen nur in uns hineinhorchen, dann hören wir diese Sirenenklänge, die das Verlöschen als Erlösung erscheinen lassen.

Wir wollen einseitige Stellungnahmen meiden, sonst könnten wir wohl sagen, der Sinn der geriatrischen Kuren sei es primär, den fehlenden Willen zum Leben wiederzufinden und neu aufzubauen. Daher der Appell an die Geduld. Von den Spaltprodukten des Diäthylaminoäthanols wissen wir, daß es über seine Einbeziehung in den Acetylcholinstoffwechsel auch pharmakodynamisch und nicht nur psychodynamisch wirkt. Deshalb müssen wir sagen, daß diese Mittel neben ihrer materiellen Wirkung auch eine psychologische Aufgabe wahrnehmen. Für den geriatrisch tätigen Therapeuten kommt es darauf an, dies ständig gegenwärtig zu haben und sein Handeln danach einzurichten.

Würde man sich fragen, wie oft ich als Arzt menschliches Sterben erlebt habe, dann müßte ich antworten: »Einmal.« Nur ein einziges Mal. Alles andere Sterben war nicht so beschaffen, daß ich es hätte menschlich nennen können. Irgend etwas fehlte immer. Was war es eigentlich? Vielleicht ist es besser, wenn ich diesen einzigen Fall menschlichen Sterbens rekapituliere.

Ende der fünfziger Jahre war ich Assistenzarzt in einem kleinen Krankenhaus in Frankfurt am Main. Eines späten Abends, als ich Nachtdienst hatte – und ich hatte dort fast immer Nachtdienst, denn wir waren nur zwei Assistenzärzte –, traf ich im Fahrstuhl mit einem älteren Herrn zusammen, der sich mir als Pfarrer vorstellte und mir erklärte, er werde zu einer Patientin gehen, die seine Schwiegertochter war. Ich erschrak etwas, ließ es mir aber nicht anmerken. Es handelte sich um einen tragischen Fall. Eine junge Frau, Mutter von zwei Kindern, war mit nicht abzuklärenden Unterleibsschmerzen in das kleine Krankenhaus gekommen. Wir führten schließlich, weil wir diagnostisch nicht weitergekommen waren, eine Laparotomie durch, das heißt, wir »machten auf«. Die Laparoskopie gab es noch nicht, wenigstens nicht bei uns. Was sich unseren Augen darbot, war erschreckend: Das ganze Bauchfell war von einem »Rasen« aus Krebs überzogen. Es handelte sich also um eine Carcinose des Bauchfells, und wir wußten, daß nun, nach der Öffnung des Bauchraumes, der Tod sehr schnell eintreten würde. Es war gerade gestern geschehen, das Bett der Frau hatten wir in das Schwesternzimmer gefahren – ein Ärztezimmer gab es ja in den damaligen Zeiten noch nicht.

Etwas später mußte ich auf die Etage, auf der die Patientin lag. Ich wollte gerade in das Schwesternzimmer gehen, als mir einfiel, daß ja der Pfarrer noch bei ihr war. Ich verhielt und wurde Zeuge eines tief beeindruckenden Gesprächs. Der Pfarrer hatte der ahnungslosen jungen Frau eröffnet, wie es um sie stand. In dem eindringlichen, zu Herzen gehenden Gespräch gab sie ihm ihren Ehering und bat ihn, dafür zu sorgen, daß ihr Mann noch einmal heiraten würde, um den Kindern eine Mutter zu geben. Beide sangen anschließend »Ach, bleib mit Deiner Gnade«. Gegen Mitternacht auf einem stillen Krankenhauskorridor dieses Lied zu hören ... Ich habe das nie vergessen, und ich war mir natürlich klar, daß es mir womöglich nicht gelungen wäre, mit der dem Tode Geweihten so zu sprechen, wie es dieser Pfarrer gekonnt hatte. Sie hätte womöglich aufbegehrt, geschrien: »Warum denn ausgerechnet ich? Ich bin noch so jung, warum denn ich?«

Kein Zweifel, sie war menschlich gestorben, was ja wohl heißen muß: würdig.

Ich will nicht sagen, alles andere Sterben sei unwürdig gewesen, aber es war nicht so gefaßt, so bewältigt wie dieses. Viele wußten, daß ihre Stunde gekommen war, aber es fand kein Gespräch über die letzten Dinge statt, es herrschte irgendwie – ich weiß keinen anderen Ausdruck – Verlegenheit, ja, an und in den Sterbebetten wartete man eigentlich nur ab, bis man es endlich hinter sich gebracht haben würde.

Sterbebeistand leisten – das bedeutet doch immer, sich vorher geprüft zu haben, ob man denn reif, selber reif für das Sterben ist: das eigene nämlich, von welchem uns der Sterbende eine Vorstellung vermittelt.

Kann Sterbehilfe Lebenshilfe sein? Ich denke, ja, denn wenn ein Sterbender in letzter Minute und wider alle Voraussicht gerettet würde: Diese Stunde vor dem Tode müßte ihm unvergeßlich und für sein neues Leben hilfreich sein.

Der biologische, der medizinische und der »soziologische« Tod

Offensichtlich lassen sich verschiedene Aspekte unterscheiden, wenn wir vom Tod sprechen und uns klarwerden wollen, was da eigentlich geschieht.[19]

Ganz grob könnten wir die folgenden Unterscheidungen treffen. Ein Lebewesen stirbt, geht vom lebenden in den leblosen Zustand über, denn die großen Funktionssysteme sind zusammengebrochen: Das ist der *biologische* Tod. Wenn es sich um einen Menschen handelt, wird der Arzt geholt. Er untersucht den Patienten, stellt den Tod fest, füllt einen Leichenschauschein aus. Das ist der *medizinische* Tod. Im übrigen hat schon das Sterben gewisse Auswirkungen: Es werden bestimmte Vorkehrungen getroffen, Überlegungen angestellt, und als deren Konsequenz ändert sich das Verhältnis der Mitmenschen zum Sterbenden. Das muß sich nicht darin ausdrücken, daß es liebloser würde, aber es bekommt doch, bei allem Mitleiden und Mitempfinden, einen Zug von Versachlichung. Man könnte sagen, daß die Angehörigen anfangen, den Sterbenden, der ja immer noch lebt – auch die Agonie, ja noch das Eintreten der Leichenstarre sind eine Leistung des Lebens – so zu betrachten, als wäre er schon gestorben.[20] Da wird Trauerkleidung besorgt, nach dem Testament gesehen, Verwandte werden benachrichtigt, und dem Sterbenden gegenüber tut man geflissentlich so, als würde alles gutgehen. Das ist der *»soziologische«* Tod. Damit sehen wir, was vorgeht, gleichsam von außen. Wir betrachten den Sterbenden, als hätte er keine Innenseite. Nicht selten wird in seiner Gegenwart auch ungeniert sachlich gesprochen, obgleich man weiß, daß das Gehör derjenige Sinn ist, der am längsten funktionstüchtig bleibt. Manche von den oft unglaublichen Reden wird der Sterbende also noch aufnehmen. Es ist allerdings die Frage, ob sie ihn noch interessieren.

Naturwissenschaftlich ließe sich zum Thema des Sterbens und des Todes sehr vieles sagen, das wir hier leider ausklammern müssen. Ich meine aber, es wäre doch wichtig, sich zu vergegenwärtigen, daß das Sterben und der Tod dem Leben nicht wirklich inhärent sind. Das beweisen die Möglichkeiten, primitive Lebewesen und abgetrennte Zellverbände, ja ganze Organe länger am Leben zu halten, als der betreffende Organismus sonst gelebt hätte. Sterben und Tod haben etwas mit dem Sachverhalt zu tun, daß das höhere Leben zu kompliziert aufgebaut ist, um den Nahrungsan- und Schlackenabtransport wirklich optimal regeln zu können. Offenbar geht das Sterben immer von einem bestimmten, und zwar einem hochspezialisierten Organ aus: die übrigen werden dann, wie H. von Kress sich ausdrückt, »mehr oder weniger rasch, zuweilen aus vollster Vitalität, in die Katastrophe hineingerissen«. Es gibt jedoch einen weiteren naturwissenschaftlichen Gesichtspunkt, der die Dinge noch mehr problematisiert. Studiert man die durchschnittliche Lebensdauer der Tiere und des Menschen, so stellt man doch fest, daß die Lebensspanne offensichtlich vorgezeichnet ist. Sie kann überschritten werden, meist wird sie unterschritten, aber im Grunde ist die Lebenszeit vorgeschrieben. Heute überschreiten zwar viele Menschen – sehr viel mehr als zur Zeit des Psalmisten – jenes 70. Lebensjahr, das der Psalmist als normale Lebenszeit vorsieht, und auch sehr viel mehr Menschen als früher das 80. Lebensjahr, doch sind weitere Grenzüberschreitungen die Ausnahme, und über hundert werden die Menschen selten.

Was ist daraus zu folgern? Ist die Lebensspanne tatsächlich genetisch festgelegt? Das wäre die erste Folgerung aus dieser Überlegung. Dafür spricht eine andere Beobachtung: Es gibt offenbar langlebige Familien, also Familien, in welchen Langlebigkeit erblich ist. Gibt es ein Gen – oder einen genetischen Komplex in den Chromosomen – für die Lebensdauer?

Zwei weitere Interpretamente bieten sich an. Zunächst das Phänomen des Wachstums: Dadurch, daß Zellen größer werden, verlängert sich der intrazelluläre Diffusionsweg zwischen Zellwand und Zellkern, eine kritische Zelldicke wird erreicht, von der an der Stoffwechsel problematisch wird. Mit Rössle zu sprechen, ist das Wachstum der eigentliche Alternsfaktor. Die zweite Erklärung: In diese Prozesse greifen unablässig Störungs- und Schädigungsmechanismen ein. Dabei handelt es sich nicht durchweg um Einflüsse, die an sich schaden, sondern auch um solche, ohne die der biotische Prozeß nicht laufen würde, die also notwendig sind. Dazu gehört die Ernährung. Mit der Ernährung aber werden nicht nur Kräfte neu entfaltet, sondern auch Hemmungen gesetzt.

Wir haben es hier mit dem gleichen Phänomen zu tun, das wir bei Besprechung der Koronararterien kennenlernten: In dem Augenblick ihrer Funktion, wenn nämlich Blut in sie hineingepreßt wird, werden sie selber bei der Zusammenziehung des Herzmuskels mit zusammengeschnürt. Wir können von der Heterologie der Nützlichkeit sprechen; denn sicherlich sind Wachstum und stimulierende exogene Faktoren für das Leben unerläßlich, zugleich aber setzen sie Grenzen. Das Resultat sind Altern, Sterben und Tod.[21]

Der Arzt, der zu einem Gestorbenen geholt wird, kontrolliert, ob die großen Funktionssysteme noch laufen oder ob sie abgeschaltet sind. Er stellt fest, daß der betreffende Mensch nicht mehr atmet, er fühlt keinen Puls mehr, hört keinen Herzschlag, er sieht, wenn er Licht auf die Pupillen fallen läßt, daß diese nicht mehr reagieren, daß sie allmählich größer werden und sich entrunden. Er könnte nun ein EKG abnehmen und sehen, ob tatsächlich ein Herzstillstand vorliegt oder vielmehr nur ein diesen vortäuschendes Kammerflimmern, also Herzrasen, das im extremen Maß ein Sichtotlaufen bedeutet. Dann wird er in aller Regel den Leichenschauschein ausstellen. Für Zwecke der Entnahme von Organen für eine Transplantation würde das allerdings nicht ausreichen. Hier wäre noch ein EEG, also die Abnahme der Hirnströme – entsprechend dem EKG der Herzströme –, vorzunehmen und eine Angiographie der Hirngefäße: Erst dann wäre der Tod tatsächlich festgestellt.

Über den soziologischen Tod haben wir bereits gesprochen; er ist das Resultat des Heraustretens aus dem sozialen Zusammenhang. Ich fragte vor vielen Jahren einen unheilbar an Krebs erkrankten Offenbacher Stadtrat, der sehr genau um sein Schicksal wußte, wie er sich fühle. Er war Atheist und sagte, er habe keine Angst, da er ja wisse, daß mit dem Tode alles vorbei sei. Es schmerze ihn aber doch sehr, zu sehen, wie die Kolonne sich immer weiter entferne, während man selbst am Wegrand zurückbleibe.

Angst vor dem Tode, so gesehen, ist ein soziales Phänomen: Der Mensch fürchtet nicht das Nichtsein, das er sich ja auch gar nicht vorstellen kann. Er fürchtet den Verlust seiner Gruppe, das Herausfallen aus dem sozialen Zusammenhang ins Leere, und wenn er sich dabei selber prüfen würde, müßte er feststellen, daß es sich um einen Verlust seines Selbstwerts handelt, den er auf sich zukommen sieht.

D. Sudnow geht denn auch davon aus, daß das Sterben Teil einer sozialen Ordnungsform ist.[22]

Nirgendwo wird dies deutlicher als im Krankenhaus, in dem »man« heute in aller Regel stirbt. Jedenfalls stirbt mehr als die Hälfte der Menschen nicht zu Hause. Im Krankenhaus unterliegen die Patienten einer weitverzweigten, unentrinnbaren Fremdbestimmung. Wie weit diese reicht, ergibt sich aus zwei fatalen Besonderheiten: Bei Eintritt in das Krankenhaus unterschreibt der Kranke oder stellvertretend für ihn ein Angehöriger, daß er im Falle seines Todes mit einer Leichenöffnung einverstanden ist, und auf den meisten Schreibtischen der Ärztezimmer finden sich Verzeichnisse derjenigen Krankheiten, die auf Leichenschauscheinen eingetragen werden dürfen, wenigstens in den USA. In der Bundesrepublik Deutschland sind sowieso nur sechs Todesursachen vorgesehen, die auf dem Leichenschauschein angekreuzt werden müssen. (Man behandelt mehr als tausend Krankheiten, aber nur sechs sind als Todesursache akzeptiert ...)

Der Tod ist also im Krankenhaus – anders als zu Hause, wo er als Naturkatastrophe hereinbricht – von vornherein organisiert. Zunächst sind gewisse Privilegien mit dem Status des Hoffnungslosen verbunden. Der Patient wird womöglich in ein Einzelzimmer gelegt und darf zu jeder Stunde Besuch empfangen. Sein kritischer Zustand wird weitergemeldet, so daß die mit Todesfällen besonders befaßten Angehörigen des Krankenhausbetriebs informiert werden. Der Krankenhausseelsorger wird verständigt. In manchen Kliniken wird sondiert, ob irgendwelche Organe, zum Beispiel die Augen, als Organspende zur Verfügung stehen. In manchen Kliniken läuft ein besonderes Betreuungsprogramm an – aber, wie gesagt, nur in manchen Kliniken. »Betreuungsprogramm« hieße, daß außer dem Besuch des Krankenhauspfarrers sich jemand, der etwas von Sterbehilfe – oder wenigstens -begleitung – versteht, dem Sterbenden zugesellt. Das kann eine Schwester sein, ein Psychologe oder ein Sozialarbeiter mit einer entsprechenden Ausbildung.[23]

Dies alles klingt noch nicht so hart, wie es tatsächlich ist. Genau wie über jeden Patienten, bricht nämlich über den Sterbenden die Welle der Massenabfertigung herein. Dies läßt sich teils aus der Entstehungszeit des Hospitals erklären – damals wurden lediglich die Armen aufgenommen –, teils geschieht es aber auch aus Sachzwängen:

- Tatsächlich handelt es sich um Massen, die zu betreuen und also »abzufertigen« sind.
- Die Behandlung in Diagnostik und Therapie muß sachlich, also distanziert sein, weil es in erster Linie um Wissenschaft geht und erst in zweiter Linie um persönliche Zuwendung.

Es soll ja objektiv zugehen, deshalb muß alles objektivierbar sein, und was dem Widerstand entgegensetzt, wie die »menschlichen Regungen«, Subjektivität, Angst und Trauer, wird verdrängt, denn sonst würden sich daraus hemmende Strukturen aufbauen. Das Sterben in der Klinik ist dadurch notwendigerweise schematisiert, geprägt vom Charakter der Massenabfertigung, die der Klinik wesensmäßig heute eigen ist. Damit außerdem alle in der Lage bleiben, die ihnen aufgetragene Arbeit gleichmäßig zu verrichten ohne durch persönliche Bezüge abgelenkt zu werden, herrscht eine Atmosphäre professioneller Distanzierung – Sudnow spricht von der »Standardeinstellung der indifferenten Effizienz«. Weniger als die Hälfte aller Kranken sterben zu Hause. Dort sterben sie nicht den, wie Rilke sich ausdrückt, »von der Anstalt angestellten Tod«. »Zu Hause« meint die gewohnte Umgebung, nicht mehr. Wenn vertraute Menschen, wenn mehr Zuwendung, als in der Klinik möglich, hinzu kommen, ist es gut, es ist aber sicherlich nicht die Regel.

Drei Faktoren müssen dabei berücksichtigt werden: der Sterbende selber, dann seine Angehörigen und schließlich jemand, der helfen soll, vom Arzt bis zur Gemeindeschwester. Sie alle haben einen verschiedenen Informationsstand und sind verschiedengradig betroffen. Der Sterbende weiß um sein Schicksal oder weiß es nicht – meist trifft weder das eine noch das andere zu, sondern er befindet sich in einer Grauzone des Wissens. Er ahnt mehr, als er weiß, und immer noch glimmt ein Fünkchen Hoffnung. Sind die Angehörigen vom Arzt aufgeklärt, dann wissen sie mehr, haben aber meist kein Verhältnis zu ihrem Wissen, können nichts damit anfangen und sind, was den Umgang mit dem Sterbenden betrifft, unsicher und befangen.[24]

Wie steht es mit dem Helfenden? Er weiß ebenfalls Bescheid, damit weiß er zugleich, daß alles, was man jetzt noch tun kann und tun muß, am vorgezeichneten Schicksal nichts ändern wird. Für ihn stellt sich deshalb die Frage, was getan werden kann, das Sterben menschlich zu gestalten.

Noch einmal die Frage: Was könnte menschliches Sterben heißen? Hierauf sind sicherlich zwei Antworten zu geben:

- Sterben ohne Qual,
- Sterben mit Bewußtsein.

Nur dann ist die von uns angesprochene Würde möglich: Wer sich vor Schmerz krümmt, kann nicht in Würde sterben. In Würde stirbt auch nicht, wer umwölkt oder gar völlig bewußtlos ist. Die Schmerzen können unmenschlich sein, deshalb hat Schmerzbekämpfung den Primat bei der Sterbehilfe. Es zeugt nur von einer vollständigen Verirrung ärztlichen Denkens, wenn Kliniker die Schmerzbekämpfung bei Sterbenden entweder ablehnen oder zurückhaltend anwenden, wozu oft die aberwitzige Begründung gegeben wird, man wolle die Abhängigkeit vermeiden. Der Arzt sollte versuchen, die Qual zu lindern, ohne das Bewußtsein fortzunehmen.

Soll man auch die Angst fortnehmen? Soweit das durch Gespräche möglich ist, besteht kein Zweifel. Aber die Angst kann genauso unmenschlich sein wie der Schmerz, den Sterbenden schütteln, ihn in Panik und Verzweiflung stürzen. Ich meine, daß der Helfende hier genauso handeln muß wie beim Schmerz: Die extreme Angst muß fortgenommen werden – gegebenenfalls medikamentös.

Hier ist allerdings anzumerken, daß unvermerkt Unsicherheit und Angst auf den Helfenden überspringen können. Das Sterben geht nahe, der Helfende erfährt, daß er früher oder später – aber was heißt das schon – selber »dran« ist und daß ihm dann, genau wie im Falle seines Patienten, niemand den letzten Weg abnehmen wird. Das Sterben der anderen ist die Prüfung auf Reife für den Arzt und für den Helfenden überhaupt.

Im Grunde läßt sich die Frage, ob das Sterben des Menschen heute auf menschliche Weise geschehen kann, noch nicht zureichend beantworten. Zwar können wir davon ausgehen, daß Menschlichkeit sich immer wieder durchsetzt, sowohl im Krankenhaus als auch zu Hause, aber dies bleibt doch, selbst wenn es öfter der Fall wäre, als wir annehmen, eher zufällig, da es nicht dem System wirklich eigen ist.

Wenn wir dem Sterbenden helfen wollen, so müssen wir die Lüge vermeiden. Sollen wir also die Wahrheit sagen – rückhaltlos, was ja auch heißen würde: rücksichtslos? Wir sollen nicht lügen, aber wir müssen uns auch darüber klarwerden, ob und wie Wahrheit in dieser Stunde vertragen wird. Die Wahrheit, unvermittelt, unvorbereitet, dem Todkranken »mitten ins Gesicht«, wäre meist der Todesstoß. Stets bedeutet ja Information über den Endgültigkeitscharakter der Krankheit die Eliminierung der Hoffnung. Gewiß hat der Mensch immer Hoffnung, selbst in aussichtslosen Situationen und natürlich auch auf dem Krankenbett, von dem er spürt, daß er es nicht mehr lebend verlassen wird. Schließlich kann er sich damit trösten, daß die Wissenschaft der Medizin nicht unfehlbar ist und schon mancher wieder aufgestanden ist, dem sie keine Chance mehr gab. Aber das sind leider Ausnahmen. Nur die Hoffnung ist keine Ausnahme, sie ist immer da. Sollen wir sie einfach ausreißen? Nur ein Sadist könnte das wollen. Als Ärzte und Helfer sind wir primär Humanisten, werden also unsere Worte wägen, so wie wir hoffen, daß man sie einst auch bei uns wägen wird.[25]

Man wird also abwägen: Was kann der Schwerstkranke ertragen, und – was kann der Helfer ertragen? Dabei wird man erfahren, daß die Stützung der Persönlichkeit – das Verhindern ihres Zusammenbruchs – immer auf einem Wege erfolgt, der die Wahrheit mit hineinnimmt. Die Wahrheit, das ist nämlich nicht einfach der Sachverhalt. Sie hat eine weitere Dimension, die der Tiefe.

Was soll wirklich geschehen? Ich möchte diese Frage hier einrücken, damit wir das große Thema nicht völlig ohne konkrete Bezüge besprechen. Es kommt für den Helfenden darauf an, den Kranken zum Reden zu bringen, so könnte man wohl sagen. Denn nicht wir, die an sein Bett treten, sondern er ist voll des Unausgesprochenen, an welchem er, käme er nicht zum Reden, ersticken müßte. Machen wir uns nichts vor: Auch der Verschlossene leidet daran, daß er etwas mitteilen, ja einfach: etwas sagen muß, das nicht vergessen werden, das nicht ungesagt bleiben darf. Wenn er es nicht tut, liegt es daran, daß wir versagt haben. Übrigens geht es gar nicht um das, was mitgeteilt wird, sondern um die Mitteilung, um das Mitteilen selber. Der Akt des Übermittelns ist das, was der Vergessenheit entreißt. Das charakterisiert die Selbstgespräche der Sterbenden: Weil niemand da ist, der zuhört, sprechen sie ins Leere hinein, denn das Sprechen bewahrt, weil es gestaltet.

Solche Gespräche wünscht jeder, der spürt, daß sein Leben dem Ende zustrebt. Insofern sind die Sterbenden nicht abhängig von dem Grad der Artikulationsfähigkeit, den sie besitzen – dieses letzte Monologisieren oder Dialogisieren ist im soziologischen Sinne nicht schichtenspezifisch. Es mögen nur wenige Sätze sein, die mit versagender Kraft gemurmelt werden, die niemand mehr versteht – es ist die Botschaft, welche der Sterbende noch übermitteln muß. Es ist eine Botschaft des Lebens, die Fackel, die weitergereicht wird.

Deshalb ist es nicht sinnvoll, an das Sterbebett mit eingeübten Programmen, auswendig gelernten Sprüchen heranzutreten oder gleich das Gesangbuch aufzuschlagen. Die Standardsätze, die auch Ärzte sich angewöhnt haben im Laufe ihrer Berufstätigkeit, passen nicht, weil sie immer passen.

Kein Beruf prädestiniert zu sinnvoller Sterbehilfe. Ein Pfarrer kann ebenso versagen wie der Arzt, ein Pfleger ebenso wie ein Sozialarbeiter. Sterbehilfe setzt voraus, daß eine bestimmte Reife erreicht wurde. Was heißt das, reif sein? Es bedeutet doch, daß das Wünschen in gewissem Sinne zurückgetreten ist, daß das auf sich selbst bezogene, an sich selbst interessierte Ich seine Schranken gefunden hat, daß das Leben nicht mehr blind und ziellos drängt. Es wäre, wenn man will, von weltlicher Askese zu sprechen: Nicht etwa, daß der Mensch dieser Welt abgestorben wäre, er ist ihr vielmehr weiterhin voll verhaftet und entschlossen, sie nicht zu lassen, aber er will das Leben *nicht mehr um jeden Preis,* nicht mehr »besinnungslos«. Anders ausgedrückt: Man muß die Endgültigkeit erkannt haben. Es ist eine der schlimmsten Erkenntnisse: daß wir die Vergangenheit hinter uns herziehen wie einen Schatten aus Blei. Das, was wir tun, ist immer endgültig, unwiderruflich. Nur weniges können wir wiedergutmachen. Wer sich dem Ende nähert, möchte wohl dieses oder jenes korrigieren, aber die Verhältnisse sind ihm davongelaufen, er kann nichts mehr zurechtrücken. Indem er es erkennt und einsieht, wird er selber zurechtgerückt. Das ist das, was mit Reife gemeint ist.

Reife erlaubt, die Frage anders zu stellen und damit das Erleben anders zu lenken. Wie hat sich durch all diese verworrenen Wege, Umwege und Abwege der Sinn durchgesetzt, den man jetzt plötzlich herauslesen kann? Die Reflexion darauf wäre die eigentliche Sterbehilfe, weil sie Lebenshilfe wäre. Wer danach nämlich wieder aufstände, träte anders ins Leben hinaus.

Vor dieser Frage ist es nicht wichtig, ob das Gespräch im Krankenhaus oder in der Wohnung stattfindet. Sie stellen heißt nämlich, das Zuhause herstellen, gleichgültig, wo sich diese Szene abspielt: auf einem sinkenden Schiff, in einer sturmumwehten Alpenhütte, in der Raumkapsel oder in einem zertrümmerten Kraftfahrzeug in menschenleerer Gegend.

Als Rilke auf dem Sterbebett lag und sein Arzt einen Konsiliarius hinzuziehen wollte, wehrte Rilke ab, weil er fürchtete, dieser würde die Krankheit, *seine* Krankheit, wie ein Schulmeister irgendeinem Schematismus unterordnen. »Denken Sie, wie schrecklich es wäre, wenn irgendein Pedant kommen und dies alles zerstören würde, mit der banalen Tröstlichkeit einer Medizinervisite«, sagte er zu seinem Arzt.

In seinem Hörspiel ›Gespräch mit einem verachteten Menschen‹ läßt Friedrich Dürrenmatt diesen Wunsch äußern: »Zu sterben, wie Kinder sterben, ohne die Welt zu verfluchen, ist ein Sieg, der größer ist, als je der Sieg eines Mächtigen war.« Ist das Wort Jesu: »Wenn ihr nicht werdet wie die Kinder«, etwa auch in diesem Sinne auszulegen? S. Wittschier hat zur »Kunst des Sterbens« einige Gedanken gesammelt, darunter diesen Satz: »Die Kunst des Sterbens beginnt dort, *wo wir am anderen kleiner werden dürfen.*«[26]

SIEBTER TEIL
Die neue Gesundheit

S. Freud schrieb 1930 über »Das Unbehagen in der Kultur«[1], P. L. Berger (mit B. Berger und H. Kellner) 1973 über »Das Unbehagen in der Modernität«.[2] Was gemeint ist, hat eine viel zu wenig gewürdigte Bedeutung für das Thema Gesundheit und Krankheit. Freud geht es in der Hauptsache darum, nachzuweisen, daß es sich bei dem »ozeanischen« oder Ewigkeitsgefühl, das das eigentlich Religiöse ausmache – gleichgültig, ob man an irgend etwas Bestimmtes glaube oder nicht –, um eine poetische Illusion handle. Er merkt dazu an: »Es ist nicht bequem, Gefühle wissenschaftlich zu bearbeiten.« Berger und Mitarbeiter dagegen setzen sich mit den Reaktionen auf die Rationalisierung und Technisierung auseinander, die das moderne Leben bestimmen. Es kommen dabei vor allem die »hemmenden Strukturen« zur Sprache, die ich im Zusammenhang der angewandten Medizin eingehender behandelt habe.

Aber auch Schriftsteller haben die verhängnisvollen Auswirkungen erkannt und dargestellt, wie Gabriele Wohmann in ihrem Roman ›Paulinchen war allein zu Haus‹.[3] Ich referiere mit den Worten von W. Scharf: »Der physischen Seite wird besonders in Ernährungsfragen große Aufmerksamkeit bei den (sc. jungen, modernen) Adoptiveltern gewidmet. Demgegenüber wurden sie bei den Großeltern unkompliziert gelöst: Was auf den Tisch kam, schmeckte in der Regel. Jetzt sitzt die quantifizierende Wissenschaft mit am Tisch und verdirbt den Geschmack. ›Nach einer Kalorientabelle‹ nehmen die (jungen, modernen) Adoptiveltern Paulinchens Nahrung auf (S. 15). Christa (d. i. die junge Adoptivmutter) ›warf immer in ihre Tasse mit Tee oder Kaffee eine kleine weiße Tablette‹, statt einfach Zukker zu nehmen. Zu einem kleinen Eklat kommt es, als sie die Großeltern besuchen und alle mit Ausnahme von Christa Kuchen essen. Kurt (d. i. der junge Adoptivvater) ›verschlang‹ nach anfänglicher Weigerung ›ganz rasch und konzentriert zwei oder drei Sorten aus dem Angebot der Großeltern ... Christa sah nicht nur Kurt, sondern auch den Großeltern mißbilligend beim Konsum der Süßigkeiten zu‹ ... Später entdeckt es (d. i. das Kind, Paulinchen), daß sie heimlich Tabletten schluckt, um, wie sie sagt, ihren ›zu raschen Motor ... mit künstlichen Bremsen arbeiten zu lassen‹, ›gegen zu viele Umdrehungen von diesem

Motor in‹ ihr. Wenn Christa sagt, ›bei mir ist alles Natur‹ (S. 145), dann sind, so verlogen das dem Kind erscheinen mag, ihre toupierten Haare ebensowenig ausgeschlossen wie ihr schlanker Körper, den sie aus operationstechnischen Gründen trägt. ›Die Chirurgen schätzen dünne Patienten . . ., auch das Pflegepersonal hat es leichter.‹ Indem die (Adoptiv-)Eltern das Leben nur in der Perspektive reiner Selbsterhaltung und Krankheit sehen, leben sie auf höchst unnatürliche, hohle Weise. Paulinchen schmecken weder ihre ›extravaganten Konservendelikateßmahlzeiten‹ noch die ›gesunde Vitalstoffernährung‹, die ›vitaminreiche und kohlenhydratarme Crackerkost‹, die sie als Schulverpflegung geben. Liebend gern tauscht es den Apfel z. B. gegen ein Blutwurstbrot des Nachbarkindes.«[4] Als Paulinchen einmal krank wird, »fragen die ›Eltern‹ den konsultierten Arzt: ›Was hat Paula veranlaßt, uns ihre Grippe oder was es nun ist zu verheimlichen?‹ Paulinchen wird von den Erwachsenen nicht gefragt, seine Schmerzen werden nicht diagnostiziert und eine richtige Hilfe wird nicht angeboten, sondern von seinem physischen Leiden geradezu wortreich abgelenkt, wie die Länge der Unterhaltung zwischen den Adoptierern und dem ›Doktorchen‹ demonstriert (S. 99 f.)«. Schließlich, wieder nach Scharf zusammengefaßt: »Es (d. i. Paulinchen) bleibt für die ›Eltern‹ ein Rätsel, das sie nicht lösen können. Ähnlich Rousseaus ›Emile‹, einem Adoptivkind, soll es nur in künstlicher Natur leben, um berechenbar zu sein.« Dagegen stellt Frau Wohmann das Kind Petra, das genau so ist, wie man es in dieser Gesellschaft erwartet: »Petra spielt immerfort Ball und läßt sich mit Sonnenöl einschmieren und will unaufhörlich ins Wasser. In der Brandung macht sie ein ganz tobsüchtiges Gehopse und läßt sich überspülen . . . und weil sie schön braun werden will, schnüffelt sie mit so einem befriedigten, rechthaberischen Gesichtsausdruck wie dem von Christa das ganze wichtige Zeug ein, Ozon und Ärosol und sonstwas. Petra verweigert nicht (anders als Paulinchen) ganzheitliche gesunde Erfolgsmöglichkeiten, die der Aufenthalt an der See bietet« (S. 215). Eine Seite später der Stoßseufzer von Christa, der modernen Adoptivmutter: »Man könnte (Paulinchen) den Tränenkanal rausoperieren, es brauchte von Rechts wegen nie zu weinen.«

Eine neue, eine andere Welt, und die sie geschaffen haben, sind selbst fremd in ihr. Das hervorstechendste Merkmal ist das der Angst. Sie wird so häufig und bei eher unpassenden Gelegenheiten geäußert, daß sie schon wieder unglaubhaft sein könnte. Konnte Gottfried Benn noch zum Erscheinen der deutschen Ausgabe von W. H. Audens ›Zeitalter der Angst‹ schreiben, ihm sei nicht klar, warum es Zeitalter der Angst heiße,[5] ist heute Zweifel nicht mehr möglich. Indes merkte er an: »Im übrigen spielt die Liebe keine Rolle in diesem Gedicht, sie ist ja auch kein Inhalt mehr, es wird durch sie nichts anders, sie bringt keine Verwandlung, sie ist ein Surrogat für Unproduktive.«

Wahrscheinlich ist es das: *das Umsichgreifen der Angst hat mit dem Zurückweichen der Liebe zu tun.* Ganz andere Dinge stehen im Vordergrund als private Regungen, *vor allem das Funktionieren.* Alles muß wie geplant »laufen«, Auftreten von Ich-Interessen, ja auch nur Ich-Bewußtsein würde stören. Aber es gibt das Ich-Bewußtsein, es scheint sogar eine der Dominanten in der Evolution zu sein, und es gibt Ich-Interessen. Werden sie unterdrückt, wird Angst ausgelöst.

Es ist die Welt des dressierten Menschen (nicht nur des »dressierten Mannes« [Esther Vilar]). Gewiß, die Jahrhunderte sind voller dressierter, unterjochter, leibeigener, geknechteter Menschen – und doch ist da ein Unterschied. Mindestens bis Napoleon war es ziemlich gleichgültig, was die Unterworfenen wirklich im Inneren dachten, sie hatten nur zu parieren. Die Moderne hat die Tyrannei bis in die Seele vorgetrieben, die Menschen müssen nicht nur funktionieren, sie müssen das auch noch für richtig halten und bejahen. Das wird mittels Sozialisation, also Erziehung (siehe Erwachsenenpädagogik, Werbung, »Kulturindustrie«), herbeigeführt. Das Resultat ist, daß die Individuen die Gleichschaltung als etwas empfinden, was sie selber wollen. Sie selbst wollen das Funktionieren. Da Krankheit die Funktion beeinträchtigt, sind sie ständig in Sorge, nicht gesund zu sein.

Inmitten künstlicher Welten, in denen ihnen Gemeinschaft, Geborgenheit, Vergnügen unablässig suggeriert wird (durch Mode, Medien usw.), fühlen sie sich verlassen, »unbehaust«, freudlos, nicht glücklich, krank. Die dressierten Menschen sind nicht glücklich, *und* sie empfinden sich als nicht gesund. Quälend ist für sie besonders, daß sie nicht exakt wissen, wo es eigentlich fehlt. Krankheiten, die vorherrschen, sind dadurch charakterisiert, daß sie das Allgemeinbefinden auf quasi diffuse Weise stören. Die allgemeine Nervosität, die vegetative Dystonie, die neurocirculatorische Dystonie, die Schlaflosigkeit, der hohe Blutdruck, der niedrige Blutdruck – beide wiederum zum großen Teil Dystonie-»Krankheiten« –, die funktionellen Herz- und Magen-Darmstörungen: das alles meist nicht schwerwiegend, aber zu spüren, und es negiert, was man doch für das Funktionieren unausweichlich benötigt, das Bewußtsein kompletter Gesundheit (wobei man oft von *fit* anstelle von *gesund* spricht und überhaupt die Leistungsfähigkeit meint). Deshalb unternimmt man gewaltige Anstrengungen, die viel Geld erfordern und deshalb wiederum viel weitere Leistung erzwingen: für Freizeit und Urlaub, die längst zu neuen Arbeitswelten neben der eigentlichen Arbeitswelt geworden sind. Sie machen mürbe wie diese. Der dressierte Mensch ist der Zauberlehrling, der seinem Besen das Laufen lehrte. Nun kann er laufen, aber er ist nicht mehr abzustellen, er läuft ununterbrochen und zwingt seinerseits den Menschen, ebenso atemlos zu funktionieren wie er.

Es wäre eigentlich erstaunlich, wenn Menschen unter diesen Umständen und in diesen Verhältnissen nicht krank würden. Nein, die Krankheit ist heute nahezu das »Normale«, und die Gesundheit wird mehr oder weniger zu einem Glücks-, fast Ausnahmefall, und irgendwie ist es denen, die nun tatsächlich gesund sind, schon peinlich, zugeben zu müssen, daß ihnen »nichts fehlt«. Das Fehlen von etwas Negativem ist nicht positiv, sondern zusätzlich negativ.

Es ist eine Welt, von der man sagen müßte, sie passe für den Menschen nicht. Sie ist zu vollkommen, als daß er sich noch einfügen könnte. Und sie wird immer vollkommener: technisch nur, *aber das Technische ist das einzige, was zählt.* Sie fordert ständig vollkommenere Menschen, doch die Perfektionierungsmöglichkeit des Menschen ist begrenzt. Er hinkt hinterher, voller Schuldgefühle, Versagensängste, zwar noch zum Vergnügen, nicht aber mehr zu Glück fähig.

Bezogen auf unser Thema: Das Unbehagen in der perfektionierten Medizin. Wie perfektioniert ist diese Medizin?

Wir haben ihren weiten Weg verfolgt, und über beträchtliche Strecken war er gleichförmig. Es wurde immer nur das Alte wiedergekäut, Neues kam selten hinzu. Die unmittelbare Gegenwart erst hat den heftigsten Innovationsschritt gemacht. Sie hat es geschafft, wovon die Materialisten des 19. Jahrhunderts nicht einmal zu träumen wagten. Sie hat sowohl die Zeugung als auch den Tod »im Griff«. Der Griff ist, was das Sterben betrifft, noch nicht wirklich fest. Sie kann den endgültigen Tod hinausschieben, aber bislang bewirkt sie eher ein verlängertes Sterben. Immerhin sind Fortschritte da, die überlegen lassen, ob man dem Tod nicht doch bald beikommen und ihn selbst bestimmen könne.

Großartiges leistet die Medizin aber beim Anfang, bei der Reproduktion des Menschen. Die Zeugung hat sie inzwischen tatsächlich im Griff. Da ist einmal die medikamentöse Kontrazeption, die »Pille«. Mit ihr ist man in der Lage, Sex und Reproduktion vollkommen zu trennen. Es gibt sie erst für die Frau, aber theoretisch wäre auch die Pille für den Mann möglich. Läßt man sie fort, kommt es zur Fortpflanzung, und der Zeitpunkt ist also nach eigenem Wunsch und Plan exakt festzulegen. Natürlich klappt es noch immer nicht so, wie es der Theorie nach funktionieren könnte. Noch immer ist derzeit *jede zweite Schwangerschaft* – wenigstens zunächst – *nicht gewollt* gewesen.[6] Aber das ist eher ein Anreiz, gesundheitliche Aufklärung weiter voranzutreiben. Fazit: Die »Pille« hat die Welt stärker verändert als alle sonstigen Großtaten der technischen Vernunft: stärker als die Psychopharmaka, die nur dämpfen, stärker als die Atombombe, die nur eliminieren würde.

Aber das ist nicht alles auf diesem Gebiet. Seit je gibt es Ehen, denen Nachwuchs versagt ist. Früher mußten sich diese Menschen bescheiden oder aber Kinder von anderen adoptieren. Heute ist das nicht mehr nötig. Man kann die Befruchtung künstlich herbeiführen, jeweils methodisch angepaßt nach Art der Störung. Sind beim Mann die entsprechenden Organe nicht funktionstüchtig, bei der Frau jedoch intakt, kann man künstlich inseminieren, wie dies aus der Veterinärmedizin seit langem vertraut ist. Man spricht, wird das Sperma vom Ehemann genommen, von *homologer Insemination.* Sind auch bei der Frau die Wege ungangbar, wird das Sperma außerhalb des Mutterleibes mit dem reifen Ei zusammengebracht und danach in die Gebärmutter verpflanzt. Man spricht hier von *extrakorporaler Befruchtung.* Um das zu bewerkstelligen, muß man das Ei zuvor dem Ovar entnehmen, genau zum richtigen Zeitpunkt. Damit das problemlos vor sich gehen kann, wird die Frau medikamentös mit einem Hormon stimuliert. Dann sind meist drei reife Eier vorhanden, die entnommen werden können, nicht wie normalerweise nur ein einziges.

Das Ganze kann natürlich auch vorgenommen werden mit *Fremdsperma,* wenn also beim Ehemann Samen nicht vorhanden ist oder nicht zu entnehmen ist. Dann sprechen wir von *heterologer* und, sofern die Befruchtung wieder in der Glasschale erfolgt, von *extrakorporaler heterologer Insemination.* Soweit dies abstrakt dargestellt wird, klingt es in der Tat nach echtem Fortschritt. Aber sobald wir sie dorthin übertragen, wo sie durchgeführt wird, auf die Menschen nämlich, kommen Aspekte auf, die fataler kaum denkbar sind.[7]

Sehen wir uns zunächst die homologe extrakorporale Befruchtung an. Es werden, da man ja sichergehen will, alle drei oder vier Eier entnommen und mit dem Sperma zusammengebracht. Es werden entsprechend alle drei oder vier Eier befruchtet. Nur eines will man haben, die anderen werden nicht eingepflanzt. Was wird aus ihnen? Man könnte sie getrennt aufziehen, anderen Frauen einpflanzen, der chemisch-pharmazeutischen Industrie für pharmakologische Tests zur Verfügung stellen, was denn auch in reichem Maße geschieht.

Wer denkt daran, daß es sich bereits um Menschen handelt, wirkliche Menschen, die aufwachsen, sich entwickeln, ein Schicksal haben, die Welt verändern könnten? Juristisch ist gegen die »Abgabe« (oder den *Verkauf*) der überzähligen Zygoten nichts einzuwenden, da sich der Embryo vor der Einnistung in die Gebärmutter (derzeit immer noch) in einem rechtsfreien, ungeschützten Raum befindet.

Man könnte noch weitergehen und ein Experiment wiederholen, das man von den relativ großen Seeigeleiern kennt. Man schnürt die befruchteten Eier mit einem feinen Faden durch; je nach dem Stadium zerfallen sie dann in zwei oder in vier Eier, und jedes dieser Eier ist weiterhin fähig, den ganzen Menschen zu erzeugen, ja es ist schon ein ganzer Mensch. Die so entstehenden Menschen wären *vollkommen identisch,* sie hätten die identische Körperform und die identische Seele. Man könnte sagen, es besteht derzeit für jede Frauenklinik oder Fachpraxis *die Möglichkeit, eine Armee von Zombies zu erzeugen.*

Noch einmal die Frage der Auswahl. Hat der den Befruchtungsvorgang in der Glasschale mit dem Mikroskop kontrollierende Arzt den Eindruck, eines der Eier sei besonders gut angelegt oder ein anderes schlecht, selektiert er. Auf diesem Wege ist man derzeit noch nicht sehr weit, aber wir sind dabei, die Beurteilungsmöglichkeiten zu perfektionieren. Würde es einmal möglich sein, Genies zu erzeugen oder, anders herum ausgedrückt, künftige kranke Menschen – also: Krankheiten – zu eliminieren? Wir sind, scheint es, nicht sehr weit davon entfernt.

Aber – Genies waren häufig mißgebildet oder krank! Kant hatte einen Buckel, Toulouse-Lautrec war ein Krüppel, Hölderlin in unserer psychiatrischen Fachsprache schizophren, Dostojewskij ein Epileptiker, Flaubert ein neurotischer Psychopath, Maupassant ein Psychotiker, Proust Asthmatiker, Nietzsche ein Paralytiker, van Gogh ein Psychotiker: Es sieht ganz so aus, als hätte Benn recht, wenn er vermutet, Begabung und Gesundheit schließen einander aus. In der großen Kasuistik von W. Lange-Eichbaum (›Genie, Irrsinn und Ruhm‹) wird eigentlich jedem, der in der Weltgeschichte und in der Kulturgeschichte einmal hervorgetreten ist, eine solide Krankheit angehängt. Würden wir also, indem wir die für Krankheit oder Mißbildung verdächtigen Zygoten aussondern, zugleich die Begabung, den Genius aussondern? Was noch reproduziert würde, gehörte zum platten Mittelmaß, wäre Serienfabrikat.

Aber wir sind noch immer nicht am Ende! Denn wie steht es mit der Fremdzeugung wirklich? Da sie häufig kommerziell vorgenommen wird, will der Arzt auf jeden Fall Erfolg. Befruchtet er ein Ei mit dem Sperma eines einzigen Mannes, besteht das Risiko, daß es gar nicht zur Befruchtung kommt. Also nimmt er das Sperma von mehreren Männern, *mindestens von dreien,* nach neuerem Stand (1985) das von *sieben* Männern.

Die Befruchtung klappt, das Kind wächst auf, eines Tages ist es volljährig – nach 18 Jahren – und fragt sich, wer sein Vater gewesen sein *könnte.* Nach derzeit in der Bundesrepublik gültigem Gesetz müssen die Jugendämter die einschlägigen Unterlagen 18 Jahre lang aufbewahren. Aber zunächst wäre zu klären, wer von den sieben Spermaspendern wirklich zum Zuge gekommen ist, und dann müßte man nachforschen, ob er noch erreichbar ist, ob er noch lebt. Es mag Leute geben, die das als Lappalie betrachten. Wer aber weiß, wie eng die menschliche Identität mit dem Wissen um die Eltern zusammenhängt, wird darüber nicht hinwegreden wollen! Griffe diese Praxis um sich, würde eine Gesellschaft von Kunstmenschen entstehen ohne Verbindung zu Ursprung und Herkunft.

Etwas Extremes, was nicht alle Tage vorkommt? Es ist häufiger, als man denkt, allerdings wahrhaft extrem, und die Medizin bewegt sich, mit allem Aufwand hochwissenschaftlich erstellter Maßnahmen, hart am Rande dessen, was man sittliche Verwahrlosung nennen könnte, oder, wenn es neutraler klingen sollte, *mental insanity*.

Gehen wir einen Schritt in die tägliche Praxis hinein. Wie hat Homunculus sich hier etabliert? Nehmen wir das Beispiel eines Antidepressivums, wie es in der Praxis jeden Tag verlangt und verordnet wird. Die moderne Gesellschaft ist ja depressiv – wie sollte es anders sein? Das Mittel wird folgendermaßen von Homunculus geschaffen: Man erzeugt zunächst einmal eine Depression, natürlich beim Tier, denn Zombies stehen noch nicht genügend zur Verfügung. Das ist ein fataler Mangel, denn natürlich wissen wir nicht so recht, wie eine Depression beim Tier aussieht (wir haben schon erhebliche Schwierigkeiten mit der Diagnose der kindlichen Depression). Man nimmt gewöhnlich Reserpin, einen Pflanzenstoff aus Indien, mit dem bei uns lange Zeit der Hochdruck behandelt wurde (und immer noch wird) oder Tetrabenazin. Dann registriert man, ob die Tiere davon ruhiger werden oder ob ihre Körpertemperatur absinkt. Dies alles würde man als Depression werten. Danach spritzt man ihnen die neue Substanz, von der man glaubt, sie könnte ein künftiges Antidepressivum abgeben. Werden danach die Tiere wieder munter, steigt die Körpertemperatur wieder an, beurteilt man die Ausprobung im Tierexperiment positiv. Man wiederholt den Versuch dann noch öfter, auch mit »trainierten« Tieren, die das Spiel schon kennen und deren Reaktionen Dressurwirkung sein könnten. Schließlich stellt man fest, in welcher Dosierung die neue Substanz tödlich wirkt, beim Tier natürlich, oder ob sie Krebs erzeugt oder – Abhängigkeit, Sucht. Die Frage, ob man die verschiedenen Veränderungen, das Langsamwerden der Tiere, die Hypothermie, als Depression im menschlichen Sinne auffassen darf, ist allerdings niemals ausdiskutiert worden.

Dennoch wird das Mittel nun am Menschen ausgetestet, wobei man sehr schnell den Massenversuch ansteuert. Bei dem inzwischen aus dem Handel gezogenen Mittel wurden tatsächlich sogleich 10000 Versuchspersonen mit Depression getestet.

Auf diese Weise entsteht eine Exaktheit, die es in Wahrheit so nicht gibt. Wer nicht reflektiert, überläßt sich einer Pseudo-

Objektivität, die bei immer feinerer Einstellung nur Ungefähres anzubieten hat, das sich indes als endgültig ausgibt.

Nicht die Medikamente sind das Übel – eher schon die naive Art ihrer Herstellung, vor allem aber die Unbedingtheit, mit der die naturwissenschaftlich-klinische Medizin auf sie setzt.

Es muß eine Gesundheit geben, die wir nicht kennen. Nietzsche spricht oft von der »großen Gesundheit« – er, der Kranke, nennt auch gleich die Bedingung dazu: den »zähen Willen zur Gesundheit«. Wenn man sie aber hat, ist sie durch Unbekümmertheit, Stärke, durch Unschuld ausgezeichnet – »daß ich gesund bin, was geht's mich an?«. Krankheiten treten auf, aber sie fließen ab. Sie bestimmen die Existenz nicht, die Existenz bestimmt die Krankheiten.

Das ist unserer heutigen Gesellschaft diametral entgegengesetzt: Sie nämlich lebt mit den Krankheiten. Sie kann nicht müde werden, immer mehr Informationen über Krankheit einzusaugen. Nicht Gesundheitswissen wird »flächendeckend« verbreitet, sondern Krankheitswissen. Was resultiert, ist allenfalls die »kleine Gesundheit«, die sich mit Techniken verschiedenster Art, mit Pillen und Tropfen, aufrechterhält.

Informationen sind nicht überflüssig, aber es kommt auf das Ziel an. Wenn sie nicht der Gesundheit dienen, fördern sie die Krankheit. Sie bewirken dies durch ihr Übermaß. Der gut gemeinte Hinweis auf die Gesundheit verschwindet inmitten der Ausbreitung neuer und neuester technischer Krankheitsnachweise.

Aber wir wollen nicht hören oder sehen, was man noch machen könnte, um die offenbar in jedem versteckte, sich auf Manifestation vorbereitende Krankheit zu entdecken, sondern wir wollen im Gegenteil lernen, was wir tun können, daß unsere Gesundheit erhalten bleibt – eben jener Zustand, in dem wir uns gerade befinden – oder wie wir die Beschwerden, die wir besitzen, loswerden, ohne in eine lebenslange Behandlung eintreten zu müssen.

Da gibt es die schöne Geschichte, die besser als abstrakte Überlegungen erläutert, um was es geht. Zwei Juden kommen zu ihrem Rabbi, die Katze des einen hat dem anderen zwei Kilo Butter weggefressen. Der Rabbi überlegt, läßt eine Waage kommen, wiegt die Katze. Sie wiegt genau zwei Kilo. Da sagt er: »Die Butter haben wir jetzt, aber wo ist die Katze?«[8] *Vom Menschen haben wir die Details, aber wo ist der Mensch?* Vor dieser Frage versagt unser Wissen. ›Aber vom

Menschen wissen wir nichts‹, lautet der Titel eines der letzten Bücher von L. v. Bertalanffy in der deutschen Übersetzung.[9]

Wo wir suchen müssen

Wir müssen da suchen, wo die Wissenschaft aufhört, weil sie auf Eigenschaften stößt, die sich nicht in *das Tierschema des Menschen* einordnen lassen. Wir können nicht zum Wesen des Menschen kommen, wenn wir von der Aggression ausgehen: Sie charakterisiert ihn, wie sie viele – keinesfalls alle – Tiere charakterisiert, sie stellt aber nicht sein Wesen dar. Er reagiert feindselig, aggressiv – heute mißtrauisch und insoweit tendenziell aggressiv – auf den Fremden. Seinem Wesen nach müßte er ihm die Arme öffnen. Weshalb er es nicht tut, erforscht die Wissenschaft, die damit eine Haltung analysiert, die möglicherweise ansozialisiert worden ist, in jedem Fall in der Konkurrenzgesellschaft unvermeidlich ist.

Versucht man, den Menschen in seinem Wesen von hier aus zu verstehen, verwandelt man ihn in eben dieses aggressive Tier, und der Geist bleibt Dekor. Aber die Wissenschaft vom Verhalten, die Ethologie, ist von Einseitigkeit und damit Einengung ihres Blickes nicht frei. Sie hat ihre Versuchstiere in Reiz-Reaktions-Automaten verwandelt. Um das zu können, bevorzugt sie Tiere, die sich mit Belohnung und Bestrafung auf diese Weise steuern lassen. Beim Menschen hat sie konsequent eben jene Merkmale ausgewählt, die denjenigen dieser Tiere entsprechen. Ich denke dabei an die von Skinner begründete und ausgebaute Verhaltenspsychologie, die in der Tat heute in moderner Weltanschauung und gängiger Wissenschaft dem Denken vom Menschen zugrunde liegt. v. Bertalanffy hat sarkastisch zu diesem Vorgehen bemerkt: »Durch derartige Dressuren entratten wir die Ratten und entmenschen wir den Menschen«; und weiter: »Wir wissen nicht, was eine Ratte in einem Skinner-Käfig fühlt.« In der Tat wissen wir es nicht, und vermutlich hat Koestler recht, wenn er sagt, solche Tiere leben in ihrem Käfig wie in einem »surrealistischen Universum«. Es ist eine Welt, die überall begrenzt ist und in der nichts geschieht, ohne daß man einen Hebel oder eine Taste drücken muß. Möglicherweise ist der Ausdruck zu schwach, und wir sollten vielleicht sagen, daß diese Tiere in einer Horror-Welt leben.

Im Grunde dürfen wir feststellen, daß der moderne Mensch in seiner hochtechnisierten Umwelt nicht sehr weit davon entfernt ist. Seine Welt steht voller raffinierter Maschinerien, ist aber ziemlich leer an menschlichen Ansprachen und Interessen.

Ist der heutige Mensch glücklich? Wir erschrecken, wenn wir zufällig zu dieser Frage kommen, denn wir wissen es nicht. In jedem Fall *ist Glück etwas, was den Menschen vom Tier unterscheidet,* weil nur ein Lebewesen glücklich sein kann, das fähig ist, über seine Lage und sein Befinden nachzudenken. Dennoch ist Glück durchaus kein Denkergebnis, sondern ein Gefühl: Behaglichkeit, Zufriedenheit (es kann also auch Resignation im Spiel sein), Wohlbefinden sind Eigenschaften, die sich zur Beschreibung anbieten. Bestimmte Güter – sogenannte Glücksgüter – sind nicht erforderlich. Der Ärmste kann glücklich sein, wenn er fähig dazu ist.

Die »natürliche Selbstverständlichkeit« des Lebens

Gesundheit *ist* nicht das Freisein von Krankheit und Schmerz, sie ist auch das Freisein von Angst vor möglicher Krankheit und Gefahr. Der gesunde Mensch denkt nicht darüber nach, daß er gesund ist. Wenn er darüber nachdenkt, zweifelt er schon. Wenn er wirklich gesund ist, ist er es »einfach so«. Das muß genauer beschrieben werden: Es fehlt, beispielsweise, das ominöse »Bedeutungsbewußtsein«, die *Prophänie* der Psychiater. Wir befinden uns in jeder Hinsicht in einem präsymptomatischen Bereich. Es handelt sich aber nicht um ein vegetatives Dahinleben. Es ist vielmehr immer etwas gegeben, was wir Selbstgestaltungsvermögen nennen. Es geht immer zusammen mit einem bestimmten Selbstinterpretationsvermögen. Keine von beiden Eigenschaften spielt sich jedoch hervor. Die Selbstbeobachtung hat also nicht den Charakter des fortwährenden Registrierens und Abklopfens auf Bedeutung, die Selbstgestaltung nicht die des ständigen innerlichen Strammstehens vor sich selbst. Alle Weiterentwicklungen auf diesem Gebiet im Sinne von Übersteigerungen an sich natürlich selbstverständlicher Lebenshaltung gehören schon zu den »Formen mißglückten Daseins«, wie etwa Hypochondrie, Pedanterie, Verschrobenheit im Sinne von Einbuße an Proportionalität.

Mit dem Begriff der natürlichen Selbstverständlichkeit des

Lebens befinden wir uns jenseits der Klischees von Normalität und Anormalität, gesund und krankhaft. Der junge G. Lukács hat in seiner ›Theorie des Romans‹ ein »episches Zeitalter« vom Zeitalter des Romans abgegrenzt und vom epischen Zeitalter geschrieben: »Die Welt ist weit und noch wie das eigene Haus ... wie wenn die Seele noch keinen Abgrund in sich kennt.«[10] Von den Menschen dieses Zeitalters gilt seine Anmerkung: » ... ihre unüberbrückbare Fremdheit zu uns ... sie kennen nur Antworten aber keine Fragen«.

Das Entgegengesetzte trifft auf uns, die Menschen des Romans, zu: wir kennen nur Fragen und keine Antworten. Auch für die Griechen des epischen Zeitalters kam eines Tages das Aufwachen. Sie waren mit den Antworten nicht mehr zufrieden und fingen an zu fragen. Es ist nicht ohne tiefen Sinn, daß die Athener dem Sokrates den Prozeß machten. Er hatte das Fragen erfunden, und er übte es auf besonders lästige Weise aus, indem er nicht von akademischen Problemen ausging, sondern von Vorgängen des täglichen Lebens.

Wenn das Fragen beginnt, ist das epische Zeitalter vorbei. Damit auch die nicht von Zweifel *angekränkelte* Sicherheit. Die natürliche Selbstverständlichkeit gerät in Gefahr, nicht weil man sofort auch sie hinterfragen wollte, sondern weil sie auf der nun veränderten Szene die »Maske des Banalen« trägt.[11] Irgendwann reicht es nicht mehr aus, und der Mensch betrachtet, was ihm bis dahin die Stärke gab, als unbedeutend und verwirft es. Er will statt dessen erfragen, um was es sich »wirklich« handelt. Was eben noch »stillschweigend hingenommene Vertrautheit« war, erscheint nun als peinliche Naivität und wird »überwunden«. *Aus der Selbstverständlichkeit ist Fragwürdigkeit geworden.* Die Gesundheit ist damit einbezogen in ein Problemfeld, das nichts gelten läßt, es sei denn, man käme zu mathematisierbaren Antworten. Da das nicht störungsfrei geschieht, entsteht Unsicherheit, Angst. Das alltäglich zu Leistende wird schwieriger, als es einmal war.

Gesundheit, scheint mir, geht mit etwas zusammen, was Erikson das »Urvertrauen« genannt hat. Man ist nicht weltfremd, nimmt die Dinge wirklich an, sieht sie nüchtern, *aber immer bleibt die tiefe Überzeugung, daß die Welt einen Platz für uns hat.* Das wird nicht ausformuliert, bleibt aber als unzerstörbare Gewißheit: Wir sind keine »Zigeuner am Rande des Universums«.

Vom Glück war früher viel die Rede. Seit je haben die Philosophen und Literaten darüber nachgedacht, wie sie es den Menschen am besten beschreiben, deuten und vermitteln könnten. Heute wird davon so gut wie gar nicht mehr gesprochen. Die Psychoanalytikerin M. Mitscherlich sagte gerade in einem Rundfunkinterview (Hessischer Rundfunk, 13. Oktober 1985), was man Glück nenne, gebe es gar nicht, es sei lediglich ein Zustand vollkommen gelungener Verdrängung alles Unangenehmen. Aber G. W. Allport zitiert die Aussage einer Arbeiterin, die in einer empirischen Studie festgehalten worden ist: »Ich weiß, es ist komisch, weil ich glücklich sein möchte; aber das ist das, was ich glaube.«[12] Jaspers läßt uns wie immer so auch hier nicht im Stich: Er sagt, Glück sei etwas, was auf ihn *irgendwie leer* wirke. Wahres Glück entstehe immer nur auf dem Grunde des Scheiterns. Der Mensch müsse es wagen, glücklich zu sein.[13] Mit einem anderen Wort: das Glück ist etwas, das man wollen – aber nicht zwingen – muß. Es ist jeder, im wörtlichen Sinne des Sprichworts, seines Glückes Schmied. Wenn vom Glück nicht mehr gesprochen wird, besteht keine Motivation, etwas zu tun, dieses Glück zu erreichen. Das genau ist der Eindruck, den das moderne Leben auf den unbefangenen Betrachter macht.

Nietzsche, der unser Jahrhundert und unsere Entwicklung im vorhinein kannte, hat festgestellt, es gebe nichts Verhängnisvolleres für den Menschen als den Zweifel an seinem »Recht auf Glück«.

Sehr gründlich hat sich Schopenhauer mit dem Problem des menschlichen Glücks beschäftigt. Was er sagt, wiegt um so schwerer, als er das Dasein nicht für das beste aller möglichen hielt.[14] Er hat die Frage im Zusammenhang von Sein und Haben entfaltet: wonach das, was einer ist, für sein Glück – und für seine Gesundheit – viel wichtiger ist als das, was einer hat. Schon weil das Sein »beständig und unter allen Umständen wirksam ist«, so daß es einen absoluten Wert hat im Gegensatz zu relativen Werten des Habens. Glück baut sich in ergänzender Entwicklung mit *Heiterkeit und Gesundheit* auf, ist das Fazit seiner Untersuchungen. E. Fromm hat ein Jahrhundert später diesen Faden weiter gesponnen.[15] Er sagt: »... daß sowohl Glück und Unglück mehr sind als nur ein Geisteszustand. Glück und Unglück drücken in Wirklichkeit die Verfassung des gesamten Organismus, der Gesamtpersönlichkeit aus. Glück ist mit einer Zunahme an Vitalität, an Intensität des Fühlens und Denkens und an Produktivität verbunden ... Unser Körper läßt sich über den Stand unseres Glücks nicht so leicht täuschen wie unser Geist.«[16] Das Glücksgefühl, so können wir Fromm fortführen, kann aber nicht nur ausdrücken, wie der Körper beschaffen ist. Es reflektiert dann eine optimale Immunbiologie, ein normales Funktionieren unserer Drüsen. Es kann natürlich auch umgekehrt laufen, daß nämlich eine glückliche Lebenseinstellung, daß eben das Glückserlebnis und Glücksgefühl auf den Körper zurückwirken und seine Funktionen verbessern.[17]

Zum Glück gehört offenbar etwas, was man sich, wenn man glücklich ist, nicht klarmacht, nämlich das Gefühl des »Eingebettetseins«. Es mag an die warme Nacht im Mutterleibe erinnern, es ist in jedem Fall ein Gefühl des Aufgehobenseins: Es kann uns nichts passieren. Wie gesagt, wir denken so gut wie nie Derartiges, wenn wir glücklich sind. Aber sollten wir in einem solchen Zustand, merkwürdig genug, fragen, dann müßten wir zu diesem Resultat kommen. Romain Rolland hat in dem bekannten Briefwechsel mit Freud von einem »ozeanischen Gefühl« gesprochen, das Freud übrigens nicht feststellen konnte.[18] Die Charakterisierung durch ein kosmisches Grundgefühl, eine Ausweitung, ein Sichöffnen finden wir auch bei D. H. Lawrence: im Grase liegen, wunschlos, »geöffnet für das Universum«.[19] Lawrence beschreibt bei einer seiner Figuren das Gefühl, sich in einem grenzenlosen Raum zu befinden, »der in ihn eindrang«.[20] Ein Patient von J. H. Schultz sagte: »Ich hatte das Gefühl von etwas Großem, fast Unendlichem, geatmet zu werden.«[21]

Kann ostasiatisches Denken eine Hilfe sein?

Ich spreche, wohlgemerkt, vom Denken, nicht von Techniken. Bislang haben wir der ostasiatischen Geisteskultur keine Erwähnung getan. Wir gingen von der Antike aus, aber von der europäischen, von den Griechen, denn von daher kommt die Medizin. Für diese brach, zweitausend Jahre später, eine neue Zeit an: Die exakten Naturwissenschaften entstanden, und die Medizin stellte sich auf sie ein. Sie ging sehr weit dabei, bis zur Selbstaufgabe, jedenfalls ist die Medizin unserer Tage so sehr naturwissenschaftlich orientiert, daß von der alten Medizin nichts mehr an ihr zu erkennen ist – immer abgesehen von dem, was einige Kenner bewahrt haben.

Eine Vorfrage: Weshalb sollte das ostasiatische Denken für uns von Interesse sein? Die ungeheure und fruchtbare – auch furchtbare – Verbindung von Mathematik und Technik, die unsere Zivilisation aufgebaut hat, ist in Ostasien nicht zustande gekommen. Es war eine Welt ohne Zähl- und Meßzwang, und als sie sich dem Westen öffnete, übernahm sie das ihm fremde Ethos und die ihm widersprechenden Kategorien und Methoden.

Nach den großen Kriegen kehren in den westlichen Gesellschaften die exotischen Götter und ihre bunten Lehren ein. Nach dem Ersten Weltkrieg war es so (Ziegler, v. Keyserling), nach dem Zweiten wiederholte es sich. Das sind Konjunkturlagen. Unabhängig von ihnen sollten wir uns fragen, was sich für uns und speziell für unser Thema als nützlich erweisen könnte. Diesem Zweck wird das nachfolgende Kapitel dienen. Es beschäftigt sich nur mit dem Taoismus und mit einem besonderen Aspekt des Buddhismus – und dies nicht durch historische Ableitung, sondern mit Nachdenken über seine Prinzipien.

Der alte Gott der Chinesen

Es war kein Gott, der die Welt erleuchtete, sondern ein alter chinesischer Bürokrat, der über den Reichsarchivakten viel allein gewesen war und lange nachgedacht hatte. Wir wissen wenig von ihm, vermutlich war sein Name Li, später nannte man ihn Lao tse; dieser Name ist uns vertraut. Er hat im 4. vorchristlichen Jahrhundert gelebt (vermutlich ist er 350 v. Chr. gestorben) und hat ein einziges Werk hinterlassen, eine Sammlung von Sprüchen und Gedichten, vielleicht zum Teil Zitate aus älteren, längst verschollenen Werken, die zusammen eine Philosophie und eine Ethik ergeben. Niemand weiß genau, ob sie wirklich von ihm stammt, ja sein Leben selbst wurde angezweifelt – aber gehen wir davon aus, daß er tatsächlich gelebt hat, wie Hippokrates gelebt hat.

Sein Werk hat den Titel ›Tao te king‹, was soviel heißt wie: »Heiliges Buch vom Wandel auf dem Wege«, wörtlich: »im Tao«. Aber damit geraten wir gleich in Schwierigkeiten, denn wie soll Tao übersetzt werden? In der langen westlichen Rezeptionsgeschichte dieses außerordentlichen Buches sind viele Versuche unternommen worden. Sicherlich ist das Absolute damit gemeint, nicht aber ein jenseits der Welt thronendes, sondern eines, das in den Dingen selber wiederkehrt und deren Prinzip darstellt. Man könnte also mit dem griechischen *logos* übersetzen, und tatsächlich haben einige auch »das Wort« vorgeschlagen, andere »Sinn«. Man könnte auch »Urgrund« einsetzen oder »Weltwille« oder »Weltseele« – immer aber in dem Sinne, daß dieses letzte Prinzip aller Dinge in den Dingen ebenfalls enthalten ist.

Lesen wir bei Lao tse selber nach.[22] Gewaltig das erste Gedicht, das mit den großen Versen beginnt:

> Das Tao, das genannt werden kann,
> ist nicht das ewige Tao.
> Der Name, den wir nennen können,
> ist nicht der ewige Name.
>
> Das Namenlose ist der Urgrund
> des Himmels und der Erde,
> das Benannte ist die Mutter
> der zehntausend Dinge.

Was soll uns das in diesem Zusammenhang? Wir haben über die alten Griechen gesprochen, sie nannten den Grund der Natur, der Gesundheit und letzten Endes der Medizin *physis*. Sollen wir *physis* gegen Tao tauschen? Beides an sich unübersetzbar, wobei *physis* mehr das Wachsende, aber auch das Gesetz des Wachstums, Tao mehr den Weg der Welt, das der Welt Zugrundeliegende meint. Was ist damit gewonnen? Wir wollen ein

Stück weitergehen. Was offenbar Lao tse anspricht, ist etwas, das nicht sogleich einsichtig wird. Ein alter griechischer Philosoph, Proklos, hat einmal vom *Verbleiben des Verursachten in der Ursache* gesprochen. Wir wollen das nur als Hilfsmittel für das Verständnis nehmen: Das ewige, mit Begriffen (Namen) nicht zu nennende Tao ist *vor aller Weltwirklichkeit.* Wenn es die Dinge hervorgebracht hat, bleibt es zwar das unnennbare Tao, ist aber *nun auch in die Dinge eingegangen.* Die Dinge haben also »ihr« Tao. Hält man sich daran, dem Tao entsprechend zu leben, das in den Dingen verborgene aber wirksame Tao zu beachten, lebt man im Einklang mit dem Urgrund der Welt. Die Dinge werden leicht, man erkennt sie, erkennt auch, wie mit ihnen umzugehen ist:

> Ohne vor die Tür zu gehen,
> kenne ich die Welt.
> Ohne durchs Fenster zu schauen,
> sehe ich des Himmels Weg.
>
> Je weiter man geht,
> desto weniger weiß man …

Viel Philosophisches wäre dazu zu sagen, aber uns interessiert die mögliche Anwendung auf unser Thema. Wir lernen zweifelsohne etwas Wichtiges: Es gibt ein Gesetz, das alles hervorgebracht hat und noch hervorbringt, es lenkt nicht nur die Dinge, es lenkt auch uns, soweit wir zu dieser Welt gehören. Wer das weiß, kann sich bemühen, dieses Prinzip in allen Dingen zu erkennen und sie auf diese Weise lenken. Beispielsweise kann er sich selbst erkennen, wie er mit dem Tao zusammengeht. Dabei ist das Ziel, das Einfache vorzuziehen:

> Wer viel lernt,
> nimmt täglich zu.
> Wer im Tao lebt,
> nimmt täglich ab.

was man auch übersetzen kann: Er wird täglich bescheidener, und er langt schließlich beim *wu-wei* an, dem »Nichts-tun«, der taoistischen Maxime, die bei uns so kraß mißverstanden wird, denn es heißt (Kapitel 48):

»Er übt das Nichts-tun und *doch bleibt nichts ungetan.*«

Man soll, könnte man übertragen, nicht »geschäftig« sein, nicht umtriebig-betriebsam, ungenügsam, habgierig. Wenn man all dies »tun« nennt, so tut der wahre Mensch nichts, *und doch bleibt nichts ungetan.* Das müßte man wohl umschreiben mit: Er eignet sich das Handeln nicht innerlich an, er läßt sich nicht durch das Handeln beherrschen, so daß es ihn ganz ausfüllt, sondern *er handelt, als handle er nicht.* Er wirkt, um auf Schopenhauer zu transponieren, durch das Sein, nicht durch das Haben. Es ist zugleich darin, ganz im Gegensatz zum heutigen europäischen Mißverständnis, der Hinweis auf die Notwendigkeit eines recht verstandenen Handelns (Kapitel 62):

> Mit schönen Worten kann man überreden,
> mit edlen Taten vervollkommnet man die Menschen.

Dann wird auf die Beschaffenheit der Wesen eingegangen:

> Geboren wird der Mensch weich und schwach.
> Hart und steif stirbt er.
> Die zehntausend Dinge kommen weich und zart.
> Sie sterben trocken und dürr.
> So begleiten Härte und Stärke den Tod,
> Weiche und Schwäche das Leben.

Hier ist der Bezug zu unserem Thema deutlicher. Offenbar kommt es darauf an, nicht innerlich zu verhärten, sondern weich zu bleiben, sich anpassend, nachgebend, nicht auftrumpfend, nicht beharrend. Aber es ist nicht Mangel an Widerstandskraft gemeint, sondern ihr weiser Nichtgebrauch. Schwäche meint nicht Kraftlosigkeit, sondern Zurückhaltung. Lao tse orientiert sich an der Natur: Das Organische sklerosiert, verhärtet sich, verholzt – der Sturm wirft nicht das Gras um, sondern die großen Bäume. Das soll man bei der Therapie berücksichtigen: Nicht hart eingreifen, sondern sich dem Tao anpassen, leicht vorgehen, schwebend, wie absichtslos.

Chinoiserien oder Einsicht?

Die spielerische Verwendung chinesischer Kunst im europäischen Kunsthandwerk des 19. Jahrhunderts nannte man Chinoiserie. M. Porkert hat von der »Chinoiserie in der westlichen

Medizin« gesprochen und von einem »getrübten Blick auf die chinesische Medizin«.[23] Ich möchte meinen, daß die Anwendung bestimmter therapeutischer Methoden der alten chinesischen Medizin – wir erwähnten das Moxen, und natürlich muß auf die Akupunktur hingewiesen werden – nicht das Wesentliche ist, wenn man versuchen will, von Erfahrungen zu lernen, die auf eine von der unsrigen völlig abweichende Weise gewonnen wurden.[24] Ich halte es für viel wichtiger, daß wir uns mit den geistigen Grundlagen der alten chinesischen Medizin auseinandersetzen. Es genügt sicherlich nicht, sich mit den Kategorien und Ideen vertraut zu machen, man muß auch wissen, wie diese uns fremde medizinische Kultur entstanden ist. Ich denke dabei nicht an die Geschichte, sondern an die Bedingungen.

Der Ursprung der chinesischen Medizin findet sich in der Periode der Sklavenhaltergesellschaft, die etwa im 3. Jahrtausend v. Chr. die Urgesellschaft ablöste. Die Klasse der Sklavenhalter entwickelte die außerordentlich komplizierte Schrift, die Lesen, Schreiben und damit Bildung nur einer bevorzugten Minderheit gestattete, den Fürsten und ihren Höflingen, den Beamten, den Mandarinen. Das Mandarinentum stellte eine hochentwickelte Beamtenhierarchie dar *auf der Grundlage der Bildung*.

Wenn man will, könnte man sagen: Es war eine weitgehende Entsprechung dessen, was wir Herrschaft der Intellektuellen nennen würden – allerdings relativiert durch das Feudalfürstentum und den Kaiser. Gegen die strenge Bildungshierarchie versuchten immer wieder revolutionäre Bewegungen einen Durchbruch. Alfed Döblin hat diese Seite des Taoismus in seinem Roman ›Die drei Sprünge des Wang lun‹ episch behandelt. Das ›Tao te king‹ ist demgemäß kein esoterisches Buch, der Taoismus Lao tses *kein Eskapismus*. Das ›Tao te king‹ setzt vielmehr Widerstand. Dieses »tiefste und schönste Werk der chinesischen Sprache« (Needham) ist ein politisches Manifest – ist es jedenfalls »auch«, wobei wir offenlassen müssen, was dem Verfasser wichtiger war, die Philosophie oder die Politik.[25]

Jedenfalls fällt beim Nachdenken über das Gelesene der empiristische Zug des ›Tao te king‹ auf. Vielleicht übertreibt Needham, wenn er ein naturwissenschaftliches Ethos darin erblickt, aber sicher ist, daß der Taoist die Natur erkennen will. Bei einigen späteren Taoisten wird es ganz deutlich, auch in medizinischer Hinsicht. Die Medizin bemühte sich dafür Hilfen zu entwickeln. Eine besondere Diätetik entstand, deren Kern die neue Kunst des richtigen Atmens war. Es kam darauf an, möglichst ruhig zu atmen und den Atem möglichst lange aussetzen zu lassen. Ein weiterer Bestandteil war das Sonnenbaden (für den Mann, die Frau mußte im Mondlicht baden). Hinzu kam die Gymnastik, sodann eine Pharmakotherapie, die vor allem mit Pflanzen und mit Metallen arbeitete. Über allem aber stand die Erkenntnis der Einheit der Welt und das Ziel einer geistigen Weltdurchdringung und Selbstfindung, für die Unsterblichkeit als Lohn winkte.[26] Auch Tschuang tse deutet dies in seinem ›Wahren Buch vom südlichen Blütenland‹ an: »Was wir ein Ende nehmen sehen, ist nur das Brennholz. Das Feuer aber brennt weiter. Wir erkennen nicht, daß es aufhört«.[27]

Als ein anderer bedeutender Taoist, Lieh tse, auf der Wanderung ein menschliches Gerippe liegen sah, sagte er zu seinem Schüler Po Feng: »Nur ich und jener wissen, daß es etwas gibt, welches noch nie geboren und noch nie gestorben ist.«[28]

Und nun die Frage: Was bringt uns das? Über zweitausend Jahre liegen zwischen uns und den frühen Taoisten. Aber da gibt es merkwürdige Übereinstimmungen, so daß man, da sie zwischen allen geistigen Kulturen vorkommen, von Konstanten sprechen könnte. Das Tao des Lao tse, als der Sinn oder das Weltgesetz, das zugleich der Weltgrund ist, und die *physis* der Hippokratiker ... Needham macht darauf aufmerksam, daß eine große Nähe zwischen Lao tse und Paracelsus besteht, wobei er das Zugleich von Philosophie, Medizin und Politik im Auge hat.

Wir können daraus lernen, daß wir uns selbst und die Dinge in ihrem Zusammenhang sehen müssen, nichts ausklammern, nichts einseitig vergrößern oder verkleinern. Dann kommen wir in die Lage, ihr Wesensgesetz, ihr Tao zu erkennen und nicht nur ihre trügerische Oberfläche. *Menschenbehandlung wird zu einem Teil der Annahme des Universums.*

Es ist der Blick auf das Ganze, der besticht. Wir sehen heute vom Ganzen kaum noch etwas, denn wir haben unsere Welt partikularistisch aufgebaut. Der Astronaut, der mit dem Raumschiff seine Bahn durch das Weltall zieht, ist an Maschinen gebunden und muß notgedrungen denken wie sie, handeln wie sie es ihm vorschreiben, wenn er sich nicht gefährden will. Er ist vollkommen von ihnen abhängig. Das *Tao te king* will den freien Menschen, der sich selbst in der Hand hat, weil er die Dinge in der Hand hat; nicht indem er sie sich unterwirft, sondern indem er ihr Tao kennt und anerkennt.

Es gibt Beispiele dafür. Vor Jahren erregte ein Ordinarius der Philosophie, der vorübergehend in Japan lehrte, Aufsehen mit dem schmalen Band ›Zen in der Kunst des Bogenschießens‹.[29] Er zeigt darin, daß das technische Können nicht genügt, um diese Kunst erfolgreich ausüben zu können. »Die Technik muß überschritten werden, so daß das Können zu einer ›nichtgekonnten Kunst‹ wird«, so Suzuki in der Einleitung. E. Herrigel, der ja schon in den Jahren war, hatte große Schwierigkeiten damit, vor allem konnte er nicht auf die rechte Weise die Sehne loslassen. Sein Lehrer sagte ihm bei einer Tasse Tee: »Der rechte Schuß im rechten Augenblick bleibt aus, weil Sie nicht von sich selbst loskommen. Sie spannen sich nicht auf Erfüllung hin, sondern warten auf Ihr Versagen. Solange dem so ist, bleibt Ihnen keine andere Wahl, als ein von Ihnen unabhängiges Geschehen selbst hervorzurufen, öffnet sich Ihre Hand nicht in der rechten Weise – wie die Hand eines Kindes, sie platzt nicht auf wie die Schale einer reifen Frucht.«

Der deutsche Professor war recht betroffen, fragte, was er überhaupt noch tun könne, nachdem er schon viele Monate vergeblich geübt hatte. Die Antwort war: »Sie müssen das rechte Warten lernen.«

Es wird nicht vom Schützen geschossen, könnte man wohl zusammenfassen, sondern »es« schießt, und dieses Es ist mit dem Tao gleichzusetzen, womit ich freilich die Zen-Kunst taoistisch interpretiere, es ist aber sicherlich erlaubt. Nach vielen Enttäuschungen, als der Professor schon kein Interesse mehr hat, ob er es schafft oder nicht, verbeugt sich nach einem Schuß der Meister vor ihm: »Ich habe mich nicht vor Ihnen verbeugt, denn Sie sind ganz unschuldig an diesem Schuß. Sie verweilten diesmal völlig selbstvergessen und absichtslos in höchster Spannung.«

Der Professor hat weitere Fragen, insbesondere nachdem sich zeigt, daß der Meister die Scheibe trifft, auch bei Dunkelheit, gewissermaßen ohne gezielt zu haben, und der Meister antwortet ihm: »Vergessen Sie nicht, daß es schon in der Natur Übereinstimmungen gibt, die unbegreiflich sind, aber dennoch so wirklich, daß wir uns an sie gewöhnt haben, als könnten sie nicht anders sein. Ich will Ihnen ein Beispiel nennen: Die Spinne tanzt ihr Netz, ohne zu wissen, daß es Fliegen gibt, die sich darin fangen. Die Fliege, unbekümmert im Sonnenstrahl tanzend, verfängt sich im Netz, ohne zu wissen, was ihr bevorsteht. Durch beide hindurch aber tanzt ›es‹, und Inneres und Äußeres sind eins in diesem Tanz. So trifft der Schütze die Zielscheibe, ohne äußerlich gezielt zu haben – besser kann ich es Ihnen nicht sagen.«

Der Gedanke des Meisters berührt sich auf das genaueste mit dem, was H. Bergson in der ›Schöpferischen Entwicklung‹ als Beispiel für die *universelle Sympathie* anführt, daß die Schlupfwespe durch die Borke des Stammes hindurch exakt die Stelle der Larve trifft, an der diese gelähmt, aber nicht getötet wird. E. Becher hat auf die Gallen hingewiesen, die so gebaut werden, wie kein Lebewesen es vorhersehen könnte, indem nämlich die Pflanze angeregt wird, einen Brutraum für ein ganz anderes Lebewesen zu schaffen. Der »Tumor«, der durch den provozierenden Stich entsteht, dient nicht der Pflanze, sondern dem Insekt, schadet allerdings der Pflanze nicht.[30]

Hier stehen wir an der Schwelle eines Erkenntnisbereiches, über die zu schreiten die westliche Wissenschaft zögert, weil sie sich einbildet, sie gebe sich dann selber auf. Es ist möglich, daß sie sich selber aufgibt, aber sie erreicht dabei mehr, als es ihr vorher, gefangen in ihre eigenen Regeln des Äußeren und der Äußerlichkeit, möglich war.

Die höchste Gesundheit ist wortlos

Wir hatten den Eindruck, es gebe Konstanten in der Geistesgeschichte der Welt, die in allen Völkern und allen Gesellschaften immer wiederkehren. Wenn auch ganz unterschiedliche Kräfte sie hervorbringen oder fördern, der starre Feudalismus als Gegenbewegung den Taoismus, so sind doch die Erkenntnisse, die sie bringen, so beschaffen, daß sich hier eine Kette über die Jahrtausende und durch alle Völker hindurch bildet. Es ist gar nicht zu übersehen, daß Entsprechungen bestehen zwischen den taoistischen Ärzten und den Paracelsisten.

Bei unserer Untersuchung, ob uns das ostasiatische Denken etwas zu unseren drängenden Fragen sagen kann, können wir am Buddhismus nicht vorbeigehen. Buddha selbst scheint eine historische Gestalt zu sein, doch wissen wir von ihm nicht eben viel mehr, als wir von Lao tse und Hippokrates wissen. Auch der Buddhismus hat, bei uns durchweg übersehen, wesentliche politische Züge.[31] Er griff, im Zeitalter der Städteentwicklung sich ausbreitend, das Ständewesen an und trat für die natürliche Gleichheit aller Menschen ein.

Er leugnete ein ewiges Wesen und eine ewige Seele. Seine Lehre ist »heraklitisch«, entspricht also Auffassungen, wie wir sie mit der Philosophie Heraklits von Ephesus verbinden, wonach es nichts anderes gibt, als das ewige Werden: Niemand taucht zweimal in denselben Fluß, hat Heraklit gesagt, und auch das buddhistische Weltbild sieht dieses ständige Fließen. Die Weltwirklichkeit ist ein Wahn, ihr kommt in Wahrheit keine Wirklichkeit zu. Aber wenn sie auch unwirklich ist, so ist sie dennoch kein einfacher Traum, sie ist vielmehr nur nicht wesenhaft – so wird man wohl präzisieren müssen. Buddha und die führenden Denker der buddhistischen Scholastik haben nicht geglaubt, sie bewegten sich zwischen Gespenstern. Auf unser Thema bezogen, spricht uns die Bedeutung des Leids an, die Buddha in den Mittelpunkt stellt. Altern, Krankheit und Tod sind die drei grundsätzlichen Übel, mit denen sich Buddha auseinandersetzt.

Buddha antwortet auf die Frage Amandos, weshalb er nicht mehr so kräftig wirke wie früher: »So ist es, Amando, daß der Jugend Altern, der Gesundheit Siechtum, dem Leben Sterben eignet.«[32]

Aber wenn auch selbst die Persönlichkeit, die man für einheitlich und fest gefügt halten möchte, in Wahrheit diesem Strom unterworfen ist, dem *Samsaro,* dem ewigen Kreislauf, so ist doch etwas Unergründliches in ihm vorhanden, das Wesen eben dieser Persönlichkeit, an die Altern, Krankheit und Tod nicht heranreichen. Dennoch leidet man darunter, es kommt also darauf an, das Leiden zu besiegen. Wie aber kann man es besiegen? Denn ganz deutlich ist doch, daß in der Welt nichts wirklich auf Dauer besteht; es hat also keinen Zweck, sich mit ihr zu beschäftigen. Für Buddha eröffnet sich lediglich im Durchschauen dieser Verhältnisse, im Wissen ein Weg, aus dem Unheil herauszutreten. Wenn man Krankheit wirklich bekämpfen, nämlich nicht nur zurückdrängen, sondern überwinden will, muß man sie ebenfalls »durchschauen«, das heißt innerlich überwinden. Es gibt keine andere Überwindung als die innerliche.

Zu diesem gewaltigen Thema existieren eine unübersehbare Literatur und entsprechend viele verschiedene Auffassungen, und natürlich ist genau dies der Anlaß, daß so viele Menschen zu allen Zeiten sich der Lehre des Buddha zugewandt haben.

Diese innerliche Überwindung geschieht in einem Vorgang, den der Buddhismus als *Nirwana* bezeichnet – wörtlich: »Erlöschen«, etwa einer Flamme. Dennoch sollte man den Begriff und die von ihm gedeckte Idee nicht mißverstehen. Es heißt sehr klar an verschiedenen Stellen der alten buddhistischen Autoren, so bei Nagarjuna (um 200 n. Chr.), das Nirwana sei weder das einfache Nichtsein, noch weniger ein irgendwie geartetes Sein, sondern »das Schwinden der Vorstellung von Sein und Nichtsein«.[33]

Wie dieses »Schwinden der Vorstellung« erreicht werden kann, unterscheidet wiederum die verschiedenen Schulen des Buddhismus. Sicher ist, daß es einen Denkakt voraussetzt, eine energische Konzentration – mit Dahin- oder Verdämmern kann es nicht erreicht werden. Der Weg dahin ist schwierig, es kann Jahre dauern, es kann aber auch »in einem Nu« geschehen, wie es die deutschen Mystiker ausgedrückt haben. Das japanische Wort dafür ist *satori:* das blitzhafte, plötzliche Innewerden der Wahrheit. Wir bewegen uns hier auf die besondere buddhistische Denkwelt des *Zen* zu, wonach man etwa sagen müßte: Dabei kommt es gar nicht darauf an, was ich mache, auch nicht darauf, wie ich es mache, sondern einzig und allein darauf, *daß ich ganz und gar darinstehe, wenn ich handle.*[34] Beispielsweise kann ein Leben, das ständig zwischen Pflicht und Neigung schwankt, also immer eine Distanz in der Handlung aufweist, nicht das Höchste sein, sondern nur Vorstufe zum wahren Handeln. Wenn man das Satori erreicht hat, wird das Leben mühelos wie ein Spiel. *Im Ernst und in der Selbstverständlichkeit des Spiels besteht die höchste Lebensform.* Was wollen da noch Krankheit und Tod? C. G. Jung hat den Vorgang des Satori sehr präzis beschrieben als einen »Durchbruch eines in der Ichform beschränkten Bewußtseins in die Form des nichtichhaften Selbst«.[35] Dieses plötzliche Ergriffenwerden, Ergriffensein spricht Szoszan (529–606) im ›Schindjinmej‹ folgendermaßen an:

Wenn du das Einzige findest
Und den Frieden der Freiheit,
Dann fällt von dir ohne dein Zutun
Alles das ab.

Dafür gibt es europäische Stimmen zur Genüge als Entsprechung. Ich führe hier Meister Eckart in seiner Predigt über *beati pauperes spiritu* an: »Da erhalte ich einen Ruck, daß er mich emporbringe über alle Engel. In dem Ruck werd' ich so reich, daß Gott mir nicht genug sein kann, nach allem was er als Gott ist ... denn ich empfand in diesem Durchbruch, was ich und Gott gemeinsam sind.«

Ich möchte dazu anmerken, daß kein Geringerer als Keiji Nishitani in seiner Geschichte der europäischen Mystik (›Siepi-siso-si‹, besonders im dritten Kapitel) sowohl Meister Eckart an Hand dieser Predigt als auch Jakob Boehme behandelt hat.

Nishitani nimmt in einem kürzlich auch ins Deutsche übersetzten Werk zum Wesen der Krankheit in buddhistischer Auffassung Stellung. Er verweist auf die Bemerkung Vimalakirtis im ›Vimalakirti Sutra‹, er erleide Krankheit, weil alle fühlenden Wesen Krankheit erlitten. Seine Krankheit sei in der Tat ganz real, auch dann, wenn es zutreffe, daß sie eine Krankheit aus großem Mitleiden als »Antwort« auf die Krankheit aller Lebewesen sei. Diese Formulierung ist eines der buddhistischen Urworte. Nach Nishitani darf man daraus aber keinesfalls schließen, diese Krankheit sei deshalb nur vorgetäuscht: »Solange die Krankheit, an der alle Lebewesen leiden, real ist, kann das Leiden, das Vimalakirti im Stande der absoluten Nicht-Dualität des Selbst und des Anderen auf sich nimmt, nicht weniger real sein.« Die Krankheit Vimalakirtis wird dennoch »leer« genannt, was auch nicht bedeutet, daß er sich damit »außerhalb seiner Gesundheit« befindet, vielmehr ist diese Krankheit, so real sie ist, dennoch etwas, was wir als Leere bezeichnen können. »Ein Sprichwort sagt, Wasser wasche nicht Wasser, und Feuer verbrenne nicht Feuer«, und genau deshalb sagt Vimalakirti: »Meine Krankheit ist ohne Form und nicht zu sehen.«[36]

Halten wir die Formel »absolute Nicht-Qualität« fest. Nishitani will damit ausdrücken, daß man alle Dinge in doppelter Belichtung sehen kann, einmal unter der des Lebens, das andere Mal unter der des Todes, ohne daß sie deswegen vom Tode beziehungsweise vom Leben abgetrennt wären. Diese Philosophie geht einen Schritt weiter, als wir mit dem Kriterium der »natürlichen Selbstverständlichkeit« abgesteckt haben. Leben als ständiges Tun von etwas, aber auch Leben als dezidiertes Nicht-tun, beides mit Zweck- und Zielvorstellungen, krampfhaft auf Erfüllung des Programms gerichtet, ist verkanntes, vergängliches Leben, insoweit der Krankheit überantwortet, die ebenso real ist und damit sein Herr und Meister. Leben muß etwas anderes für uns sein, vor allem: nicht Mittel zu irgendeinem Zweck. Hier ist ein Begriff anzufügen, der sich mit dem von uns entwickelten der »natürlichen Selbstverständlichkeit des Lebens« deckt. Es ist der sinojapanische Begriff des *honi jinen,* der »dauerhaften Natürlichkeit«, womit die höchste Form von Natürlichkeit ausgedrückt sein soll, weil sie sich in voller Übereinstimmung mit dem Weltgesetz befindet.[37]

Nishitani kommt aus der zen-buddhistischen Schule und hat bei Heidegger in Freiburg studiert. Wenn er sagt, ein solcher »primärer Seinsmodus« werde »seit alters (als) das Bild des Kindes gebraucht«, so wird er an Hölderlins »schicksallos wie der schlafende Säugling« gedacht haben. Indem er das Leben der vollen Gesundheit als das des Spiels faßt, sagt er: »In der Tat ist beim Kind das selbstvergessene, unschuldige Spiel als solches die ernsthafteste Aktivität.«

Vielleicht wird man folgendermaßen interpretieren müssen. Wir erkennen zwar durch die höchste Anstrengung unseres Geistes, daß die Dinge, mit denen wir zu tun haben, einschließlich unserer eigenen Begierden und Wünsche, nicht wesenhaft sind, aber wir werden mit dieser nicht wesenhaften Welt, mit ihrem Unglück, ihren Krankheiten, dem Altern und Sterben nicht fertig, wenn wir sie als bloße Phantasmagorie betrachten und behandeln. Wir kommen erst zu uns selbst *und damit zu unserer Gesundheit,* wenn wir dies alles als die wirkliche, wahrhaftige Gegenmacht nehmen, die uns vernichten wird. Erst dann werden wir den Mut fassen, uns aufzurichten und zu widerstehen, so wie wir es in unserem Inneren durch das Erleben des Satori bereits vorgedacht haben. Wir wollen abschließend Rilke zitieren, die ›Sonette an Orpheus‹, in denen es heißt (II 12):

> Sei – und wisse zugleich des Nicht-Seins Bedingung,
> Den unendlichen Grund Deiner innigen Schwingung.
> *Daß Du sie völlig vollziehst dieses einzige Mal.*

Weltwille und persönlicher Wille

Über den Willen wird hauptsächlich im Zusammenhang des Wollens geschrieben, etwa wie man die Menschen dazu bringt, das zu wollen, was man will, daß sie es wollen. Und auch dabei hält man sich heute an das Schema: Reiz und Reaktion. Wenn man die behavioristische Psychologie zu Ende denkt, bleibt irgendwo ein letzter, allgemeiner Reiz übrig, der vor allem da war und auf den die Weltwirklichkeit sozusagen die Reaktion darstellt. Aber die alten Philosophen haben zwischen Reiz und Handlung noch etwas weiteres angenommen, eine eigentümliche Fähigkeit der Seele, das Wollen.

Zwischen Ideenassoziation und Handlung steht damit die Entscheidung: man will etwas. Dieses Wollen ist überall nachweisbar, selbst der Einzeller vermeidet unter dem Mikroskop die elektrisch geladene dunkle Zone, er »will« nicht elektrisch affiziert werden – wiewohl er doch über kein Nervensystem, keine Ganglien verfügt. Merkwürdigerweise hat man versucht, diesen Willen zu leugnen. Es handle sich einfach um besonders getönte psychische Situationen, in welchen bestimmte Vorstellungen und Gefühlstönungen – so Ziehen – eine beherrschende Rolle spielen.

Wenn wir uns der Frage zunächst von der Psychiatrie her nähern, so müssen wir sagen, daß sie einen Komplex bestimmter Krankheiten des Willens – den es also doch zu geben scheint – kennt. Da ist die *Abulie,* die Entschlußunfähigkeit, nach Jaspers »die Ohnmacht des Willens«, die er keine motorische und keine psychogene, sondern eine eigene, elementare Störung nennt.[38]

Offenbar gibt es die Möglichkeit, daß der Wille blockiert ist, nicht zustande kommt, so daß die Umsetzung in körperliche Aktivität unterbleibt. Die Krankheit ist im Wortsinne elementar, denn wie unsere Anschauungen immer ein – unbewußtes – »ich denke« begleitet, so unser gesamtes Leben ein – unbewußtes – »ich will«. Schweitzers Definition, die seiner Ethik zugrunde liegt, nimmt darauf Bezug: »Ich bin Leben, das leben will, inmitten von Leben, das leben will.«[39]

Ein solches Wollen ist ganz unübersehbar. Man betrachte

einen ausbetonierten Platz im Frühling. Durch zahlreiche unsichtbare Risse und Ritzen kommt Grün: Selbst dieser tödliche, steinerne Überzug hält es nicht auf. Kann man davon ausgehen, daß etwas, das diesem Wollen entspricht, der Welt im ganzen zugrunde liegt? Drei der führenden Philosophen der Neuzeit haben dies bejaht: Schopenhauer, Nietzsche und Bergson.

Schopenhauer hat den Willen in den Mittelpunkt seiner Welterklärung gestellt. Sein Hauptwerk heißt ›Die Welt als Wille und Vorstellung‹.[40] Er deckt ihn in der anorganischen wie organischen Natur auf. Wenn Spinoza sagt, daß der durch einen Stoß in die Luft fliegende Stein, wenn er Bewußtsein hätte, meinen würde, aus seinem eigenen Willen zu fliegen, setzt Schopenhauer hinzu: »... daß der Stein Recht hätte. Der Stoß ist für ihn, was für mich das Motiv.«

Dieser Wille »objektiviert« sich stufenweise: von der Schwerkraft und Dichte bis zu den Lebewesen, und bei diesen zuerst »als blinder Drang, ein finsteres, dumpfes Treiben, fern von aller unmittelbaren Erkenntnis«, bis schließlich Erkenntnis zustande kommt, mit der der Wille »sich auf dieser Stufe ein Licht angezündet« (hat), so daß die Vorstellung der Welt möglich wird. Der Wille erkennt sich dadurch selbst, so daß er jetzt eingreifen kann in den Zusammenhang seiner Erscheinungen. »Wie eine Zauberlaterne viele und mannigfaltige Bilder zeigt, es aber nur eine und dieselbe Flamme ist, welche ihnen allen die Sichtbarkeit erteilt.«

Nietzsche spricht vom »Willen zur Macht«, womit er festhält, daß der Wille nicht sich selbst, sondern immer *mehr* will.[41] Bergson spricht vom *élan vital,* was in der alten deutschen Übersetzung mit »Urschwung« wiedergegeben wird.[42]

Von allen wurden immer wieder Verbindungen zur Medizin hergestellt, sehr eingehend von Schopenhauer und von Nietzsche. Der unerkennbare, unbewußte Wille ist offenbar beeinflußbar. Das bedeutet: »unser« Wille, der unseren Entscheidungen zugrunde liegt, steht nicht allein, sondern er ist eingebettet in den allumfassenden Willen. Wenn wir auch die Verbindung nicht so nachweisen können, wie es das naturwissenschaftliche Ideal verlangt – Schopenhauer hat es im zweiten Band der ›Welt als Wille und Vorstellung‹ versucht –, so ist doch nicht zu zweifeln, daß Leben und Wille eng zusammenhängen, ja miteinander identifizierbar sein könnten. So ist es verständlich, daß »willensstarke« Menschen einfach durch ihren nicht zu brechenden Willen zum Leben in einer hoffnungslosen Lage ausgehalten und überlebt haben: eine extreme Situation, eine konsumierende Krankheit. Ärzte wissen zu berichten, wie eine entschieden ungünstige Krankheitsentwicklung, selbst die Tumorkrankheit, sich zum guten Ausgang wendete, als etwas im Leben dieser Kranken geschah, was ihnen die Willensentfaltung – etwa durch Eröffnung einer ganz neuen Hoffnung – ermöglichte. Vorher war ihr Wille »blockiert«. *Wieviel vermöchte die Medizin, wenn sie es verstände, diese Blockierungen zu lösen?*

Gehen wir diesem Gedanken hier einmal nach. Wirklich willensstark sind immer nur wenige Menschen. Es hat übrigens mit körperlicher Stärke nichts zu tun. Diese Willensstärke ist eine Sache ganz für sich.

Der Schlüssel zum Wollen

Die meisten Menschen sind gerade so willens»stark«, daß sie nicht offenkundig als willensschwach erscheinen. Tatsächlich überwiegt aber die Willensschwäche, teils durch Sozialisierung zu gefügigem, auf unangebrachten Willen »freiwillig« verzichtendem Verhalten, teils aus Bequemlichkeit. In einer Kultur, die hauptsächlich auf immer weitere Ausdehnung der Bequemlichkeit ausgeht, kann das nicht verwundern.[43] Die meisten – so dürfen wir wohl berechtigt feststellen – Errungenschaften auch der Medizin sind Maßnahmen des Bequemermachens. In solcher Welt kommt es darauf an, *den Willen zu mobilisieren.* Wir gehen davon aus, daß er in jedem vorhanden ist – ohne Ausnahme, vielleicht selbst bei denen, die ihn nie erkennen ließen, und natürlich bei den Willenskranken, Abhängigen. Womit kann man ihn wecken?

Der Schlüssel ist die Interaktion: denn offenbar hat der Betreffende es nicht selbst geschafft, also muß er Hilfe erhalten. Es kann ein Buch sein, das ihm diese Hilfe gibt, aber nur wenige lesen. Dann muß es die persönliche Interaktion sein: sei es durch einen Partner, einen Freund, eine Gruppe, einen Arzt, einen Therapeuten. Der Arzt wird zuerst mit einer Information aufwarten: Sie kann positiv sein und Mut machen, sie kann auch negativ sein, etwa indem gesagt wird, es handle sich nicht um Krebs, denn es liege nur ein Plasmozytom vor – was zwar keinesfalls besser ist, aber immerhin keinen Krebs bedeutet. Selbst auf der Ebene der Information muß ein *Mehr* mitgegeben werden, was über das bloße Informieren über einen Sachverhalt hinausgeht: *eine Übertragung von Lebenskraft,* von Willen. Der Patient muß dahin kommen, *daß er seinen Willen will.* Erst dann »springt er an«. Energien, die sonst verborgen bleiben, werden plötzlich nutzbar. Ein affektiver Einfluß, will es scheinen, etwas Irrationales, das tatsächlich übertragen wird, ohne daß es exakt zu messen wäre. In diesem Zusammenhang wollen wir berücksichtigen, daß Freud von Schopenhauer herkam. Er hat sich allerdings nicht für den Begriff des Willens entschieden, sondern für den des *Es.* Dieser Begriff stammt von Groddeck und hat zunächst eine weitere Fassung gehabt, als Freud sie ihm gab. Bei Groddeck entspricht das *Es* etwa dem, was Schopenhauer den Willen genannt hat. Dennoch können wir die Vermutung äußern, daß es bei den komplizierten Schritten der Freudschen Behandlung darauf hinausläuft, den Willen zu erkennen und freizulegen. Die Analyse spricht denn auch von »Ichstärkung«. Der im Dschungel seiner Verirrungen und Traumata verstrickte Patient soll erkennen, daß er gleichwohl einen Willen hat, den er nur aufwecken und sich bewußtmachen muß, um mit ihm tätig werden zu können.

Der Wille ist der Schlüsselbegriff des modernen Denkens, und wir könnten ihn weiterverfolgen durch die Philosophien der Neuzeit. E. v. Hartmann hat ihn das »Unbewußte« genannt, er hat Schopenhauer und zwar auch in dessen naturwissenschaftlichem Interesse fortgesetzt. Von Nietzsche kommt Klages her, von Bergson tief beeinflußt Teilhard de Chardin.

Nehmen wir ein praktisches Beispiel. Ein Arzt verordnet ein Medikament; ein Pharma-Referent – das ist ein sogenannter Ärztebesucher, der den Ärzten in ihrer Praxis die neueste Produktion auf dem Pharma-Markt vorstellt – hat es ihm sehr ausführlich erklärt. Seither ist er selbst voll überzeugt von dem neuen Mittel, er verordnet es und läßt seine Auffassung dabei einfließen, und – es hilft prompt und wunderbar! Die Jahre vergehen, neue Medikamente kommen, die alten werden vergessen, wenn auch nicht ganz, immer wieder werden sie einmal verordnet, weil ein Patient es noch immer nimmt. Das alte Präparat ist ein pharmakotherapeutisches Fossil geworden, doch der Arzt schreibt es noch auf, vielleicht ohne darüber nachzudenken, was an therapeutischem Glamour einmal damit verbunden war, und es wird genommen. Hilft es noch? Ein wenig, aber es ist nichts Enthusiastisches mehr. Ich habe das im Laufe von dreißig Jahren häufig erlebt, mich zuerst bei der herstellenden Firma erkundigt, ob sich denn irgend etwas an der Zusammensetzung geändert habe, wurde aber immer informiert, daß nichts herausgenommen oder hinzugefügt worden sei.

Der Arzt hat beim ersten Mal den ganzen Werbeaufwand, dessen er sich gar nicht bewußt sein muß, mit weitergegeben. Zu der pharmakotherapeutischen trat eine psychodynamische Wirkung. Er hat also nicht nur suggeriert, wie ein Verkäufer suggeriert, er hat etwas übertragen – kann man sagen: Willen? Im Laufe der Jahre – oder auch nur Monate (manchmal geht es sehr schnell) – hat das engagierte Interesse des Arztes nachgelassen, und er gibt nur noch eine Information weiter, übertragen wird nichts. Ernst Jünger spricht den Zusammenhang »Krankheit und Zeit« an und registriert ebenfalls ein Nachlassen der therapeutischen Wirkung. Er meint, man müsse dann eine Pause einlegen – »denn auch die Heilung hat ihren Periodus«. Das ist richtig, aber diese Pause erscheint heute als Marktlücke, und sofort sind Konkurrenzpräparate eingesprungen. Und auch das ist beklagenswert: In der Produktion gibt es keine Pause, also gibt es auch keine in der Behandlung, obwohl sie heilsam sein könnte.[44]

Unbekanntes Wissen

Bei jedem älteren Arzt oder Therapeuten, Priester oder Pädagogen, ja bei jedem Menschen mit Lebenserfahrung und der Fähigkeit, sich über Beobachtetes Gedanken zu machen, würden wir es auffinden können: unbekanntes Wissen. Damit meine ich Feststellungen, die in die Wissenschaft nicht oder nur andeutungsweise eingehen. Ich denke daran, daß man jedem Menschen ansehen kann, wie es um ihn bestellt ist: an seinen Augen. Sie trügen nie. Zwar würde ich mir nicht zutrauen, ohne weiteres an den Augen abzulesen, ob er lügt oder die Wahrheit sagt. Dazu müßten mehrere Merkmale zusammenkommen. Aber mit Sicherheit kann man sehen, ob er gesund ist oder krank und ob es ihm, wenn er krank ist, besser geht oder schlechter. Es ist schwer, dies zu beschreiben. Es hat etwas mit dem »Glanz« der Augen zu tun, mit ihrem »Ausdruck«. In medizinischen Lehrbüchern wird man dazu nichts finden, allenfalls in der Ausdruckslehre der Psychologen. Schopenhauer sagt, daß man »auch nach vielen Jahren« einen Menschen am Blick wiedererkennen würde, »welches beweist, daß trotz allen Veränderungen, die an ihm die Zeit hervorbringt, doch etwas davon in ihm völlig unberührt geblieben ist«.[45] Er meint, daß wir im Blick etwas erkennen, was sich sonst nicht zu erkennen gibt: den Willen, der in ihm ist. Dieser ist nach Schopenhauer »nicht zur Erscheinung gehörig, sondern das Erscheinende selbst«.

Wir sprechen vom »ersten Eindruck«, den ein Mensch erweckt und der sehr selten trügt. Wenn man ihn später korrigiert, stellt man danach nicht selten fest, daß die Korrektur falsch, der erste Eindruck richtig war. Man könnte es das »physiognomische Wahrnehmen« nennen. Verschiedenes trifft dabei zusammen: der Klang mit seinem Bedeutungsinhalt, Bewegung, Mimik usw., die »unmittelbar erfaßt« werden. Das geschieht keineswegs immer bewußt, als ein Aufrechnen registrierter Merkmale, sondern intuitiv – so wie das Raubtier für den Sprung auf das Opfer nicht die Meter zählt und danach die Kraft für den Sprung dosiert, sondern die Entfernung intuitiv, und blitzschnell, aufnimmt, dann springt und das Ziel niemals verfehlt.

Was wissen wir darüber? Die Psychologie[46] und die Soziologie[47] haben sich damit beschäftigt, schließlich handelt es sich um einen Überlebensfaktor in der Gesellschaft. Wir leben davon, daß wir den anderen, mit dem wir zu tun haben, ungefähr richtig einschätzen. Absolute Sicherheit ist nicht mehr möglich, weil der Mensch nicht in der freien Wildbahn lebt mit überschaubaren Eigenschaften, sondern in einem Geflecht unübersehbar vieler Faktoren und Relationen.

Was sich dabei ausdrückt, auch im Blick, ist der Wille. Wir erkennen eine willensstarke Persönlichkeit an Blick und Haltung, ohne daß wir fragen müßten, wie es denn mit der Willensstärke stehe. Auch den Willensschwachen erkennen wir auf der Stelle. Irgend etwas in uns ordnet also richtig ein, ohne unser (bewußtes) Zutun. Natürlich erwirbt man »Menschenkenntnis«, aber im Grunde handelt es sich dabei nur um ein wenig Systematisierung und diese oder jene Zutat zu einer Fähigkeit, die wir sowieso besitzen.

Kein Zweifel, daß der Wille beeinflussen und beherrschen kann – aber auch uns selbst? Damit schließen wir wieder an unser Thema an. Ist es möglich, durch den eigenen Willen nicht nur seiner krankhaften Gefühle, sondern seiner Krankheiten Herr zu werden? Wir setzen hier auf etwas, was zum Willen noch hinzukommt, ohne ihn zu stören. Wir müssen mit einem Willen rechnen, der nicht blind ist, sondern der weiß. Oder: der vom Wissen Befehle entgegennimmt. Es handelt sich dann um einen Willen, der nicht ziellos will, sondern der etwas Bestimmtes will, was das Zentralnervensystem, das er hervorgebracht hat, ihm aufträgt.

Nun wird jeder niedergelassene Arzt bestätigen, daß es Kranke gibt, die durch die Macht ihres Willens eine Krankheit überstehen, die nach wissenschaftlicher Beurteilung nicht zu überstehen ist oder wenigstens nicht so lange und so gut durchgestanden werden kann.

Nehmen wir ein weiteres Beispiel. Es ist wissenschaftlich nachgewiesen, wie Willens- und mentales Training tatsächlich die körperliche Leistungsfähigkeit steigern. Das wird niemand verwundern, der sich an Krieg oder andere extreme Situationen erinnert und dann feststellt, daß dabei Leistungen körperlicher Art ohne weiteres möglich waren, die unter normalen Verhältnissen niemand hätte erbringen können. Es kommen dabei offenbar drei Faktoren zusammen:

– Zwang: wenn du es nicht schaffst, bist du vergessen

– Angst, es kommt Fürchterliches auf dich zu
– Hoffnung, wenn du es aber schaffst, wird alles gut sein.

Diese drei Momente müssen sich auf bestimmte Weise vereinen, dann können – für die normale Beurteilung – »Wunder geschehen«. Ein aussichtslos geschädigter Organismus rafft sich wieder auf, ein unheilvoller Krankheitsprozeß stoppt, geht zurück. Jeder Krebsarzt verfügt über Kenntnisse solcher erstaunlichen Fälle. Wir tangieren damit den großen Rätselbereich »Psyche und Krebs«, und zwar unter therapeutischen Überlegungen. Die Schwierigkeit ist dabei, wie leicht einzusehen, nicht der Zwang, natürlich erst recht nicht die Angst, sondern die Hoffnung. Es muß offensichtlich etwas sein, was begründet Hoffnung macht – keine einfache Versprechung, sondern etwas vital Angelegtes. Fassen wir präziser: Es muß den ganzen Menschen ansprechen, seine Persönlichkeit, *jenes in ihm, an das er sich anlehnen kann,* wenn es ihm ganz schlecht geht – und was er im Laufe der Krankheit schon vergessen hatte.

Hier gehen zwei Dinge oder zwei Welten offenbar ineinander: die biologische und die mentale, wobei wir zugeben müssen, daß wir nicht sicher sind, ob es sich um zwei Welten handelt oder womöglich doch nur um eine. Der monistische Grundansatz der Naturwissenschaft hat uns im Verständnis von Körper und Seele leider nicht weitergebracht. Nach wie vor haben wir keine Vorstellung, wie die zwei verschiedenen Welten ineinandergreifen. Schon werden Versuche bekannt, wieder dualistisch zu denken: nicht nur von Philosophen, sondern auch von Naturwissenschaftlern und Ärzten.

Offensichtlich gibt es die Möglichkeit, den Menschen umzustimmen, sind die Gestimmtheiten etwas, was durch das ganze Gefüge hindurchgreift. Ein Beispiel für die reale Möglichkeit ist die Hypnose. Mit der Hypnose können wir sehr viele körperliche Funktionen beeinflussen, sei es imitieren, sei es mobilisieren, sei es blockieren. D. Langen nennt das Verfahren »Hypnotherapie«, die nach seiner Erfahrung darin besteht, einen »unterwachen und eingeengten Bewußtseinszustand zu erzielen«.[48]

Dabei bedient man sich affektiver Faktoren. Hypnose ist selbstverständlich nichts, was aufgezwungen wird, vielmehr wird der Patient dazu gebracht, sich selbst in einen *vertieften Ruhezustand* zu versetzen. Es wird ihm durch einen anderen geholfen. Wichtig ist nun, daß Hypnose ganz besonders gut wirkt, wenn es sich um krankhafte Zustände handelt, die körperlich und zugleich auch seelisch sind, wie es beim Schmerz der Fall ist. Hier besteht also tatsächlich die Chance, mit Unterstützung eines anderen, sich selbst zu heilen. Dasselbe demonstriert auch das Autogene Training nach J. H. Schultz. Man kann die Hauttemperatur, die Durchblutungsgrößen, beispielsweise gezielt der Leber, dadurch verändern. Ohne dem im einzelnen nachzugehen, können wir so viel sagen, daß da etwas in uns ist, das in der Lage ist, unseren Körper zu beherrschen. Ob diese Dominante ein Teil von ihm ist, mag dabei offen bleiben.

Verborgene Reserven

Meditative Übungen, Yoga, Autogenes Training, Eigen- und Fremdhypnose können Leistungen herbeiführen, die normalerweise nicht möglich wären. In der sowjetischen Psychologie spricht man von *Überfähigkeiten,* die man aus verborgenen Reserven des höheren Nervensystems entwickeln könne. In einer wissenschaftlichen Darstellung dieser Fragen wird von F. V. Bassin und K. K. Platonov ein österreichischer Artist zitiert, der über das Zustandekommen seiner eigenen oft unter Beweis gestellten Überfähigkeit Wissenschaftlern gegenüber eine Erklärung abgegeben hat, die ich nachstehend in einem größeren Auszug zitieren möchte, da sie unser eigenes Thema direkt berührt:

»Am 16. August 1916 wurde ich durch einen Granatsplitter schwer verwundet. Ich lag im Feldlazarett und hatte viel zu leiden. Hunger und nachlässige Behandlung der Ärzte nahmen mir jede Widerstandskraft, und ich erwartete den Tod als willkommene Erlösung. Dennoch bat ich den Oberarzt, mich an ein Lazarett in meiner Heimatstadt zu überweisen. Der Arzt versprach es mir. Als ich ihn nach zwei Tagen an sein Versprechen erinnerte, sagte er zu seinem Assistenten, und zwar so laut, daß ich es hören könnte: ›Wir werden ihn nicht nach Hause verlegen, er wird ohnedies heute oder morgen sterben.‹ Und wahrscheinlich zur Bekräftigung seiner Worte befahl der Arzt eine Stunde später, mich aus dem Krankensaal in ein kleines Zimmer zu bringen, in dem nicht einmal ein Bett stand. Man ließ mich auf der Bahre liegen, die für einen Todeskandidaten wie mich offensichtlich ausreichte. Am Abend entfernte man mir die Verbände und gab mir keine neuen. Auf meinen Wunden blieben nur leichte Mullbinden. Anscheinend war es schade um das Verbandsmaterial. Die bescheidene Mahlzeit, die es im Lazarett gab, wurde an diesem Tag aufs äußerste reduziert.

Da erwachte irgend etwas in mir. Ich weiß nicht, was es war, vielleicht war es Dickköpfigkeit oder Lebenswille, vielleicht auch beides. Ich biß die Zähne zusammen, und in mir war nur der eine Gedanke: ›Du mußt am Leben bleiben, du wirst nicht sterben und du fühlst keinerlei Schmerzen‹ – und noch mehr dieser Art. Ich wiederholte es mir endlos, bis der Gedanke mir so in Fleisch und Blut überging, daß ich schließlich keinen Schmerz mehr empfand. Ich weiß nicht wie, aber es geschah etwas Erstaunliches. Die Ärzte schüttelten die Köpfe. Mein Zustand besserte sich von Tag zu Tag. Zwei Monate später wurde in einem Wiener Lazarett noch eine kleine Operation vorgenommen.

Als ich wieder ganz gesund war, arbeitete ich mein System weiter aus ... Gewalt über sich selbst, das ist das Wichtigste im Leben. Viele versuchen, ihre Energie und ihre Willenskraft weiter zu entwickeln. Aber nach einer gewissen Zeit, wenn sie bemerken, daß sie nicht vorankommen, hören sie mit dem Üben auf, weil sie es für zwecklos halten. Doch diese Menschen irren sich. Die erste Bedingung, um einen starken Willen zu erreichen, ist die Selbstdisziplin, die Selbsterziehung.«[49]

Das Wesentliche an der Entwicklung einer Überfähigkeit sind ganz offensichtlich zwei Dinge:

- Geduld, Nichtnachlassen,
- die ganze Persönlichkeit eingehen lassen in diese Entwicklung der Überfähigkeit.

Bei dem österreichischen Artisten, den ich hier nach den sowjetischen Autoren zitere, ging es um die Entwicklung der Fähigkeit, willensmäßig den Schmerz vollkommen ausschalten zu können. Wenn seine Arme, die Wangen oder die Zunge durchstochen wurden, nahm man bei der wissenschaftlichen Untersuchung keine Veränderungen der Physiologie wahr, weder ging sein Puls schneller, noch wurden die Pupillen größer oder kleiner, noch nahm die Atmung an Tiefe zu oder ab. Nur das Bewußtsein schien etwas verändert, was als Selbstvertiefung oder Abwesenheit beschrieben wurde (Psychophysiologisches Institut Charkov, 1927).

Ein Beispiel aus unseren Tagen wäre der Bericht, der eine Sensation in den USA hervorrief, bei uns merkwürdigerweise wenig Beachtung fand, über die Selbstheilung des Journalisten

N. Cousins von der schwersten Form der versteifenden Arthritis, die es gibt (Polyarthritis ankylopoëtica, Bechterew). Der Bericht erschien 1979, deutsch 1981. Er ist in mehr als einer Hinsicht bemerkenswert, so daß er hier nicht vollständig besprochen werden kann. Zwei Punkte aber möchte ich hervorheben. Cousins erkannte klar, daß er durch die absolut korrekte schulmedizinische Behandlung keine Besserung erfahren konnte. Er war bereits so steif, daß er nicht einmal mehr den kleinen Finger bewegen konnte. Da besprach er mit seinem Hausarzt das Wesen seiner Erkrankung und das Wesen der Behandlung, die man anwandte, also die Prinzipien des Vorgehens, die gedanklichen Grundlagen. Er kam zu der Überzeugung, daß diese Behandlung zwar auf das richtige Ziel angelegt war, es aber falsch anging, von einer verkehrten Seite aus. Das korrigierte er, indem er nicht mehr Unmengen von Steroidhormonen und Antirheumatica sich spritzen ließ, sondern statt dessen Ascorbinsäure, Vitamin C, allerdings in extrem hohen Dosen. Dann traf er Vorkehrungen, sich in eine ständige gute Laune zu versetzen. Das Ergebnis war tatsächlich seine Genesung aus einem absolut hoffnungslosen Zustand. Zwar wurde er nicht sofort gesund dadurch, er konnte sich jedoch langsam, Woche für Woche, mehr bewegen, bis er schließlich tatsächlich genesen war.

Horkheimer hat den Begriff der instrumentellen Vernunft eingebracht.[50] Ihre Entstehung führte er auf den gesellschaftlich bedingten Prozeß der Instrumentalisierung der Gedanken zurück. Unter dem Stichwort »Bedrohung der Freiheit« führte er 1965 auf dem Evangelischen Kirchentag aus: »Daß ein Doktor, anstatt ein Elektrokardiogramm zu machen, den Patienten selbst abhört, ist seit langem ungewöhnlich, jedenfalls ein bloßer Zusatz. Selbst die Gepflogenheit des Arztes, wenigstens das Kardiogramm persönlich durchzusehen, ist im Prinzip überholt.« Instrumentelle Vernunft meint technizistisches Denken, das einfache, aber unerhört wirksame, unerhört folgenreiche Prämissen hat:

- die Grundüberzeugung, daß sich alles nach mathematisch-technischen Modellen vollzieht,
- daß es außer diesen keine anderen Prinzipien gibt,
- daß infolgedessen alles *innerweltlich* abläuft
- und daß insoweit alles machbar ist.

Zur negativen Konsequenz gehört allerdings, daß, wäre es wirklich so, abgesehen von einer gewissen »Autokatalyse« der Dinge, keine Weiterentwicklungen zustande kämen, da ja über das Vorgegebene *nicht* hinausgegangen werden kann. Aber in Wahrheit wird ständig transzendiert. Jene Fähigkeit, nicht nur das Vorgegebene zu bearbeiten, sondern etwas darüber hinaus zu entwerfen, es zu überfliegen, noch nicht Bestehendes vorauszudenken und schließlich zu schaffen, wollen wir als die phantastische Vernunft denken.[51] Dabei kann das Phantastische im Bau eines unerhörten Hochhauses, einer ganz neuen elektronischen Lebenserleichterung, in einem Gedicht, in einer Skizze bestehen. Dabei ist nicht nur das Moment des Phantastischen ausschlaggebend, denn das Geschaffene muß ja immer am Absurden sich bescheiden: das heißt, es gehört wirklich die Vernunft dazu. Phantasie ist in jedem Menschen vorhanden, wenn sicherlich auch verschiedengradig, was zweifellos mit der Art der Entwicklung dieser Anlage zusammenhängt. F. Thiele sagt in seiner Ethik mit Recht: »Wir brauchen nicht auf die ›begnadeten Künstler‹ zu warten, denn in jedem Menschen schlummert Phantasie, welche ungeahnte Fähigkeiten freilegen kann.«[52] Er verweist auf Matusseks Formulierung von den

»modernen Kreativitätstechnikern«, die, entweder von der Psychologie, Pädagogik oder von der Sozialarbeit her, mittels Einübung von Spielen, Künsten, Fertigkeiten usw. die angelegte Phantasie der Menschen anregen und entfalten helfen wollen.

Für eine moderne Anthropologie ist dieser Aspekt von großer Bedeutung, da die Phantasie jedenfalls das Merkmal ist, durch das sich der Mensch von allen anderen Lebewesen grundlegend abhebt. Die Intelligenz mag nur gradweise zwischen Mensch und Menschenaffen verschieden sein: *Phantasie hat kein anderes Lebewesen so wie der Mensch.* Wäre diese Phantasie nicht in ihm von Anfang an gewesen, er säße noch in den Bäumen, wenn er denn jemals darin gewesen sein sollte, oder in den Höhlen der eiszeitlichen Berge. Die Phantasie bricht aus dem starren Vorgegebenen auf und aus und realisiert eine von ihr entworfene neue, erweiterte Welt. Es geht dabei nie um eine Gegenwelt, sondern um die Erweiterung der Welt, die wir schon kennen. Ihr sollen neue Bereiche zugefügt, bislang unerkannte Tiefen erschlossen werden.

Vielleicht ist diese Phantasie, weit über die menschliche Eigentümlichkeit hinausreichend eine evolutive Kraft überhaupt. Bergson spricht mit dem *élan vital* auch den Phantasien unter Beweis stellenden Schwung der Evolution an. Portmann gibt entsprechende Hinweise,[53] und in der Tat kann man ja die Vielfalt und den Formenreichtum in der Natur kaum erklären, ohne eine »phantastische« Kraft zu unterstellen, die in der Natur arbeitet und drängt.

Naturzugehörigkeit bedeutet also nicht nur Hinfälligkeit, das unlösbar an Materie Gebundene, sondern auch eine unbezweifelbare Fähigkeit, sich über eben die Grenzen des natürlich Vorgegebenen zu erheben. Das ist offenbar keine Begabung weniger einzelner, sondern im Leben selbst angelegt.

Wie alle Gaben der Natur kann auch diese mißbraucht werden oder uns überwuchern. Das spielt bei der Entstehung der Neurosen eine große Rolle. Verhältnisse werden phantasiert, die in der Wirklichkeit nicht anzutreffen sind, an die der phantasiekranke Mensch aber alles hängt, so daß er damit aus der Realität herausfällt. Was wir hier meinen, ist die »phantastische Vernunft«, also jene enge Verbindung von freiem Spiel- und Schöpferdrang und demjenigen Vernunftteil, der das Entgleitende einfängt, der ordnet, der zusammenfaßt.

Es ist das »Wenn es doch gelänge« und »Einmal werde ich es

schaffen« in jedem von uns, das das Leben weitertreibt, und zwar so, daß es nicht ein Strom ewiger Gleichförmigkeit ist, sondern ein Weg in Etappen durch Höhen und Tiefen und immer wieder mit der Hoffnung auf Höhen.

Phantasie gehört, wie das Glück, mit Gesundheit zusammen – nur wird selten darüber gesprochen. Der Mensch denkt, er sei gesund und werde es immer bleiben, und vermutlich kann man nicht gesund bleiben, ohne dies zu denken. Immanuel Kant hat einen erstaunlichen Aufsatz über den Einfluß der Phantasie auf die Gesundheit geschrieben. Er findet sich als kleines Kapitel in seiner Schrift ›Vom Streit der Fakultäten‹ (1798), als ein Brief an Hufeland konzipiert. Kant will ganz nüchtern zeigen, daß »die bloße Macht des Gemüts« – und eben darunter versteht er die Phantasie – »durch den bloßen Vorsatz« vorhandene kranke Gefühle meistern kann. Man müsse gewissermaßen nur »philosophieren, ohne darum eben Philosoph zu sein«, weil nämlich die Philosophie, die ihr Interesse am Ganzen des Endzwecks der Vernunft hat, »ein Gefühl der Kraft bei sich führt«. Ausführlich geht Kant auf das Gegenteil dieser schöpferischen Macht des Gemüts ein, auf die destruktive Seite durch Fixierung auf die Schwäche. Die Hypochondrie, das ständige Denken an Krankheit mit ungünstigem Ausgang sei eine Schwäche des Willens, die durch die Vernunft nicht korrigiert werde.[54]

Gibt es für die Gesundheit – und für das Glück – Voraussetzungen, und haben diese etwas mit Vernunft zu tun? Ganz sicher wäre es falsch, die Vernunft gering zu achten. Es ist, denke ich, die richtige Stelle, Bergson zu zitieren, der in der Erwiderung auf kritische Einwände geschrieben hat: »Nirgends habe ich behauptet, man müsse ›die Intelligenz durch etwas anderes ersetzen‹ oder ihr den Instinkt vorziehen. Ich habe nur zu zeigen versucht, daß man sich, wenn man den Bereich der mathematischen und physikalischen Objekte verläßt und in den des Lebens und des Bewußtseins eintritt, auf einen gewissen Sinn für das Leben berufen muß, der sich scharf vom reinen Verstand abhebt.«[55] Bergson war überzeugt, daß es dem Intellekt möglich sei, »die Kräfte, die den Verstand ergänzen«, wieder zu erlangen und zu entwickeln. Es würde auf die Dauer zu einer Annäherung und Verschmelzung mit dem élan vital kommen. Damit bewegt sich Bergson in der Richtung eines Konzepts von Gesundheit, die nicht durch Reparatur zustande kommt, sondern durch Einsicht.

Die Einsicht kann allerdings nicht Theorie im herkömmlichen Sinne bleiben, sie muß Praxis werden. *Nur der Wille zur Gesundheit – nicht zufälliges Spiel der Elemente – setzt Gesundheit.*

Die instrumentelle Vernunft hat sich in die phantastische Vernunft verwandelt.

Kranke berichten

Im Jahre 1857 schrieb Flaubert in einem Brief: »Ihr fragt mich, wie ich mich von den nervösen Halluzinationen geheilt habe, unter denen ich früher litt. Durch zwei Mittel: 1. indem ich sie wissenschaftlich studierte, das heißt, indem ich versuchte, mir über sie klarzuwerden, und 2. durch die Kraft des Willens. Ich habe oft das Irresein auf mich zukommen gespürt ... Aber ich klammerte mich an meine Vernunft. Sie beherrschte alles, obwohl sie belagert und geschlagen wurde. Andere Male versuchte ich, durch die Imagination mir künstlich jene entsetzlichen Schmerzen zu verschaffen ... Ein großer Stolz unterstützte mich, und ich habe die Krankheit besiegt, indem ich sie buchstäblich an meinem Körper erdrückte.«[56]

Das ist ein Beispiel aus dem Bereich der psychischen Krankheiten. Wenn wir nach einem aus dem somatischen Bereich suchen, können wir Christian Morgenstern wählen. Er litt und starb schließlich an der Tuberkulose, wie viele andere Dichter der Vergangenheit. Vor seinem Tod gab er das Beispiel, »daß ein Mensch in einem todeskranken Körper durch sein Wort heilend zu wirken vermag«, indem er ›Wir fanden einen Pfad‹ schrieb (1914). Kurz vor seinem Tode schrieb er aus dem Sanatorium an ein junges Mädchen: »Gewiß, ich bin seit zwanzig Jahren leidend, wie sich ja nun neuerdings in einem öffentlichen Almanach nachlesen läßt, aber so paradox es klingen mag, es sträubt sich alles in mir, von irgend jemandem als – krank empfunden zu werden. Denn ein Gefühl wirklichen Krankseins ist bisher meiner noch nicht Herr geworden, trotz allem, und natürliche Depressionen abgerechnet, und wird es hoffentlich auch nie werden. ›Leiden‹ kann man an allem, aber um ›krank‹ zu sein, muß einen ein fremdes Etwas besitzen, muß man der Sklave seiner Krankheit geworden sein. Ich möchte den Satz aufstellen: kein wahrhaft freier Mensch kann krank sein.« Abschließend spricht er von einer »inneren Gesundheit ... jene höhere Gesundheit, die ich meine«.[57]

Dazu einige Anmerkungen. Flaubert und Morgenstern waren beide »Künstlernaturen«, besonders sensibel, auf ein Werk hin lebend, von vielen Konflikten bedrängt. Bei Flaubert traten Beschwerden ein, die man als Hysterie (hysterische Lähmung) und Neurose einstufen würde, bei Morgenstern die Tuberkulose. Beide waren, bei aller Unterschiedenheit, auch in ihrem Leben und Schaffen, nicht in der Lage (oder besser: nicht willens), die Welt passiv hinzunehmen, sich »leben zu lassen«, sondern sie *wollten* leben. Immer kehrt Gleiches wieder, aber *sie* wollten *dagegen* das Werk setzen, den perfekten Satz, die erlösende Erkenntnis.

Wir stoßen hier auf etwas, das immer der Genesung, der Stabilisierung der Gesundheit entgegensteht: das bereits gelebte Leben. Der Mensch ist Produkt seiner eigenen Entwicklung, seiner eigenen Geschichte, und was diese mit sich gebracht hat, ist der Gesundung nicht immer dienlich, ihr oft genug hinderlich. Das spielt seine Rolle bei der Neurose, bei der pathologischen Erlebnisverarbeitung in früher Jugend oder Kindheit, und bei der Schwächung des Körpers in den Entwicklungsjahren, so daß die Infektion Fuß fassen und sich ausbreiten konnte. Der Kampf, der geführt werden muß, geht deshalb in erster Linie gegen das eigene Selbst. Da ist etwas, das überwunden werden muß, wenn man die Krankheit besiegen will, wenn man gegen Widerstände die Gesundheit erhalten will.

Die Therapie, deren sie teilhaftig wurden, war die Therapie ihrer Zeit. Flaubert empfing sie, da sein Vater und sein Bruder renommierte Ärzte waren, aus erster Hand; Morgenstern in den damals obligaten Sanatorien, die, wie man heute weiß, für die Heilung einer Tuberkulose völlig ungeeignet waren – so wie die Therapie von Flauberts Vater für die Behandlung einer Neurose.

Sartre hat Flauberts Neurose als eine historische und gesellschaftliche interpretiert, und die Tuberkulose war ebenfalls ein historisches und gesellschaftliches Schicksal. In beiden Fällen hat die Krankheit etwas zum Ausdruck gebracht, was man ihre – dieser Männer – Freiheit nennen muß. Das hat vielerlei Bedeutungen, für die ich noch einmal auf Sartre verweise, hier für uns aber vor allem die, daß sie gleichrangig, gleichwertig neben ihrer Krankheit stehen, also von ihr wirklich frei sind, denn es hängt von ihnen ab, wie sie zu ihr Stellung nehmen. Das ist das Wesentliche, im übrigen hat mindestens Flaubert die Aktivitäten seines Vaters, besonders die Aderlässe, die künstlichen Geschwüre als unangemessen empfunden, da sie für einen Vollblütigen konzipiert sind und nicht für einen Patienten mit Nervenschwäche, wie er es war.

Dazu der Bericht eines Arztes unserer Tage. Er schreibt im Zusammenhang einer Diskussion um die Frage, ob denn Gesundheit wirklich das höchste Gut sei: »Ich bin selbst krank, d. h. Kollegen haben mir in einer Zeit, in der ich mich nicht wohl fühlte, Befunde vorgelegt und eine chronische Krankheit bewiesen. Aber ich bin nicht krank – ich habe dazu weder Lust noch Zeit, und ich fühle mich wohl, weil ich nicht daran denke. Meine Lebensqualität ist von den Mitteilungen der Ärzte nur kurze Zeit eingeschränkt worden.« Der Verfasser dieses Briefes, der Pädiater Palitzsch, geht davon aus, daß die Frage der Gesundheit von der nach der Krankheit abhängt: Gelingt es, diese nicht zu überwerten, ist die Gesundheit als Effektivität gegeben. Es kommt also darauf an, das, was wir als Störung erfahren oder beurteilen, zu relativieren. Dazu äußert sich Palitzsch folgendermaßen: »Bei vielen kranken Intellektuellen ist das höchste Gut, wenn sie einen klaren Verstand behalten, mit dem sie die Krankheit und ihr gesamtes Leben steuern können. So ist es auch mit schweren Behinderungen. Wie behindert ist Herr von Lambsdorff?«

Ein Präsident und seine Krankheit[58]

Sieben Tage, nachem 1985 Amerikas Präsident Ronald Reagan im Marine-Hospital Bethesda eine Krebsgeschwulst und 60 Zentimeter Dickdarm herausoperiert worden waren, verließ er bereits das Krankenhaus. Drei Tage später gab er dem chinesischen Präsidenten einen Staatsempfang im Weißen Haus.

Wäre das auch bei uns in der Bundesrepublik Deutschland so schnell gegangen? *Mit absoluter Sicherheit: Nein.* Unmöglich.

Reagans Krankenhausaufenthalt hätte in der Bundesrepublik Deutschland *vier Wochen* gedauert, keinen Tag weniger, vermutlich aber *vierzehn Tage länger.* So lange wären Chef- und Oberärzte um den prominenten Patienten herumgesprungen, hätten unablässig Pflaster entfernt und neu geklebt und Blut entnehmen lassen. Danach wäre die sogenannte Anschlußkur fällig gewesen, *weitere vier Wochen,* in diesem Fall mit Sicherheit *um vierzehn Tage verlängert.* Danach hätte er Krankheitsurlaub genommen, der auf den Jahresurlaub nicht angerechnet wird, und vermutlich hätten seine betreuenden Sozialmathematiker den vorgezogenen Jahresurlaub – bei seinem Alter noch einmal vier Wochen – angehängt. Die Nation hätte ihn im Jahre 1985 nicht mehr zu sehen bekommen.

Diese Diskrepanz ist nicht auf den Präsidenten Reagan oder auf Darmoperationen beschränkt, sie gilt bei allen Behandlungen.

Bei einem Herzinfarkt wird in der Bundesrepublik vier Wochen absolute Ruhe verschrieben, und wenn der Kranke in ein Herz-Kreislaufzentrum gerät, kann er mit einem vollen Jahr Pause rechnen, gleichgültig wie schwer der Infarkt war. Er ist anschließend seelisch ein Rentner, egal wie alt er ist. In den USA wird ein Herzinfarkt-Patient höchstens zehn Tage ruhiggestellt; danach Fortführung seiner Geschäfte ohne Kur.

Schwer verständlich, aber die sogenannte Verweildauer der Krankenhauspatienten differiert sehr zwischen den einzelnen Ländern, besonders zwischen den USA und der Bundesrepublik Deutschland. Im Durchschnitt liegen die Patienten in den USA 7,4 Tage im Krankenhaus, in der Bundesrepublik Deutschland 19,7 Tage.

Die Frage ist unabweisbar: Sind die Menschen in den USA gesünder, die Ärzte – und die Krankenhäuser – besser, die Medizin fortschrittlicher?

Nur zum Teil, wollen wir antworten: Die beachtlich kurzen Krankenhausaufenthalte in den USA, die ein Rentnergefühl nicht aufkommen lassen, und die extrem langen Aufenthalte in der Bundesrepublik Deutschland spiegeln vor allem die unterschiedliche Mentalität der Menschen und die unterschiedlichen Grundsätze der Gesundheitssysteme in beiden Ländern wider. Amerikaner sind, wie man im Slang unserer Zeit sagt, *fitness-freaks:* Kranksein gilt als Makel. Deutsche sind dagegen leicht voller Selbstmitleid und lieben es zuweilen zu leiden.

Aber mehr als das: Materielle Gründe kommen hinzu. In den USA, wo der Kranke die teuren Hospitalkosten in der Regel selbst tragen muß, durch Krankheit einen erheblichen, meist durch nichts abgedeckten Einkommensverlust erleidet, will der Kranke in seinem eigensten Interesse so schnell wie möglich in das aktive Leben zurück. In der Bundesrepublik Deutschland, wo Klinik, Kur und Krankengeld in der Regel durch Zwangsversicherungen bezahlt werden, will der Zwangsversicherte sich aus eigenem Interesse durch den Krankenhausaufenthalt wieder in den Besitz seiner eingezahlten Versicherungsgelder setzen.

Das bundesdeutsche Gesundheitssystem kommt dieser Einstellung der Patienten, sich ihres »dritten Einkommens« (Liefmann-Keil) durch Krank»feiern« zu versichern, sehr entgegen. Zumal auch die bundesdeutschen Krankenhäuser nicht interessiert sein können, den Patienten frühzeitig zu entlassen; denn die ersten Tage des stationären Aufenthaltes sind durch die vielen Untersuchungen, womöglich Eingriffe kostenintensiv, hingegen die folgenden Tage kostengünstig, denn nun ist fast alles, was finanziell zu Buche schlägt, getan.

Das soziologische Thema der Institutionen soll hier nicht eingehend behandelt werden. Vor allem geht es auch keinesfalls darum, anzuregen, das Netz sozialer Sicherheit, das so netzartig dicht übrigens gar nicht ist, wie seine Apologeten gern behaupten, zu zerschneiden. Es geht mir einfach darum, an diesem Beispiel zu zeigen, daß eine schwere Krankheit – und der Darmkrebs ist sicherlich eine der schwersten – mit anschließender eingreifender Operation – und die Herausnahme von 60 Zentimetern Dickdarm ist außerordentlich eingreifend – nicht zwangsläufig zu einem so langwierigen Leidenszustand führen müssen, wie wir dies inzwischen unter unseren Verhältnissen vollkommen gewohnt sind.

Gewiß, der Präsident stand unter Druck: Ehrgeiz, Verpflichtung ließen längere Rekonvaleszenz nicht zu. Entscheidend war ohne jeden Zweifel der Wille: Er hätte genausogut absagen und noch zwei, drei Wochen mehr Erholung erwirken können, und wahrscheinlich hätte es seinem Prestige nicht im mindesten geschadet, da die Öffentlichkeit weiß, was sie von seiner Diagnose zu halten hat. Er hat sich entschlossen, nicht die Ruhe, sondern die Aktivität zu wollen – die natürliche Selbstverständlichkeit eines aktiven Lebens.

Und es hat ihm offensichtlich nicht geschadet.

Ein Medizinhistoriker zieht Bilanz – für die Zukunft

Heinrich Schipperges hat in vielen Büchern immer wieder das eine gesagt: Die Medizin müsse, wenn sie denn weiter bestehen und den veränderten Verhältnissen gerecht werden wolle, den Weg »von der Heiltechnik zur Heilkunde« gehen. Er stellt einmal, inmitten der Mühen um eine Bilanz der Medizin, die Frage: »Was wissen wir denn wirklich vom gesunden Leben? Was wissen gerade die Naturwissenschaften von der so urwüchsigen Natur des Menschen, mit der wir auf die Welt kommen, die uns so unglaublich sicher trägt und treu begleitet durchs ganze Leben, die uns hält und hütet bis zum letzten Atemzug?«[59]

Schipperges sieht die Notwendigkeit, aus der komplizierten

Indirektheit und Abstraktion zurückzukommen zu den einfachen Dingen und den einfachen Handlungen. Was die moderne Medizin mit so viel Aufwand leistet, ist Arbeit an zufälligen Störungen, hingegen wird nichts getan, was die große Gesundheit herbeiführen und fördern könnte. Schipperges arbeitet am Werk Nietzsches eine »Philosophie des Leibes« heraus, die den neuen Zugang zeigen würde. »Im Umgang mit unserem Leibe hingegen würden wir wiederum jenes dominierende Lebensgefühl erlernen, das uns in der künstlichen Welt der Maschinen und Apparate verlorengegangen ist. Am Leitfaden des Leibes würden wir nach und nach griechischer, gesünder, südlicher: ›Wie ferne ist man damit von Druck und Stoß, von der mechanischen Tölpelei der Naturwissenschaften, von dem Jahrmarktslärm der modernen Ideen?‹.«[60] Leib meint dabei nicht einfach das Körperliche, sondern *mehr, das nämlich, wo der Körper zugleich uns selber ausdrückt.*

Unter den »alten Wegen zu neuer Gesundheit« reflektiert Schipperges, daß die Heilkunde früher einmal »nichts anderes als eine philosophisch gesteuerte Gleichgewichtspolitik, eine Auseinandersetzung mit den Kräften der inneren Natur wie mit den Mächten der äußeren Welt« war. Für den Historiker ist es selbstverständlich, daß die Bewahrung der Gesundheit den höheren Rang hat als die Behandlung von Krankheiten. Wer immer so denkt, ist weit weg vom Wesen und dem Anliegen der modernen naturwissenschaftlich orientierten Medizin. Diese Distanz spiegelt auch die Gegenüberstellung der alten *medicina privata* der karitativ motivierten Medizin und der versicherungsrechtlich organisierten *medicina publica* unserer Tage. Schipperges räumt aber ein, daß der Mensch sich heute in die besonderen Bedingungen einer sozialen Dienstleistungsgesellschaft eingliedern müsse. Aber, so fragt er, sind mit der modernen Dienstleistungsmedizin nicht immer noch die klassischen Aufgaben der alten Medizin verbunden? Schipperges denkt bei aller Kritik an der modernen Medizin groß von der Heilkunde, hält sie – hippokratisch – für das Modell einer Weltbewältigung. Diese Medizin wird ökologisch orientiert sein, weil sie ihre Zukunft »im Vorfeld der Krankheiten« sieht, diese also verhindern will, indem sie die Gesundheit erhält. Dabei ist Schipperges nicht geneigt, dieses Vorfeld als etwas anzusehen, das schlechthin als vorärztlich anzusehen wäre. Dieses Vorfeld ist für ihn etwas ganz anderes. In ihm lebt der Mensch normalerweise, er lebt nämlich »zwischen« Gesundheit und Krankheit,

»wo jeder Mensch es mit seinem eigenen Gesundsein und Krankwerden zu tun hat, mit dem Sinn seines Lebens, seines Leidens, seines Heiles«.

Etwas von »Gesundheit in Eigenverantwortung« blitzt auf, und tatsächlich fragt sich der Historiker, ob nicht die von traditionellen Ärzten und ihren Verteidigungsinstitutionen so sehr mißtrauisch und ablehnend betrachteten Selbsthilfebewegungen der Patienten einen Schritt in die Zukunft darstellen: Der Mensch macht endlich mit der Gesundheit ernst, indem er sie als seine Gesundheit erkennt und vertritt.

Wenn er das aber macht, fällt ihm vielleicht etwas auf. Schipperges: »Wir sollten uns allen Ernstes fragen, ob Menschen, die im Grunde genommen gar nicht so richtig krank sind, ob solche Leute auch – und sei es nur im Interesse ihrer künftigen Gesundheit – überhaupt eine ärztliche Betreuung oder Beratung brauchen? Muß man jede persönliche und soziale Abweichung versorgen, betüteln, verwalten? Sollte man nicht lieber das von der christlichen Sozialethik entwickelte altbewährte, vielverlästerte Prinzip der Subsidiarität wieder ernster nehmen, was bedeutet, daß man sich zunächst einmal selber hilft, ehe man Hilfe von außen oder von oben beansprucht? Sollte man dem Menschen nicht die enteignete Gesundheit wieder anvertrauen?«

Der Historiker steht, wie es zu fordern ist, mitten in dieser Zeit und durchschaut ihre Probleme. »Durchschauen« bei einem Historiker bedeutet etwas Doppeltes: die Bedingungen erkennen und die Unzulänglichkeit erkennen.

Wer sich an dem deutschen Ausdruck »durchschauen« stößt, könnte ihn exakt ins Griechische übersetzen. Es heißt dann schlicht: diagnostizieren. Die Diagnose des Historikers lautet demgemäß: Wir sind deshalb nicht gesund, weil wir zu viel von der Krankheit wissen. Es ist das gleiche, was wir mit dem Hinweis beschrieben haben, uns fehle heute – sicherlich auch auf vielen anderen Gebieten, aber besonders auf diesem – die »natürliche Selbstverständlichkeit des Lebens«.

Was also können wir unter der »Neuen Gesundheit« verstehen?

Die »alte« bestand offensichtlich im Fehlen von Krankheit, dann wurde man genauer und grenzte ab: Vermeiden von bestimmten Risiken. Während man das Fehlen von Krankheit einigermaßen eindeutig verstehen kann – immer abgesehen davon, daß wir von verborgenen, sich vorbereitenden (»präsymptomatischen«) Krankheiten natürlich nichts wissen, also womöglich gar nicht gesund, sondern bereits krank sind –, herrscht hinsichtlich der Risikofaktoren große Unsicherheit. Aus dem wissenschaftlichen Manko haben sich Sekten entwikkelt; die einen halten dies für ein Risiko, die anderen jenes.

Was kann dagegen als neue Gesundheit aufgefaßt werden? Geht es aus dem hervor, was wir bisher besprochen haben? Wir haben eine Reihe von Merkmalen und Eigenschaften kennengelernt, die hier ihrer Richtung nach zusammenlaufen müßten. Besondere Bedeutung scheint mir bei alldem auf der Eigeninitiative zu liegen, nicht auf dem verschwommenen Wunsch, ein ganz Eigener zu sein, sondern auf dem Willen zur Selbstentfaltung und Selbstgestaltung, was ja immer voraussetzt, daß diese nicht im luftleeren Raum, im verlassenen Tempel geschieht, sondern unter Menschen – mit ihnen, auch wiederum gegen sie, *aber immer sie respektierend.* »Ich bin Leben, das leben will, inmitten von Leben, das leben will.« Das ist die Basis, auf die sich Selbstfindung, Selbstgestaltung aufbauen kann.

Sprechen wir von kreativer Lebenserwartung: kreativ meint nicht produktiv, obgleich das Produktive nicht ausgeschlossen wird, denn natürlich kann etwas Produktives resultieren, muß es aber nicht unbedingt. Worauf es ankommt, ist doch dies: mit dem Vorgegebenen und dem Geschehenden *schöpferisch* umzugehen, ihm nicht nachgebend, ihm nicht unterliegend, es vielmehr gestaltend – mit ihm sich selbst. Wie wird gestaltet? Soll man von einem Bild ausgehen? Man müßte es wohl, aber wir leben in bilderloser Zeit. Es ist der für eine Krisen- und Umwandlungszeit typische Mangel.

Für ein Konzept der kreativen Lebenserwartung können wir uns kaum an Errungenschaften orientieren, über die wir heute so reichlich verfügen, die aber nichtsdestotrotz Gesundheit und Glück der Menschen nicht befördert haben. Bei Umfragen in der Bevölkerung rangieren aber gerade diese Positionen, wie Einkommen, Konsum, an erster Stelle, gefolgt neuerdings vom Verlangen nach »menschenwürdiger Umwelt«, aber jener Aspekt kommt ganz zuletzt, ohne den doch alle Bemühungen vergeblich bleiben: daß man nämlich – jenseits des Einkommens und des Konsums – etwas aus seinem Leben machen muß. Kreativ steht hier nicht auf einer Linie mit Lebensqualität, Kreativität wäre auch bei abgesenkter Lebensqualität denkbar und möglich.

Worauf läuft ein solches Konzept hinaus? Schon sieht es aus, als verlören wir die Gesundheit wieder aus den Augen, aber wir kehren immer wieder zu diesem Thema zurück. Wie kann sich jemand, der nicht weiß, wie seine inneren Organe zusammenhängen und funktionieren, ein Urteil über plötzlich auftretende Schmerzen bilden? Er tappt vollkommen im dunkeln und fällt auf die aberwitzigsten Meinungen herein. Wissen ist demgemäß notwendig, denn nur dann ist jene Kommunikation möglich, die den einzelnen, auch wenn er nicht Medizin studiert hat, in die Lage bringt, eigene Erkrankung oder die von Freunden zuverlässig zu beurteilen. Mit dem Wissen kann man sehr allein sein. Man ist schlimmen Aspekten konfrontiert: Wie soll man sich entscheiden? Wissen allein gibt noch keine Mündigkeit. Mündig wird man erst, wenn man nicht nur den eigenen Verstand gebraucht, sondern wenn man ihn verständig gebraucht, das heißt mit Vernunft. Es genügt also nicht die intensive Anreicherung von Arbeitswissen, es kommt auf das an, wodurch man dieses gewichten und einordnen kann. Dazu ist man aber nur fähig, wenn man außerhalb steht: Der Nur-Arzt verzehrt sich für seine Patienten, viel Rühmenswertes wird ihm nachzusagen sein, und dennoch fehlt ihm etwas. Man könnte den Mangel darin sehen, daß er nicht mehr in der Lage ist, den Kopf über dem Wasser zu behalten. Ein größerer Gegensatz zur heutigen wissenschaftlichen Weltanschauung ist kaum denkbar. Was die Naturwissenschaften und die Medizin wollen – zu wollen scheinen –, ist der »Mensch nach Maß«. Genmanipulativ und womöglich noch mikrochirurgisch soll er *gestreamlined* werden. Er stellt dann aber nicht die Krönung dar, sondern den trostlosen Niedergang. (*Technik als Weltstil* nach Jünger: »Volldampf für eine subalterne Gesellschaft von großer Häßlichkeit« – und, so wird man hinzusetzen müssen, sie wird nicht gesund sein.[61])

Was dagegen die Grundlage der wahren Medizin sein müßte,

ist Menschenbildung. Die verfachlichte Erkenntnis muß wieder Tiefe und Weite gewinnen. Das Wissen um den Körper bis hin zur Kenntnis der Baupläne der Gene muß eingebettet sein in ein anderes Wissen. Dieses besteht in der Erkenntnis, daß das Bewußtsein – der Geist – der eigentliche Stoff der Wirklichkeit ist.

ANHANG

Erster Teil: Wie alles begann – ägäische Introduktion (Seite 13 bis 42)

1 Homer: Odyssee, 4. Gesang, hier zitiert nach der Übersetzung von Johann Heinrich Voß.
2 P. Lüth: Kritische Medizin. Reinbek, 2. Auflage 1977, Kapitel: Zur Phylogenie der Therapie.
3 P. Lüth: Der Mensch ist kein Zufall. Frankfurt a. M. 1984, S. 179, 359.
4 C. Wells: Diagnose 5000 Jahre später. Bergisch-Gladbach 1967.
5 H. v. Deines, H. Grapow, W. Westendorf: Grundriß der Medizin der alten Ägypter. Band 4,1, Berlin 1958.
6 B. Ebbell: The Papyrus Ebers. Kopenhagen 1937.
7 B. Ebbell: Altägyptische Bezeichnungen für Krankheiten und Symptome. Oslo 1938; N. Riad: La Médicine au Temps des Pharaons. Paris 1955.
8 S. Morenz: Die Begegnung Europas mit Ägypten. Zürich, Stuttgart 1969; K. Deichgräber: Der Hippokratische Eid. 2. Auflage, Stuttgart 1983.
9 B. Snell: Unser europäisches Denken hebt bei den Griechen an, und seitdem gilt es als die einzige Form des Denkens überhaupt. In: Die Entdeckung des Geistes. Hamburg 1946; W. Nestle: Vom Mythos zum Logos. 2. Auflage, Stuttgart 1942.
10 K. Sudhoff: Kos und Knidos. München 1927.
11 Verschiedene Ausgaben. Vgl. H. Diller (Hrsg.): Hippokrates – Schriften. Reinbek 1962; W. Capelle (Hrsg.): Hippokrates – Fünf auserlesene Schriften. Frankfurt a. M. 1958.
12 Ebendort.
13 R. Fuchs (Hrsg.): Hippokrates. Sämtliche Werke. Band 2, München 1897.
14 Ebendort.
15 Ein weites Feld. Dazu folgende Literatur: H. Diller: Kleine Schriften zur antiken Medizin. 2 Bände, Berlin, New York 1973; F. Kudlien: Der Beginn des medizinischen Denkens bei den Griechen. Zürich, Stuttgart 1967; P. Lüth: Imhotep oder Asklepios? Zur Begründung der wissenschaftlichen Medizin in Ägypten und Hellas. In: Hippokrates, 34 (1963), 20, 826; M. Michler: Das Spezialisierungsproblem und die antike Chirurgie. Bern 1969.
16 P. Lüth: Galen von Pergamon. In: Die Med. Welt, 1965, 36, 2072; W. Knapp, P. Lüth: Der beste Arzt ist Wissenschaftler! (Übersetzung von Galens ›Adhortatio‹) In: Die Med. Welt 1965, 38, 21285.
17 Galen: Methodos medendi – I,1. Ausgabe C. G. Kühn, Opera

Omnia, Band 10, Hildesheim 1965. Das ganze Kapitel ist eine scharfe Auseinandersetzung mit den weltstädtischen Modeärzten seiner Zeit und ihrer Permissivität, mit der sie darauf aus waren, möglichst viele Patienten zu gewinnen.

18 R. v. Pöhlmann: Geschichte der sozialen Frage und des Sozialismus in der antiken Welt. Band 2, 3. Auflage, München 1925.

19 Galen: Methodos medendi – Opera omnia. Ausgabe C. G. Kühn, Band 10.

Zweiter Teil: Paracelsus (Seite 43 bis 64)

1 M. Neuburger: Geschichte der Medizin. Band 2, Stuttgart 1911.

2 H. Schipperges: Ideologie und Historiographie des Arabismus. Sudhoffs Archiv, Beiheft 1. Wiesbaden 1961; S. Hunke: Allahs Sonne über dem Abendland. Stuttgart 1960, S. 109ff.

3 Ältere Arbeit: M. Opitz: Die Medizin im Koran. Stuttgart 1906; R. Paret: Der Islam und das griechische Bildungsgut. Tübingen 1950; vgl. S. Hunke, a.a.O. (siehe Anm. 2).

4 Nach M. Neuburger, a.a.O. (siehe Anm. 1).

5 H. Schadewaldt: Arzt und Patient in antiker und frühchristlicher Sicht. In: Med. Klinik, 59 (1964), 4, 146.

6 J. Hempel: Heilung als Symbol und Wirklichkeit im biblischen Schrifttum. In: Nachr. Akad. d. Wiss. Göttingen 1958, Nr. 3; K. Seybold, U. Müller: Krankheit und Heilung. Reihe: Bibl. Konfrontationen. Stuttgart 1978.

7 Vgl. R. v. Pöhlmann: Geschichte der sozialen Frage und des Sozialismus in der antiken Welt. Band 2, 3. Auflage, München 1925.

8 Paracelsus, folgende Ausgaben: B. Aschner (Hrsg.): Sämtliche Werke. 4 Bände, Jena 1926 (Neudruck Zentralantiquariat der DDR, Leipzig 1975); W.-E. Peuckert (Hrsg.): Werke. 5 Bände, Basel, Darmstadt 1965; die große Ausgabe von K. Sudhoff in zwei Abteilungen, 1922f., für Fachhistoriker.

9 F. v. Oefele: Die Astrologie in der babylonischen Heilkunde. In: Janus, 12 (1907), 4, 196.

10 Die Urteile über Paracelsus differieren. Bis K. Sudhoff wurde Paracelsus unterschätzt, danach wurden die Urteile positiver. Ablehnend: C. G. Jung, dann die Medizinhistoriker W. Pagel, E. H. Akkerknecht, Ch. Lichtenthaeler (Geschichte der Medizin. Band 2, Köln 1974: »Wirrgeist«). Positiv: F. Gundolf (Berlin 1927, spricht auch von der »Schwerzüngigkeit eines Genius, der mehr sieht und sinnt, als schon wortreif ist«); W.-E. Peuckert (siehe Anm. 8); A. Vogt (1956); J. Hemleben (1973 u.ö.); H. Schipperges (1974, neu aufgenommen in: H. Schipperges: Kosmos Anthropos, 1981) sowie die Paracelsus-Tagung der Evangelischen Akademie Hofgeismar, Protokollband 193, Hofgeismar 1983 (Auswahl!).

11 H. Schipperges: Paracelsus. In: Die Großen der Weltgeschichte. Band 4, Zürich 1973.
12 K. Goldammer (Hrsg.): Paracelsus – Sozialethische und sozialpolitische Schriften. Tübingen 1952.
13 H. Schipperges: »... unter mysteriösen Umständen verstorben« (siehe Anm. 10).
14 K. Goldammer: Paracelsus – Arzt, Philosoph und Theologe. In: Ärztl. Mitt. (Deutsches Ärzteblatt), 1961, 26, 1495.
15 P. Lüth: Paracelsus und die Nöte unserer ärztlichen Praxis – Anstöße für die heutige Medizin? In: Evangelische Akademie Hofgeismar, a.a.O. (siehe Anm. 10).
16 H. Schipperges, 1981, a.a.O. (siehe Anm. 10).
17 A. Vogt, 1956 (siehe Anm. 10).
18 Zu dieser Frage vgl. die älteren Ansichten, referiert bei H. Haeser: Geschichte der Medicin und der epidemischen Krankheiten. Band 3, Jena 1882.
19 Paracelsus: Werke. Herausgegeben von W.-E. Peuckert, Band 2, a.a.O. (siehe Anm. 8).
20 B. Aschner: Lehrbuch der Konstitutionstherapie. Neu herausgegeben von P. Lüth, Stuttgart 1986.

Dritter Teil: Versprechen und Zweifel – die moderne Medizin (Seite 65 bis 107)

1 R. H. Shyrock: Die Entwicklung der modernen Medizin. 2. Auflage, Stuttgart 1947.
2 E. H. Ackerknecht: Medicine in the Paris Hospital 1794–1848. Baltimore 1966; E. H. Ackerknecht: Die Pariser Spitäler als Ausgangspunkt einer neuen Medizin. In: Ciba-Symposium, Band 7, 1959, 3.
3 P. Lüth: Forschung in der ärztlichen Allgemeinpraxis. In: Ärztezeitung für Naturheilverfahren, 26 (1985), 1,5.
4 W.-H. Hein: W. F. C. Huschkes Verschreibungen für J. W. v. Goethe in den Jahren 1792 bis 1800. In: Veröff. Internat. Ges. Pharmaziegesch., NF, Wien 1957.
5 W. Hoffmann-Axthelm: Aus dem Leben und Wirken eines märkischen Landarztes – Dr. Carl Ludwig Ganzel. In: Jahrb. f. Brandenburg. Landesgeschichte, Band 16, 1965.
6 W. Artelt: Der Mesmerismus in Berlin. Vgl. E. H. Ackerknecht: Kurze Geschichte der Medizin. 2. Auflage, Stuttgart 1967, S. 180f.
7 Neuausgabe mit Einleitung von K. E. Rothschuh, Sudhoffs Klassiker der Naturwissenschaft und der Medizin, Band 35, Leipzig 1961.
8 Virchows Hauptwerk wurde neu herausgegeben von H. Goerke: R. Virchow – Die Cellularpathologie. Olms 1966; vgl. E. H. Ackerknecht: Virchow – Arzt, Politiker, Anthropologe. Stuttgart 1957; W. Jacob: Medizinische Anthropologie, Natur und Gesellschaft,

Stuttgart 1967. Auf die Bedeutung Virchows für die Geschichte der Sozialmedizin und Medizinischen Soziologie bin ich in meinem Buch ›Medizin in unserer Gesellschaft‹, Weinheim 1985, eingegangen.

9 G. Ricker: Pathologie als Naturwissenschaft. Berlin 1925. Dazu H. H. Kalbfleisch, in: P. Scheid (Hrsg.): Allgemeine Relationspathologie. Dresden 1954.

10 P. Lüth: Robert Koch und die moderne Medizin. Essay in: Meyers Großes Universallexikon, Band 9, Mannheim 1983.

11 M. Nordau: Die conventionellen Lügen der Kulturmenschheit. 11. Auflage, Leipzig 1885.

12 Louis Kuhne: Die neue Heilwissenschaft. 7. deutsche Auflage, Leipzig 1894. Rothschuh ist skeptisch gegenüber den hohen Auflagenzahlen; vgl. K. E. Rothschuh: Naturheilbewegung, Reformbewegung, Alternativbewegung. Stuttgart 1983. Über Kuhne auch: A. Brauchle: Die Geschichte der Naturheilkunde in Lebensbildern. 2. Auflage, Stuttgart 1951.

13 W. Groh: Prießnitz – Grundlagen der klassischen Naturheilverfahren. Hamburg 1960.

14 O. Sprengel: Appendicitis. Reihe: Deutsche Chirurgie, Lieferung 16 d, Stuttgart 1906.

15 Zu dieser Problematik folgende Literatur: I. Dehm: Die Appendicitismortalität der DDR. In: Z. ärztl. Fortb., 66 (1972), 514; K. R. Hauswaldt u. Mitarb.: Analysis of the Causes of Mortality from Appendicitis. In: Am. Journ. Surg., 42 (1976), 761; K. K. Kazarian u. Mitarb.: Decreasing Mortality and Increasing Mortality from Acute Appendicitis. In: Am. Journ. Surg., 119 (1970), 681; M. Pflanz, S. Lichtner: Appendectomy in the Federal Republic of Germany. In: Med. Care 9 (1971), 311; M. Pflanz: Daten zur Epidemiologie der Appendicitis. In: MMW 118 (1976), 933; M. Pflanz: Sozialmedizinische Aspekte der Appendicitis. In: Therapiewoche 30 (1980), 1957; B.-P. Robra, J. G. Brecht, H. Dralle: Appendicitis-Mortalität in der Bundesrepublik Deutschland. In: DMW 108 (1983), 13, 485.

16 P. Lüth: Herr über Schmerz und Träume. In: Frankfurter Allgemeine Zeitung, 4. März 1950; vgl. H. Schelenz: Geschichte der Pharmazie. Reprint, Olms 1962.

17 W. Weresajew: Beichten eines praktischen Arztes. Versehen und Fehlschläge. Leipzig 1902.

18 E. Schweninger: Der Arzt. Reihe: Die Gesellschaft – Sammlung sozialpsychologischer Monographien. Frankfurt 1906. Dazu K. E. Rothschuh: Ernst Schweninger – Zu seinem Leben und Wirken. In: Med. histor. Journ., 19 (1984), 3, 250.

19 K. E. Rothschuh: Das Buch ›Der Arzt‹ stammt nicht von Ernst Schweninger. In: Med. histor. Journ., 18 (1983), 1/2, 137. Zu Schweninger ausführlich auch: H. Will: Die Geburt der Psychosomatik. Georg Groddeck – Der Mensch und Wissenschaftler. München

1984; Taschenbuchausgabe unter dem Titel: Georg Groddeck – Die Geburt der Psychosomatik. München 1987.

20 Einen Überblick gibt: J. H. Donhoff: Der Arzt und sein Honorar im Wandel der Zeit. Vorwort von E. H. Ackerknecht, Zürich 1968; P. Lüth: Kritische Medizin. Reinbek 1977.

21 P. Lüth: Niederlassung und Praxis – Eine kritische Einführung. Stuttgart 1969; P. Lüth: Ansichten einer künftigen Medizin. München 1971.

22 Zum ganzen Thema: P. Lüth: Medizin in unserer Gesellschaft. Weinheim 1986.

23 A. Bier: Die Seele (München 1939 u. ö.), sowie: Das Leben (München 1951) und: Homöopathie und harmonische Ordnung in der Heilkunde (2. Auflage, Stuttgart 1949).

24 K. Vogeler: August Bier – Leben und Werk. München, Berlin 1942.

25 Über Brown: Th. Henkelmann: Zur Geschichte des pathophysiologischen Denkens – John Brown und sein System der Medizin. Berlin, Heidelberg, New York 1981.

26 K. Vogeler: August Bier – Leben und Werk. München, Berlin 1942.

Vierter Teil: Die Seele wird wiederentdeckt und verfremdet (Seite 109 bis 145)

1 K. Lamprecht: Zur jüngsten deutschen Vergangenheit. Ergänzungsbände 1 und 2 der Deutschen Geschichte. Berlin 1901 und Freiburg 1903; G. M. Beard: Die Nervenschwäche (Neurasthenie). Leipzig 1881. Dazu: W. Hellpach: Nervenleben und Weltanschauung. Reihe: Grenzfragen des Nerven- und Seelenlebens, Band 41. Wiesbaden 1906; A. Steiner: Das nervöse Zeitalter – Der Begriff der Nervosität bei Laien und Ärzten in Deutschland und Österreich um 1900. Med. Diss. Zürich 1964.

2 S. Freud, Gesammelte Werke (künftig zitiert G. W.). 17 Bände, 4. Auflage, Frankfurt a. M. 1972; hier: Band 17.

3 S. Freud, G. W., Band 14.

4 S. Freud, G. W., Band 14.

5 S. Freud, G. W., Band 4.

6 G. Canguilhem: Das Normale und das Pathologische. München 1974; vgl. G. Devereux: Normal und Anormal. Aufsätze zur allgemeinen Ethnopsychiatrie. Vorwort von E. Wulff, Frankfurt a. M. 1974; E. H. Ackerknecht: Primitive Medicine and Primitive Culture. In: Bull. History of Med., 14 (1943), 30.

7 D. Riesman: Freud und die Psychoanalyse. Frankfurt a. M. 1964.

8 S. Freud, G. W., Band 2/3.

9 S. Freud, G. W., Band 16.

10 D. R. Knöll: Das Gesunde + Das Normale – Zur Kritik der Psychoanalyse. Frankfurt a. M. 1965; E. Bornemann, Einleitung zu:

H. L. Ansbacher, R. R. Ansbacher (Hrsg.): Alfred Adlers Individualpsychologie. München, Basel 1972.

11 A. Adler: Heilen und Bilden. Neu herausgegeben von W. Metzger. Frankfurt a. M. 1973.

12 A. Adler: Problems of Neurosis. London 1929.

13 A. Adler: Der Sinn des Lebens. Wien, Leipzig 1933.

14 H. Schultz-Hencke: Der gehemmte Mensch – Entwurf eines Lehrbuchs der Neo-Psychoanalyse. 2. Nachdruck der 2. Auflage, Stuttgart 1969.

15 Jetzt in: E. Fromm: Gesamtausgabe, herausgegeben von R. Funk, Band 1: Analytische Sozialpsychologie. Stuttgart 1980. Taschenbuchausgabe der Gesamtausgabe: München 1989.

16 M. Weber: Askese und protestantischer Geist. In: Arch. Soz. wiss. u. pol., Band 21; jetzt: Gesammelte Aufsätze zur Religionssoziologie, Band 1, 1920.

17 E. Fromm: Religion und Gesellschaft. Nachwort zu R. Funk: Mut zum Menschen. Erich Fromms Denken und Werk, seine humanistische Religion und Ethik. Stuttgart 1978.

18 E. Fromm: Ihr werdet sein wie Gott. Eine radikale Interpretation des Alten Testaments und seiner Tradition. In: E. Fromm: Gesamtausgabe, herausgegeben von R. Funk, Band 6, Stuttgart 1980 (1966 zuerst auf Englisch erschienen: You Shall Be as Gods). Taschenbuchausgabe der Gesamtausgabe: München 1989.

19 E. Fromm: The Heart of Man. Its Genius for Good and Evil. New York, London 1964; deutsch: Das Menschliche in uns. Die Wahl zwischen Gut und Böse. Zürich 1968; jetzt: Die Seele des Menschen. Ihre Fähigkeit zum Guten und zum Bösen. Stuttgart 1979 (Taschenbuchausgabe: München 1988); auch in: Gesamtausgabe, herausgegeben von R. Funk, Band 2, Stuttgart 1980 (Taschenbuchausgabe der Gesamtausgabe: München 1989).

20 P. Lüth: Lehren und Lernen in der Medizin. Stuttgart 1971, S. 285 ff. (Kapitel: »Soll man das Philosophicum wieder einführen?«).

21 V.-E. v. Gebsattel: Prolegomena einer medizinischen Anthropologie. Ausgewählte Aufsätze. Berlin, Göttingen, Heidelberg 1954.

22 M. Boss: Martin Heidegger und die Ärzte. In: G. Neske (Hrsg.): Martin Heidegger zum 70. Geburtstag. Pfullingen 1959.

23 Die damit entstehende Dyade ist als eine besondere Form der Gruppenbildung Gegenstand der Soziologie. Insofern gehört v. Gebsattel auch in die Geschichte der Medizinischen Soziologie hinein. Vgl. dazu P. Lüth: Medizin in unserer Gesellschaft. Weinheim 1986. Es sei noch angemerkt, daß Heidegger in ›Sein und Zeit‹ (15. Auflage, Tübingen) mehrfach auf das Wesen der Krankheit eingeht, so gleich zu Beginn, S. 29.

24 V.-E. v. Gebsattel: Über den personalen Faktor des Heilungsprozesses. In: Prolegomena, a. a. O. (siehe Anm. 21).

25 K. Jaspers: Allgemeine Psychopathologie. 7. Auflage, Berlin, Göttingen, Heidelberg 1959.
26 K. Jaspers: Die Idee des Arztes (1953) und: Arzt und Patient (1953); jetzt in: K. Jaspers: Philosophie und Welt. München 1963.
27 K. Jaspers: Die geistige Situation der Zeit. 7. Nachdruck der 1932 erschienenen 5. Auflage, Berlin 1971.
28 K. Jaspers: Philosophie. Band 2: Existenzerhellung. 4. Auflage, Berlin, Heidelberg, New York 1973 (1. Auflage 1932).
29 C. G. Jung: Seelenprobleme der Gegenwart. Zürich 1931. W. Hochheimer: Die Psychotherapie von C. G. Jung. Bern 1966.
30 C. G. Jung: Über die Archetypen des kollektiven Unbewußten. In: Gesammelte Werke, Band 9, 1. Halbband, 3. Auflage, Olten 1978. Wichtig: E. Neumann: Ursprungsgeschichte des Bewußtseins. Zürich 1948.
31 C. G. Jung: Die Beziehungen zwischen dem Ich und dem Unbewußten. Gesammelte Werke, Band 7. Zürich 1933.
32 Zur Typenlehre Jungs: Gesammelte Werke, Band 6.
33 Zur Traumlehre Jungs: Gesammelte Werke, Band 12, auch Band 8.
34 L. Szondi: Freiheit und Zwang im Schicksal des Einzelnen. Bern 1968, Zürich 1977.
35 V. E. Frankl: Das Menschenbild der Seelenheilkunde. Stuttgart 1959.
36 P. Lüth: Die Evolutionstheorie als Wissenschaft und Weltanschauung. Tagung der Evangelischen Akademie Hofgeismar: Anthropologie nach Darwin. Protokollband 190, Hofgeismar 1982.
37 In seinem Werk: Le suicide. Paris 1897 u. ö. (deutsch: Der Selbstmord. Darmstadt, Neuwied 1973). Vgl. H.-P. Müller: Wertkrise und Gesellschaftsreform. Stuttgart 1983.
38 C. Lasch: Das Zeitalter des Narzißmus. München 1980. Taschenbuchausgabe: München 1986.
39 R. Battegay: Narzißmus und Objektbeziehungen. 2. Auflage Bern, Stuttgart 1979; H. Kohut: Narzißmus. Frankfurt a. M. 1973; O. F. Kernberg: Internal World and External Reality. New York 1980.
40 R. Battegay: Narzißtische Persönlichkeitsstörungen. In: R. Battegay, J. Glatzel, W. Pöldinger, U. Rauchfleisch (Hrsg.): Handwörterbuch der Psychiatrie. Stuttgart 1984.
41 H. Lungwitz: Erkenntnistherapie für Nervöse. Psychobiologie der Krankheit und der Genesung. Kirchheim 1932; 8. Auflage unter dem Titel: Psychobiologische Analyse. Freiburg/Br. 1977.

Fünfter Teil: Volkskrankheiten werden inspiziert – Versuch einer Prüfung der angewandten Medizin (Seite 147 bis 279)

1 L. R. Grote, A. Brauchle: Gespräche über Schulmedizin und Naturheilkunde. Leipzig 1935; W. Schoene: Alternative Medizin und

die Medizin. In: Mensch, Medizin, Gesellschaft 5 (1980), 226; K. E. Rothschuh: Konzepte der Medizin in Vergangenheit und Gegenwart. Stuttgart 1978.

2 C. W. Hufeland: Enchiridion medicum oder Anleitung zur medizinischen Praxis. 10. Auflage, Berlin 1857. Zum Leben Hufelands und insbesondere zu seiner »Makrobiotik«: H. Busse: C. W. Hufeland. St. Michael 1982.

3 B. Aschner: Lehrbuch der Konstitutionstherapie. Neuausgabe von P. Lüth. Stuttgart 1986.

4 M. Minker, R. Scholz: Naturheilweisen. München 1985.

5 P. Lüth: Die Utopien und die Misere der Medizin. In: H. Strotzka, J. M. Pelikan, K. Krajic (Hrsg.): Welche Ärzte brauchen wir? Reihe: Schriften zur Medizinsoziologie, Band 1. Wien 1984; P. Lüth: Geistige Grundlagen der Therapie. In: R. Gross (Hrsg.): Geistige Grundlagen der Medizin. Berlin, Heidelberg, New York 1985.

6 G. Primer: Pulmologie in der Praxis. Weinheim 1981. Von mir wird stets verglichen: R. Gross, P. Schölmerich (Hrsg.): Lehrbuch der inneren Medizin. 6. Auflage, Stuttgart, New York 1982.

7 R. Ferlinz: Lungen- und Bronchialerkrankungen – Ein Lehrbuch der Pneumologie (Stuttgart 1974) gibt folgende Ursachen an: 1. Allergie endogen oder exogen, 2. Inhalation, 3. Kältereiz, 4. Psychogen. Danach heißt es: »Die Ursachen des Asthma bronchiale sind letztlich nicht bekannt.«

8 H. Kaiser: Praxis der Cortison-Therapie. 4. Auflage, München, Baltimore 1982. Zu diesen Fragen vgl. die Lehrbücher der Pharmakologie: E. Mutschler: Arzneimittelwirkungen. 4. Auflage, Stuttgart 1981; H. Bader: Lehrbuch der Pharmakologie und Toxikologie. Weinheim 1982.

9 G. Primer, a. a. O. (siehe Anm. 6).

10 C. Schnorrenberger: Stechen und Brennen. Stuttgart 1976.

11 C. Baeckmann: Meine Heilbehandlung asthmatisch reagierender Menschen. 3. Auflage, Remscheid-Lennep 1958.

12 R. F. Weiss: Lehrbuch der Phytotherapie. 5. Auflage, Stuttgart 1984; R. Hänsel, H. Haas: Therapie mit Phytopharmaka. Berlin, Heidelberg, New York 1983.

13 J. H. Schultz: Das Autogene Training. 14. Auflage, Stuttgart 1974.

14 P. Lüth: Das Krankheitenbuch. Kapitel: Asthma – Fehlanpassung als Krankheit. Reinbek 1981.

15 P. Lüth: Gesund durch Vitamin C. Düsseldorf, Wien 1984 (Taschenbuchausgabe: Düsseldorf 1986).

16 W. A. Freund: Leben und Arbeit. Berlin 1913.

17 H. Mörl: Gefäßkrankheiten in der Praxis. Weinheim 1983; M. Schlepper, B. Olsson (Hrsg.): Kardiale Rhythmusstörungen. Berlin, Heidelberg, New York 1983; B. Lüderitz: Therapie der Herzrhythmusstörungen. Berlin, Heidelberg, New York 1981; H. P. Wolff, T. R. Weihreuch: Internistische Therapie. München,

Wien 1984. Vgl. M. G. Sulyma: Lexikon der Herzrhythmusstörungen. München 1984; vgl. G. Fülgraff, D. Palm: Pharmakotherapie – Klinische Pharmakologie. Stuttgart 1975 u.ö.

18 W. Kämmerer: Streß und Hoffnungslosigkeit bei Arhythmien. In: Ärztl. Fortbildung, 26. Mai 1985.

19 Ganz neu ist buchstäblich nichts. 1927 konstruierte Hyman ein Gerät, mit dem man beim stillstehenden Herzen versuchen konnte, durch elektrische Impulse wieder Kontraktionen auszulösen. Den Strom lieferte ein uhrwerkbetriebener Generator. Mit einem ähnlichen Gerät reanimierte Gould 1929 ein Mädchen. Vgl. C. K. Friedberg: Erkrankungen des Herzens. Band 1, 2. Auflage, Stuttgart 1972, ferner G. Junge-Hülsing, W. Hardinghaus (Hrsg.): Herzschrittmacher. Stuttgart 1982.

20 M. Manz, G. Steinbeck, U. Gerckens, B. Lüderitz: Supraventrikuläre Tachycardie. Ergebnisse der His-Bündel-Ablation. In: DMW 110 (1985), 576.

21 Die Headschen Zonen (nach H. Head, 1861–1940) sind nachweisbar. Es handelt sich um überempfindliche Stellen der Haut, die die erhöhte Sensibilität aber nur bei Erkrankungen bestimmter Organe aufweisen.

22 W. Doerr: Allgemeine Pathologie des Kreislaufs. In: Handb. d. Allgem. Path., Band 3, Teilband 4, Berlin, Heidelberg, New York 1970; F. Anschütz: Herzinsuffizienz. Erkennung und Behandlung in der Praxis. Basel, Wiesbaden 1984.

23 H. P. Albrecht: Mittel bei Herzinsuffizienz (Herzglykoside). In: E. Bartholme, E. Bieckert et al. (Hrsg.): Ullmanns Enzyklopädie der technischen Chemie. Band 12, 4. Auflage, Weinheim 1979; H. Gillmann u. Mitarb. (Hrsg.): Digitalistherapie heute. München 1983.

24 C. Büchner, W. Drägert: Schrittmachertherapie des Herzens. Boehringer, Mannheim; G. Junge-Hülsing, W. Hardinghaus (siehe Anm. 19).

25 A. Markewitz u. Mitarb.: Behandlung infizierter Schrittmacher-Systeme. In: MMW 127 (1985), 325.

26 N. Schmuziger: Operative Therapie der koronaren Herzkrankheit. Erlangen 1982.

27 R. Hetzer u. Mitarb.: Herztransplantation. In: Z. f. Allgemeinmed., 61 (1985), 10.

28 E. van Aacken: Alternativ-Medizin durch Ausdauer. Düsseldorf 1984; H. Vollert: Komplette Langlaufmethode. Radolfzell 1984.

29 M. Prinzmetal u. Mitarb.: Studies on the Coronary Circulation III: Collateral Circulation of Beating Human and Dog Hearts with Coronary Occlusion. In: Am. Heart Journ., 35 (1948), 689. Sowie vom gleichen Verfasser: A Quantitative Method for Determining Coronary Circulation. In: Journ. Mt. Sinai Hospital, 8 (1952), 933.

30 W. H. Hauss, G. Schmitt, G. Junge-Hülsing: Zur Pathogenese der

Herzinsuffizienz. In: Z. Kreislauff. 57 (1968), 201. Vgl. W. Doerr, a.a.O. (siehe Anm. 22).
31 H. Mohler: Die Cholesterin-Neurose. Der Standpunkt des Ernährungswissenschaftlers. Frankfurt a.M. 1978.
32 P. Lüth: Gesund durch Vitamin C, a.a.O. (siehe Anm. 15).
33 F. Munk: Organon für die praktische Arzneiheilkunde. 2. Auflage 1951.
34 L. Demling (Hrsg.): Klinische Gastroenterologie. 2. Auflage, Stuttgart, New York 1984; A. L. Blum, J. R. Siewert: Ulcus-Therapie. Berlin, Heidelberg, New York 1982.
35 P. Lüth: Wenn der Magen sich selbst verdaut. In: Frankfurter Allgemeine Zeitung, 2. Juni 1950.
36 H. L. Bockus (Hrsg.): Gastroenterology. Band 1, Philadelphia 1963; F. Hornbostel, W. Kaufmann, W. Siegenthaler: Innere Medizin in Praxis und Klinik, Band 4, Stuttgart 1973 u.ö.
37 O. Nyren, ref.: Ein alltägliches Problem der Diagnostik – Magenkatarrh, Dichtung und Wahrheit. In: Selecta, 14, 8.4. 1985. Zum Moment der Unsicherheit der Diagnose: Die Beurteilung der Faltendicke im Röntgenbild oder des Grades der Rötung der Magenschleimhaut bei der Gastroskopie bleibt subjektiv.
38 H. Fritsche: Die unbekannten Gesundheiten. München 1957.
39 W. Rösch, C. Kori-Lindner: Antazida-Probleme in der Praxis. Heumann, Nürnberg 1983.
40 H. Barthelmeier, J.-J. Maurer, H. W. Schreiber: Magenoperation und Magenoperierter. Berlin 1969.
41 B. Aschner, Lehrbuch, a.a.O. (siehe Anm. 3).
42 G. A. Martini: Erkrankungen der Leber und der Gallenwege. In: Gross, Schölmerich, a.a.O. (siehe Anm. 6).
43 F. Bolck: Der Verdauungstrakt und die großen Drüsen. In: Handbuch der Allgemeinen Pathologie, Band 3, 2. Teilband, Berlin, Göttingen, Heidelberg 1960.
44 G. Stromeyer: Erkrankungen der Leber. In: F. Krück, W. Kaufmann, H. Bünte, E. Gladtke, R. Tölle (Hrsg.): Therapie-Handbuch. München, Wien, Baltimore 1983.
45 H. Talke: Der Pfortader-Hochdruck. In: Therapie-Woche 28 (1978), 781.
46 P. Neuhaus, B. Ringe, H. Grosse, R. Pichlmayr: Lebertransplantation. In: Z. Allgemeinmed., 61 (1985), 325.
47 R. F. Weiss, a.a.O. (siehe Anm. 12); B. Aschner, a.a.O. (siehe Anm. 3).
48 P. Lüth, Gesund durch Vitamin C, a.a.O. (siehe Anm. 15).
49 R. F. Weiss, a.a.O. (siehe Anm. 12), Hänsel, Haas, a.a.O. (siehe Anm. 12). Über die Wirkung der Mariendistel und ihres Wirkstoffs bei der Knollenblätterpilz-Vergiftung siehe D. Lorenz im Deutschen Ärzteblatt, 79 (1982), 43, sowie K. Hruby u. Mitarb. in der Wien. klin. Wchschrft., 95 (1983), 7.

50 R. Preising: Moderators Summary, Clinical Pharmacology of (+) Cyanidanol – 3. In: H. O. Conn (Hrsg.): The Royal Society of Medicine, Internat. Congresses, Series, Nu. 47, London 1981.
51 Hänsel, Haas, a. a. O. (siehe Anm. 12).
52 G. Schramm: Sorbit in der Medizin. In: Wissenschaftl. Berichte der E. Merck AG, Darmstadt 1962.
53 E. Kuntz (Hrsg.): Leber und Umwelt. Toxische Leberschäden. Hepatologische, arbeitsmedizinische und soziologische Probleme. Köln 1984; P. Lüth: Das Krankheitenbuch. Reinbek 1981; B. Dost: Ein Land erstickt. Kranke Umwelt, kranke Menschen. München 1985.
54 K. J. Münzberg: Orthopädie in der Praxis. Weinheim 1981; H. Cotta: Orthopädie. 4. Auflage 1984; W. Doerr: Organpathologie. Band 3. Stuttgart 1974.
55 Niederfrequenzgeräte arbeiten mit einer Frequenz von 100 Hertz. Sie geben entweder Impuls- oder Sinusströme ab. Der hier genannte Jono-Modulator erlaubt die Wahl der Stromart.
56 F. Krbek: Wiedereingliederung Bandscheibenoperierter am Arbeitsplatz. In: Z. Allgemeinmed. 6 (1985), 7.
57 F. Krbek, a. a. O. (siehe Anm. 56); W. Dihlmann (Hrsg.): Therapie der entzündlichen rheumatischen Krankheiten. Ravensburg 1983; K. F. Schlegel (Hrsg.): Lumbalgie und Ischialgie. Reihe: Die Wirbelsäule, Band 71, Stuttgart 1971; H. Mathies (Hrsg.): Sinnvoller Einsatz heutiger Therapiemöglichkeiten in der Praxis. Coll. rheumat., Band 1, München-Gräfelfing 1977.
58 Domer, in: K. F. Schlegel, a. a. O. (siehe Anm. 57).
59 B. Aschner: Lehrbuch der Konstitutionstherapie. Neuausgabe von P. Lüth. Stuttgart 1986.
60 H. Prokein: Über diagnostische und therapeutische Methoden der Heilpraktiker. Med. Diss. Marburg/Lahn 1980. Vgl. auch B. Aschner: Lehrbuch, a. a. O. (siehe Anm. 59) sowie H. Lampert: Umstrittene Heilverfahren. Stuttgart 1953.
61 B. Lüderitz (Hrsg.): Zur Wirkungsweise unspezifischer Heilverfahren. Stuttgart 1972.
62 H. Selye: Streß beherrscht unser Leben. Düsseldorf 1957. J. Karl: Therapiekonzepte für Naturheilkunde. 2. Auflage, München 1983.
63 A. Gerl: Bandscheibenschaden, Bandscheibenvorfall, Hexenschuß, Ischias – Informationen und Ratschläge für Patienten. Göttingen 1982 (Neurochirurg. Univ. Klinik).
64 H. Schaefer: Unfähige Medizin? Warum sich diese Meinung ausbreitet. In: Med. Tribune, 17, 24. April 1981.
65 W. Doerr (Hrsg.): Gestaltwandel klassischer Krankheitsbilder, eine kritische Studie. Berlin, Göttingen, Heidelberg 1957; G. Schettler, J. Drews, H. Greten (Hrsg.): Changes in the Medical Panorama. Proc. 2nd C. H. Boehringer Symp. 1977. Stuttgart 1978.

66 R. Gross: Gestaltwandel der Infektionskrankheiten – Ein Vorwort. In: Der Internist, 19 (1978), 145.
67 Zu diesem Thema P. Lüth: Medizin in unserer Gesellschaft. Weinheim 1986, S. 293.
68 Die Situation verändert sich ständig, so daß Literaturangabe nicht möglich ist. H. Halter, Arzt und ›Spiegel‹-Redakteur, hat dazu gesagt: »Es ist keine Freude, darüber zu schreiben.« Offenbar reicht die Infektion mit dem von Montagnier und Gallo unabhängig voneinander entdeckten Erregervirus allein nicht aus, es müssen noch zusätzliche, quasi Co-Infektionen hinzu kommen. Die inzwischen verstorbenen AIDS-Kranken hatten alle mehrere Infektionen wie Gonorrhoe, Herpes, 90 Prozent hatten eine Hepatitis B. Ein Impfstoff oder ein Medikament gegen AIDS ließen sich bisher deshalb nicht entwickeln, weil der Erregervirus, der zu den sog. Retroviren gehört, offensichtlich immer wieder die Struktur seiner Eiweißhülle ändert. Vgl. Der Spiegel, 39 (1985), 33, 144, ferner Bild der Wissenschaft, 1985, 12, 87 ff.
69 A. Grumbach, W. Kikuth: Die Infektionskrankheiten des Menschen und ihre Erreger. Band 1, 2. Auflage, Stuttgart 1969.
70 M. Alexander, H. Raettig: Infektionskrankheiten. Epidemiologie, Klinik, Immunprophylaxe. 2. Auflage, Stuttgart 1981.
71 P. Lüth: Temperament und Forschung. Vier Jubiläen um Erich Hoffmann. In: Frankfurter Allgemeine Zeitung, 31. Januar 1950.
72 G. Piekarski: Krebserreger, physiologische Blutanteile oder Kunstprodukte? In: Schriftenreihe des Zentralverbandes der Ärzte für Naturheilverfahren, Band 5, 1959, S. 26.
73 E. de Santo: Erfüllte Konsequenzen meiner Theorie von der autogamen Genese der Tumoren. In: Ars medici, 5, 1961, 321; Replik dazu in Ars medici, 8, 1961, 536.
74 S. O. Schwarze, H. M. Schoolman: Virus-Ätiologie der Krebsentstehung. In: Klin. Wchschrft. 38 (1960), 249; K. Dirr: Ein Beitrag zur Virustheorie der Krebsentstehung. In: Arch. Geschwulstforsch., 14 (1958), 18; W. Stanley, ref. in: Angewandte Chemie, 68 (1956), 351.
75 J. Milleck: Immunologische Abwehr und Krebs. Weinheim 1984.
76 J. H. Humphrey, R. G. White: Kurzes Lehrbuch der Immunologie. Deutsche Ausgabe von E. Macher, 2. Auflage, Stuttgart 1972.
77 G. Kolata: US-Mediziner behaupten: Viren machen herzkrank. In: Bild der Wissenschaft, 22 (1985), 71.
78 F. M. Burnet: Naturgeschichte der Infektionskrankheiten des Menschen. Frankfurt a. M. 1971.
79 R. Gross: Natürliche Abwehrzellen – Natural killer cells (NK), spezifische und unspezifische Abwehr. In: Dt. Ärzteblatt, 80 (1983), 50.
80 H. Kolb: Entwicklung der mikrobiologischen Therapie von Pasteur bis zur »Symbioselenkung«. In: Mikroökologie und Therapie, 9 (1979), 19.

81 M. Bleuler, J. Angst: Die Entstehung der Schizophrenie. Aktuelle Probleme in der Psychiatrie. Band 5, Bern, Stuttgart 1971; R. Battegay, J. Glatzel, W. Pöldinger, U. Rauchfleisch (Hrsg.): Handwörterbuch der Psychiatrie. Stuttgart 1985.

82 J. R. Smythies: Biologische Psychiatrie. Stuttgart 1970; H. Beckmann (Hrsg.): Biologische Psychiatrie. Fortschritte psychiatrischer Forschung. Stuttgart 1982.

83 W. Birkmayer: Der Mensch zwischen Harmonie und Chaos. Köln 1979.

84 H. Tellenbach: Melancholie. 2. Auflage, Berlin, Heidelberg, New York 1974.

85 W. Janzarik: Schizophrene Verläufe. Berlin, Heidelberg, New York 1968. Zur Orientierung: W. Janzarik: Themen und Tendenzen der deutschsprachigen Psychiatrie. Berlin, Heidelberg, New York 1974, S. 45 f.

86 K. Conrad: Die beginnende Schizophrenie. 4. Auflage, Stuttgart 1978.

87 J. Glatzel: Endogene Depressionen. 2. Auflage, Stuttgart 1982.

88 K. Heinrich: Psychopharmaka in Klinik und Praxis. 2. Auflage, Stuttgart 1983. W. Pöldinger: Kompendium der Psychopharmakologie. 4. Auflage, Basel (Roche) 1982.

89 Das Verfahren wurde 1940 von U. Cerletti entwickelt. Ein wirklicher Schockzustand tritt übrigens nicht ein. Die Patienten verlieren allerdings vorübergehend das Bewußtsein. H. Solms: Die Krampfbehandlung. In: Psychiatrie der Gegenwart. Band 1, 2. Halbband, Berlin, Göttingen, Heidelberg 1963.

90 Dieses Verfahren stammt von L. v. Meduna, der es bereits 1934 einführte. Er hatte zuerst mit Kampfer an den Patienten experimentiert. Vgl. Solms, a. a. O. (siehe Anm. 89).

91 Die Insulintherapie ist das ältere Verfahren. Es wurde von mehreren Psychiatern ausgeprobt, vor allem von M. Sakel. M. Müller: Die Insulinbehandlung. In: Die Psychiatrie der Gegenwart, a. a. O. (siehe Anm. 89).

92 A. Ploeger: Die therapeutische Gemeinschaft. Stuttgart 1972; H. Kayser u. a.: Gruppenarbeit in der Psychiatrie. Erfahrungen mit der therapeutischen Gemeinschaft. Stuttgart 1973; M. v. Cranach, A. Finzen (Hrsg.): Sozialpsychiatrische Texte. Berlin, Heidelberg, New York 1972, besonders Teil 1; E. M. Biniek: Gruppenarbeit mit psychisch drogenabhängigen Jugendlichen. Stuttgart 1978.

93 J. Angst: Der depressive Patient. In: Therap. Berichte. 41 (1969), 139.

94 W. M. Mendel: Stützende Therapie chronisch Kranker am Beispiel der Schizophrenie. Stuttgart 1978.

95 H. Kähler: Rauwolfia-Alkaloide. Mannheim (Boehringer) 1970. Vgl. R. F. Weiss, a. a. O. (siehe Anm. 12).

96 E. Strauss, J. Zutt (Hrsg.): Die Wahnwelten. Frankfurt a. M. 1963.

97 M. Foucault: Wahnsinn und Gesellschaft. Eine Geschichte des Wahns im Zeitalter der Vernunft. Frankfurt a. M. 1969.
98 J. Stössel: Psychopharmaka – Die verordnete Anpassung. München 1973.
99 D. Polaczek: Wenn der zweite Schritt vor dem ersten getan wird. In: Frankfurter Allgemeine Zeitung, 20. März 1984; F. O. Basaglia: Gesundheit, Krankheit, das Elend der Medizin. Frankfurt a. M. 1985.

Sechster Teil: Krankheiten zum Tode oder: Wenn es ganz ernst wird (Seite 281 bis 312)

1 S. Kierkegaard: Die Krankheit zum Tode. 2. Auflage, Düsseldorf 1957.
2 Zur Geschichte des Alternsverständnisses und der – auch therapeutischen – Auseinandersetzung mit dem Alternsprozeß: P. Lüth: Geschichte der Geriatrie. Stuttgart 1965.
3 P. Lüth: Altersforschung und Altersbehandlung. Wiss. Berichte der E. Merck AG, Band 2, Darmstadt 1961.
4 M. Bürger: Altern und Krankheit. Leipzig 1960 u. ö.
5 Th. Lidz: Das menschliche Leben. Die Persönlichkeitsentwicklung im Lebenszyklus. Frankfurt a. M. 1968.
6 P. Lüth: Medizin in unserer Gesellschaft. Weinheim 1986.
7 Über die Soziologie des Alterns: H. P. Tews: Soziologie des Alterns. 2 Bände, Heidelberg 1971.
8 W. H. Hauss, J. Grünwald: Arterioskleroseforschung in 1½ Jahrhunderten. In: Die Med. Welt, 20, 1985; J. W. Rohen: Alterung und Nichtalterung als biologische Prozesse. In: Die Med. Welt, 20, 1985; D. Platt: Biologie des Alterns. Heidelberg 1976.
9 G. Schettler, F. Anschütz: Das Arteriosklerose-Problem. In: W. Doberauer u. a. (Hrsg.): Handbuch der Praktischen Geriatrie. Band 1, Stuttgart 1965.
10 P. Lüth: Alfred Döblin als Arzt und Patient. Stuttgart 1985.
11 Erfahrungen von Linus Pauling, persönl. Mitteilung. Vgl. P. Lüth: Gesund durch Vitamin C. Düsseldorf, Wien 1984 (Taschenbuchausgabe: Düsseldorf 1986).
12 P. Lüth: Alternsforschung und Alternsbehandlung, a. a. O. (siehe Anm. 3).
13 R. Schrage: Therapie des klimakterischen Syndroms. Weinheim 1985.
14 P. Lüth: Geschichte der Geriatrie, a. a. O. (siehe Anm. 2).
15 P. Lüth: Geschichte der Geriatrie, a. a. O. (siehe Anm. 2).
16 P. Lüth: Über die Allgemeinwirkungen des Procains in ihrem Zusammenhang mit dem Gehirnstoffwechsel. In: Z. Ärztl. Forschung, 1959, 1, 177; P. Lüth: Wissenswertes über die Procaintherapie für

den Praktiker. In: W. Doberauer (Hrsg.): Diagnostik und Therapie im Alter. Wien 1962.

17 W. Birkmayer: Der Mensch zwischen Harmonie und Chaos. Köln 1979. S. 186f.

18 M. Pflanz: Medizinsoziologie. In: R. König (Hrsg.): Handbuch der empirischen Sozialforschung. Taschenbuchausgabe, Band 14, 2. Auflage, Stuttgart 1979; J. J. Rohde: Soziologie des Krankenhauses. 2. Auflage, Stuttgart 1974.

19 Diverse Beiträge in: P. Lüth (Hrsg.): Sterben heute – ein menschlicher Vorgang? Beiträge zur Frage Sterbehilfe als Lebenshilfe. Reihe Interdisciplina. Stuttgart 1976.

20 D. Sudnow: Organisiertes Sterben. Eine soziologische Untersuchung. Frankfurt a.M. 1973.

21 Ch. A. Garfield (Hrsg.): Psychosocial Care of the Dying Patient. New York 1978; R. H. Williams (Hrsg.): To Live and to Die. Berlin, Heidelberg, New York 1973.

22 D. Sudnow, a.a.O. (siehe Anm. 20).

23 Ch. A. Garfield, a.a.O. (siehe Anm. 21).

24 R. H. Williams, a.a.O. (siehe Anm. 21).

25 H. v. Kress: Das Problem des Todes. In: Handbuch der Allgemeinen Pathologie. Band 1. Berlin, Heidelberg, New York 1969.

26 S. Wittschier: Denn Er ist unser Friede. In: Renovatio, 38 (1982), 3, 129.

Siebter Teil: Die neue Gesundheit (Seite 313 bis 366)

1 S. Freud, Gesammelte Werke. 17 Bände, 4. Auflage, Frankfurt a.M. 1972; hier: Band 14.

2 P. L. Berger, B. Berger, H. Kellner: Das Unbehagen in der Modernität. Frankfurt a.M., New York 1975.

3 G. Wohmann: Paulinchen war allein zu Haus. Roman, Darmstadt 1974.

4 W. Scharf: Intimität und Öffentlichkeit. Wiss. Hausarbeit f.d. Staatsprüfung, Berlin 1985.

5 G. Benn: Vorwort zu W. H. Auden: Das Zeitalter der Angst. Wiesbaden 1951. Auch in: G. Benn, Gesammelte Werke, Band 4, Wiesbaden 1961.

6 K. Oeter, M. Wilken: Frau und Medizin. Psychosoziale Probleme, Folgerungen für die ärztliche Praxis. Stuttgart 1979.

7 P. Lüth: Heterologe Insemination – für mich sittliche Verwahrlosung! Medical Tribune, Wiesbaden 4/1985; H. G. Mutke, W. H. Bleichrodt: Rechtliche Probleme bei der Durchführung der heterologen Insemination. In: D. R. Barkow, E. H. Graul (Hrsg.): XIV. Medicinale. Iserlohn 1984; H. P. Wolff: Ein Kind mit fünf Eltern? In: R. Flöhl (Hrsg.): Genforschung – Fluch oder Segen? München

1985; U. Viegener: Die Manipulation mit Spermien, Oozyten, Embryonen. Ärztl. Fortbildung, 35 (1985), 17/18, 9; R. Flöhl (Hrsg.): Gentechnologie – Chancen und Risiken. München 1985.

8 Die Geschichte erzählt V. E. Frankl in: Hemmende Strukturen in der heutigen Industriegesellschaft. Gottlieb Duttweiler Institut, Zürich 1969.

9 L. v. Bertalanffy: Aber vom Menschen wissen wir nichts. Düsseldorf 1970.

10 G. Lukács: Theorie des Romans. Berlin 1920.

11 Ich beziehe mich hier mehrfach auf die Monographie von W. Blankenburg: Der Verlust der natürlichen Selbstverständlichkeit. Ein Beitrag zur Psychopathologie symptomarmer Schizophrenien. Stuttgart 1971.

12 G. W. Allport: Gestalt und Wandel in der Persönlichkeit. Meisenheim 1970.

13 K. Jaspers: Philosophie. Band 3: Metaphysik, 4. Auflage, Berlin, Heidelberg, New York 1973.

14 A. Schopenhauer: Aphorismen zur Lebensweisheit. In: Parerga und Paralipomena. Band 1. In: Schopenhauer: Sämtliche Werke, Band 5, Wiesbaden 1972.

15 E. Fromm: Haben oder Sein. Die seelischen Grundlagen einer neuen Gesellschaft. Stuttgart 1976 (Taschenbuchausgabe: München 1979); auch in: Gesamtausgabe, herausgegeben von R. Funk, Band 2, Stuttgart 1980 (Taschenbuchausgabe der Gesamtausgabe: München 1989).

16 E. Fromm: Man for Himself. An Inquiry into the Psychology of Ethics. New York 1947; deutsch: Psychoanalyse und Ethik. Zürich 1954; jetzt: Psychoanalyse und Ethik. Bausteine zu einer humanistischen Charakterologie. Stuttgart 1982 (Taschenbuchausgabe: München 1985); auch in: Gesamtausgabe, herausgegeben von R. Funk, Band 2, Stuttgart 1980 (Taschenbuchausgabe der Gesamtausgabe: München 1989).

17 K. M. Dillon, ref. in: Psychologie heute, September 1985.

18 S. Freud: Gesammelte Werke. 17 Bände, 4. Auflage, Frankfurt a. M. 1972, hier Band 14.

19 D. H. Lawrence: The Plumet Serpent.

20 D. H. Lawrence: Collected Poems. London 1933. Die zitierte Formulierung in: Lawrence: The Man who loved Islands; in: Lawrence: The Lovely Lady.

21 J. H. Schultz: Das Autogene Training. 14. Auflage, Stuttgart 1973. Zum Thema: H. Schmitz: System der Philosophie. Band 2, 1, Bonn 1965.

22 Auf eine Lao tse-Bibliographie muß hier verzichtet werden. Ich verweise auf Étiemble: Philosophes taoistes, Bibliothèque de la Pléiade, Paris, und folge der Übersetzung des Tao te king in diesem Bande von Liou Kia-hway. Verglichen habe ich die Übersetzungen: J. v. Strauss, neu herausgegeben von W. Y. Tonn, Zürich 1959; J. G.

Weiss, Leipzig o.J.; H. Knospe und O. Brändli, Zürich 1985; R. Wilhelm, Düsseldorf, Köln 1978, 1985. Ferner: M. Kaltenmark: Lao Tseu et le taoisme. Paris 1965, und H. C. Creel: What is Taoism? Chicago 1970.

23 M. Porkert: Die chinesische Medizin. Düsseldorf 1982.

24 Wer die Grundlagen kennenlernen will, den verweise ich auf: F. Hübotter: Die chinesische Medizin. China-Bibliothek der Asia Major, Band 1, Leipzig 1929, sowie P. Huard, M. Wong: La Médecine Chinoise. Paris 1959; Ch. Leslie (Hrsg.): Asian Medical Systems – A comparative Study. Berkeley 1976.

25 J. Needham: Wissenschaft und Zivilisation in China. Band 1, Frankfurt a. M. 1984.

26 Vgl. ausführlich M. Wong: Die altchinesische Medizin. In: Sournia, Poulet, Martiny: Illustrierte Geschichte der Medizin, Band 1, Salzburg 1980.

27 Nach der Übersetzung von R. Wilhelm, Düsseldorf, Köln 1951. Vgl. auch die Einleitung von R. Wilhelm.

28 Li tse nach Étiemble u. a.: Philosophes taoistes, a. a. O. (siehe Anm. 22). Englische Übersetzung des Li tse von A. C. Graham, 3. Auflage, London 1973. – Vgl. Fung Yeou-Lan: A History of Chinese Philosophy. Band 1, Princeton 1952.

29 E. Herrigel: Zen in der Kunst des Bogenschießens, o. O., 17. Auflage 1978.

30 P. Lüth: Der Mensch ist kein Zufall. Umrisse einer modernen Anthropologie. 3. Auflage, Stuttgart 1983.

31 E. Frauwallner: Die Philosophie des Buddhismus. 2 Bände, 2. Auflage, Berlin 1958; hier vor allem Band 2.

32 E. Frauwallner, Band 2, a. a. O. (siehe Anm. 31).

33 Zit. nach G. Grimm: Die Lehre des Buddha, die Religion der Vernunft und der Meditation. Neuausgabe Baden-Baden 1957.

34 P. Lüth: Nishida und die japanische Philosophie. Z. D. Kultur.philos., 9 (1941), 2, 135.

35 C. G. Jung: Zur Psychologie westlicher und östlicher Religionen. In: Gesammelte Werke, Band 11, Olten und Freiburg 1971.

36 K. Nishitani: Was ist Religion? Frankfurt a. M. 1982.

37 Der sinojapanische Terminus für »unbewußt« *mushin* bezeichnet auch *das selbstvergessene, unschuldige Handeln.*

38 K. Jaspers: Allgemeine Psychopathologie. 7. Auflage, Berlin, Göttingen, Heidelberg 1959.

39 A. Schweitzer: Aus meinem Leben und Denken. In: Gesammelte Werke, Band 1, Zürich o. J.

40 A. Schopenhauer: Die Welt als Wille und Vorstellung. Band 1. Schopenhauer: Sämtliche Werke, Band 2, Wiesbaden 1972. Vgl. auch: Der Wille in der Natur. Schopenhauer: Sämtliche Werke, Band 4, Wiesbaden 1972, sowie zahlreiche Aufsätze in den Jahrbüchern der Schopenhauer-Gesellschaft.

41 M. Heidegger: Nietzsche. Band 1, 2. Auflage, Pfullingen 1961: »Das Wesen des Lebens sieht Nietzsche nicht wie die Biologie und Lebenslehre seiner Zeit, die von Darwin bestimmt ist, in der ›Selbsterhaltung‹ (›Kampf ums Dasein‹), sondern in der Steigerung über sich hinaus. Der Wert, als Bedingung des Lebens, muß daher als jenes gedacht werden, was die Steigerung des Lebens trägt und fördert und erweckt. Nur was das Leben, das Seiende im Ganzen, steigert, hat Wert – genauer: ist ein Wert.«

42 H. Bergson: Schöpferische Entwicklung. Jena 1912; französische Ausgabe, 154. Auflage, Paris 1981: dort *élan origine de la vie.*

43 Der Ausdruck »Kultur des Sichleichtmachens« des Grafen Keyserling wäre hier beizuziehen. Ferner J. Ortega y Gasset: Betrachtungen über die Technik. In: Gesammelte Werke, Band 4, Stuttgart 1978.

44 E. Jünger: Sgraffiti. Stuttgart 1960: »Ein Hirn, das ständig auf Medizinen sinnt, ist der Heilung abträglich.«

45 A. Schopenhauer: Aphorismen zur Lebensweisheit. In: Schopenhauer: Sämtliche Werke, Band 5, Wiesbaden 1972.

46 Umfängliche Literatur, so das Handbuch der Psychologie. Band 5: Ausdruckspsychologie, 2. Auflage, Göttingen 1972.

47 P. Lüth: Medizin in unserer Gesellschaft. Weinheim 1986, S. 147.

48 D. Langen (Hrsg.): Hypnose und autogenes Training in der psychosomatischen Medizin. Stuttgart 1971.

49 F. V. Bassin, K. K. Platonov: Verborgene Reserven des höheren Nervensystems. Stuttgart 1973.

50 M. Horkheimer: Zur Kritik der instrumentellen Vernunft. Frankfurt a. M. 1967.

51 Der Begriff bei L. Pauwels u. J. Bergier: Aufbruch ins dritte Jahrtausend. Von der Zukunft der phantastischen Vernunft. 2 Auflage, Bern und Stuttgart 1962.

52 F. Thiele: Unser Tun und Lassen. Leitfaden evangelischer Ethik. Konstanz 1984.

53 A. Portmann: An den Grenzen des Wissens. Wien, Düsseldorf 1974; P. Lüth: Der Mensch ist kein Zufall. Frankfurt a. M. 1984.

54 I. Kant: Gesammelte Schriften (Akademie-Ausgabe), I. Abteilung, Band 7, Berlin 1917.

55 Zit. nach M. Barthélemy-Madaule, Bergson und Teilhard: Anfänge einer neuen Welterkenntnis. Olten 1970.

56 G. Flaubert: Briefe. Herausgegeben von H. Scheffel, Stuttgart 1964. Zu diesem Thema auch ausführlich J.-P. Sartre: Der Idiot der Familie. Band 4. Reinbek 1978.

57 Chr. Morgenstern: Gesammelte Werke in einem Band. Herausgegeben von M. Morgenstern, München 1965.

58 Etwas veränderter Nachdruck: P. Lüth: Wenn Reagan Deutscher wäre, läge er heute noch im Krankenhaus. In: Welt am Sonntag, 28. Juli 1985.

59 H. Schipperges: Der Arzt von morgen. Berlin 1982.
60 H. Schipperges: Kosmos Anthropos. Entwurf zu einer Philosophie des Leibes. Stuttgart 1981.
61 E. Jünger: Sgraffiti. Stuttgart 1960.

Register

Mensch und Natur

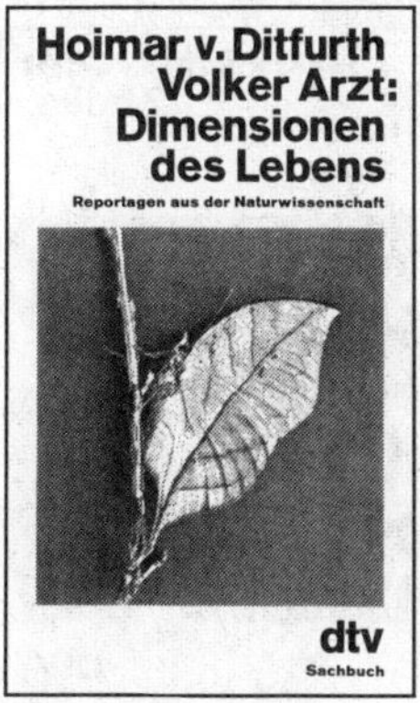

Dimensionen des Lebens. Reportagen aus der Naturwissenschaft dtv 1277

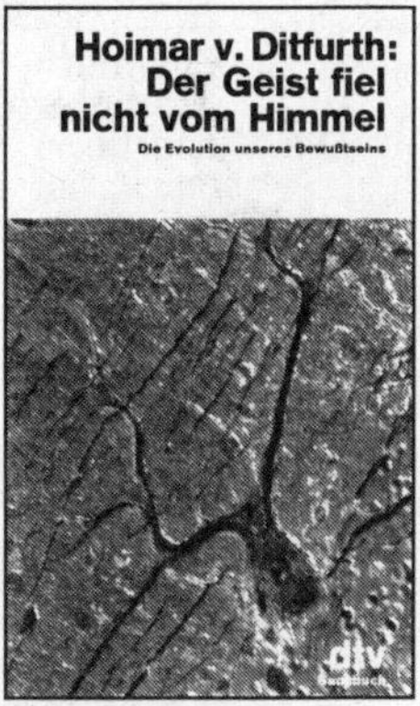

Der Geist fiel nicht vom Himmel
Die Evolution unseres Bewußtseins dtv 1587

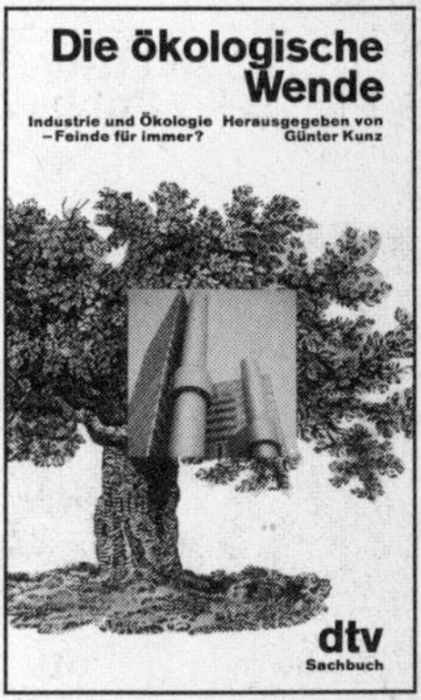

Die ökologische Wende
Industrie und Ökologie
– Feinde für immer?
dtv 10141

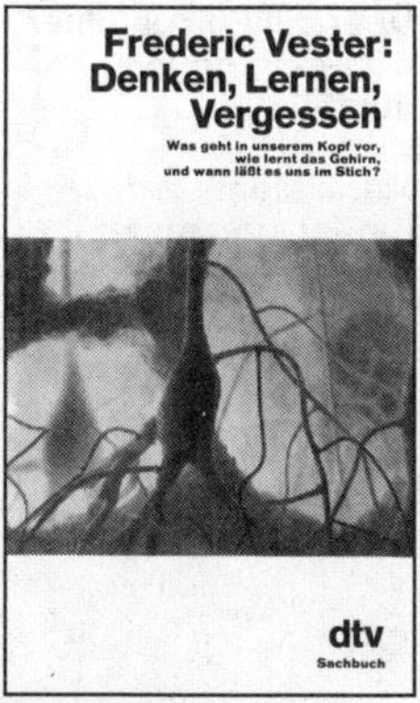

Denken, Lernen, Vergessen
Was geht in unserem Kopf vor?
dtv 1327

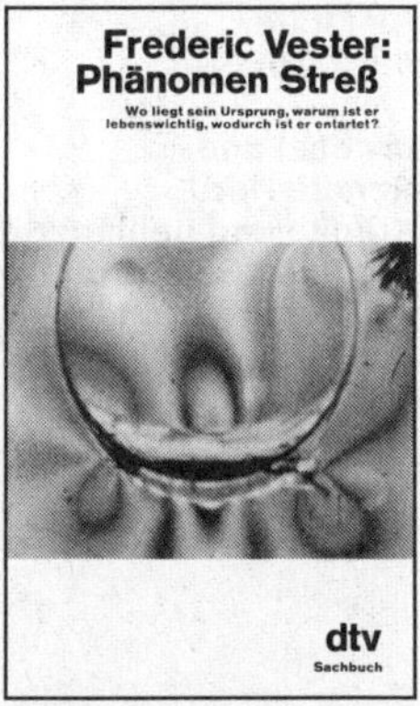

Phänomen Streß
Wo liegt sein Ursprung, warum ist er lebenswichtig, wodurch ist er entartet,
dtv 1396

dtv

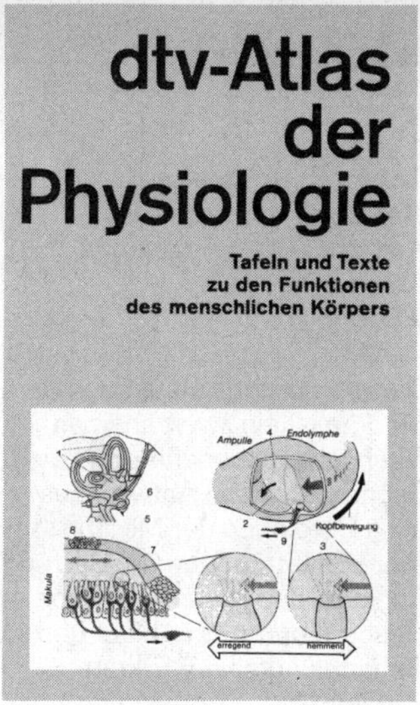

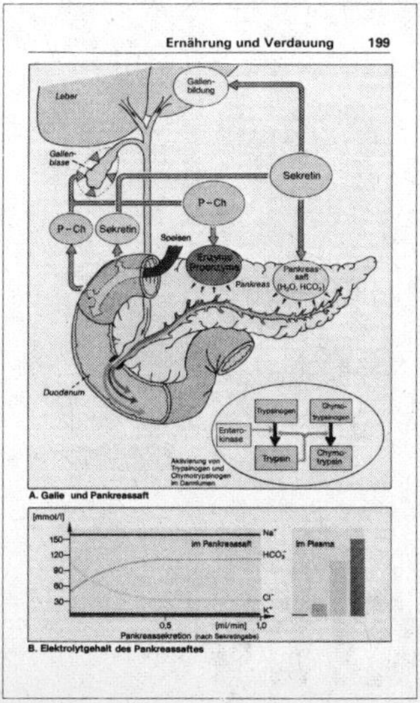

Atlas zur Physiologie

dtv-Atlas der Physiologie
von Stefan Silbernagl und Agamemnon Despopoulos
Tafeln und Texte

Aus dem Inhalt:
Grundlagen. Nerv und Muskel. Vegetatives Nervensystem. Blut. Atmung. Säure-Basen-Haushalt. Niere, Salz- und Wasserhaushalt. Herz und Kreislauf. Wärmehaushalt und Temperaturregulation. Ernährung und Verdauung. Endokrines System und Hormone. Zentralnervensystem und Sinnesorgane.

dtv/Thieme 3182

dtv